U0348752

本书由西北民族大学中亚与中国西北边疆研究中心/
西北民族大学西北民族非物质文化遗产保护研究中心资助出版

◎ 刘凡 著

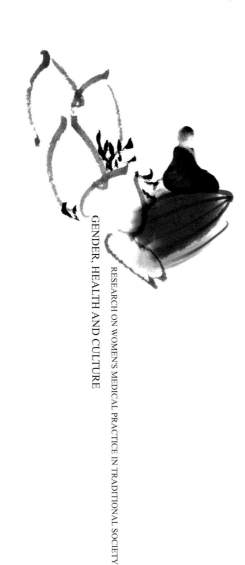

性别、健康与文化

——传统社会女性的医疗实践研究

GENDER, HEALTH AND CULTURE

RESEARCH ON WOMEN'S MEDICAL PRACTICE IN TRADITIONAL SOCIETY

民族出版社

序

近日，刘凡博士联系说，她的专著即将在民族出版社付梓，希望为她的著作写个序。为年轻学者的专著写序，对曾经的指导老师来说，我感到有这个责任，也是一次与同行和广大读者交流的机会。于是，我就答应下来，腾出时间写了这篇序。

刘凡博士本科和硕士阶段就读于兰州大学哲学社会学院社会学专业。毕业后，她供职于兰州交通大学，一边工作，一边学习，2015年春在职考入兰州大学西北少数民族研究中心民族学专业，开始了博士课程的学习。由于社会学学科训练基础好，掌握民族学人类学理论方法较快，她确定研究课题和选择田野点都比较顺利。经过近三年的田野调查和文献资料的整理吸收，她于2018年夏完成了博士学位论文写作并通过答辩后毕业，之后入职西北民族大学。目前大家看到的这本专著，是她在博士学位论文基础上补充修改完成的学术作品。这本专著的选题与以下两方面因素有关。

一方面，刘凡博士选择出家女性健康医疗研究课题，与我本人所从事的科研工作内容有关联。20世纪80年代以后，我做族群与宗教文化研究，长期在西北和西南民族地区进行田野调查，收集到大量精神治疗和驱邪仪式方面的事例及相关文本资料。2002年底以后，由于应对SARS疫情的应用研究需要，我的研究也开始转向医学人文，并逐渐扩展到与现代医疗和卫生制度建设等相关联的社会人文事项的挖掘和分析。比如，医患关系、地方病及慢性病治疗的文化心理因素、退休职工的医疗保健、老年人照护、贫困妇女的健康问题等，即可以用"民族民间医疗"或"健康、医疗与文化"研究来加以概括的学术领域。从学科分类角度讲，我四十年来的科研实践主要集中在宗教人类学与医学人类学两个方面，我带领的研究团队的科研课题都分布在这两个学科。刘凡博士的论文选题是医学人类学课题组调研活动的一个相关结果。

另一方面，刘凡博士在攻读硕士学位阶段，从事过企业退休下岗职工医疗保健的社会学调查研究，对弱势群体的医疗健康问题感兴趣，且有一定调研积累和学术写作心得。2015年夏，她又参加了我带队在青海西宁、黄南和甘肃甘南等地展开的佛教寺院教育转型的田野调查。在一个多月的调查过程中，她对甘南出家女性的生存状态及健康医疗问题产生了浓厚的兴趣。调研结束后，通过一段时间的专业理论课学习，她为这项研究找到了学理依据，发现这个课题还没有人专门做过，是一项具有前瞻性和填补学术空白性质的民族学人类学研究。经过反复论证，她最终确定了这个研究主题，并成功完成了这项课题研究。

《性别、健康与文化——传统社会女性的医疗实践研究》是一部关于甘肃南部出家女性医疗实践的民族志。现代民族学人类学研究中的民族志作品，一般都具有几个重要的学术特征：基于长期田野调查所收集的信息资料，展示具体地方之特定人群的生存状态，以当地人生活故事为主线描述社会文化变迁，揭示社会民生问题且反映当地人的问题意识及应对行动等。细心的读者肯定会发现，刘凡博士的著作完全具备上述现代民族志研究的基本特征。这本著作忠实地展示了甘南人民认识和应对疾病的地方性知识，讲述了许多出家女性与疾病博弈的感人故事，反映了她们在社会文化变迁过程中所面临的基本生存问题以及她们自身对问题的认识和调适行动。可以说，这部专著的结构、内容及写作风格符合现代民族学人类学之民族志研究的基本要求，是一部具有实践应用价值的学术作品。

首先，这是一部填补西北民族地区出家女性医疗实践之民族志研究空白的重要作品。国内的医学人类学研究，或说健康、医疗与文化的研究，是从20世纪90年代以后逐渐产生发展起来的新兴学科。相比民族学人类学的其他研究领域，无论是专业人员队伍建设还是学术成果的影响范围都比较局限；其中，西北地区科研滞后情况尤为突出，还缺乏系统反映西北民族地区乡村牧场基层女性医疗实践的民族志研究。刘凡博士的这部专著较全面展示了甘南出家女性医疗实践，深入探讨了地方性知识和民俗文化对出家女性医疗实践的具体影响，以及她们认识和应对健康医疗问题的行动方式，填补了一项民族志研究的学术空白。

其次，立足田野调查的多学科综合研究是这部专著的另一大特色。这项研究的学科定位，一般讲属于医学人类学范畴，但实际上，作者以对甘南出家女性的田野调查为基本研究方法，同时还综合使用了社会学的社区研究法、社会性别研究法、宗教人类学、民俗学乃至医学人类学等多学科交叉的研究方法。这种多学科理论方法的交叉使用，使得作者能够从社会性别、身体、卫生保健、民俗文化、生命观、多元医疗等不同学科的视角展开讨论和分析，从而形成对出家女性医疗实践的全面系统呈现。

再次，突出的实践应用价值也是这部专著的一个特点。广大读者能通过阅读发现，这部专著给我们提供了接触和了解甘南出家女性医疗实践及相关地方性知识的机会，同时也提醒读者去关注国家层面的医疗保障制度建设。制度性措施在增强人们抵抗疾病风险以及维系健康方面具有突出作用，但现有医疗保障体系还存在提升空间，需要不断调整以实现对弱势群体最大限度的公平医疗保障。我相信，这部专著所呈现的存在于出家女性医疗实践的诸多问题及其相关应对路径，对政府政策制定具有很高的实践参考价值，其内容的应用转化也将会为国家相关制度建设提供有益的帮助。

而且，作为曾经的导师和现在的读者，我个人认为，这部专著还具有很强的可读性、知识性和理性启发的特点。作者在讨论、分析中展示了许多田野事例，这些事例都富有清晰的人物事件脉络，给读者以亲临其境的历史感和现实在场感。这部书的阅读在使读者接触和了解一套由地方民族语言建构传承的医疗文化知识的同时，也能增强他

序

3

们对基层民众的同理心理解，最终获得一种人本主义意义上的观念启蒙。

最后，本人在此向关心西北民族地区医学人类学研究的专业工作者和广大读者推荐这部专著，我相信，这本书为读者了解西北民族地区多元医疗实践及民族民间医疗文化提供了一个难得的机会，也是一次值得尝试的知识之旅。

王建新
2023 年 8 月 4 日于兰州大学

前　言

　　全民健康是我国推进全面小康建设题中应有之义，国民健康的维护是国家与个人共同追求的民生目标。健康的社会治理需要多元主体发挥各自的作用并协调合作，政府政策的主导作用非常关键，而在个人自我治理层面，则需要人民群众在健康治理政策落实过程中充分发挥能动性。在中华民族医疗文化知识的整体格局下，研究地方性知识对疾病认知及应对策略的影响，可以切实关注人民群众维护自身健康的内在动力与基本能力。本书尝试立足医学人类学地方医疗文化研究的理论视角，综合利用人类学、社会学、民俗学等学科的研究方法，以甘肃省甘南藏族自治州（以下简称"甘南州"）Q寺的出家女性为研究对象，通过对这一群体社会生活与疾病治疗实践的立体呈现，探讨她们的性别与地位、疾病与治疗、健康与文化之间的关系。

　　本书作为田野调查的结果，是一部以Q寺出家女性为代表的传统社会基层妇女所赖以生存的民间医疗文化的民族志。它紧扣医疗、健康与文化的主线，主要探讨了三个方面的议题。首先，边缘化的社会地位是影响这一群体健康状况的重要因素。通过对她们出家原因、日常生活、修行实践等生存状态的论述，展示出由于社会性别的差异使得她们被边缘化的现实。边缘化的地位导致贫困的生活，而贫困的生活又严重制约她们的健康水平。再加上恶劣的高原气候、落后的居住条件以及繁重的体力劳动等不利影响，使得这一群体更易遭受各种疾病困扰。

　　其次，不同的文化对于健康和疾病有独特的定义和解释。笔者调研的群体基于病因解释的不同而呈现出医疗理念与治疗方式的不同。她们对于疾病的观念受到民族民俗文化、传统医学文化以及当地社会环境的影响，由此而采取不同的择医行为与治疗手段。虽然自小受到本土传统医学病因观及其治疗方式的陶染，但是并不影响她们来到现代医院接受西医学治疗，同时还会在宗教民俗中寻求消除疾病、缓解病痛的途径，通过心理暗示和积极观念等发挥作用。她们的医疗过程是一个由文化建构起来的、与其认知模式密切相关的综合治疗实践。

最后，健康的保障在很大程度上来自自身保健。这一群体基于当地传统医学文化与民族民间文化基础上形成的健康保健措施是维护身心健康的有效途径之一。传统医学的主要任务是养身保健和诊治疾病，而且从某种意义上来说前者比后者更重要。她们的生活处处体现着传统医学养身与养心的思想理念。她们不仅饮食有节，起居有度，而且一系列修行活动也可以看作是运动养生的有效形式。同时，她们在修行实践中的菩提心修炼中还可以培养良好的心态，而良好的心态对于维系个人健康具有重要的作用。

通过 Q 寺出家女性健康保健与医疗实践的个案，我们可以看到她们疾病认知的文化逻辑源点是地方性知识，而这种认知又会左右应对策略。但是各种地方性知识不是一成不变的，它在各民族交往交流交融的时代背景下不断地重塑。作为民间医疗文化研究的个案，这一群体的健康保健与医疗实践既有自己的文化特征，同时也体现出民族民间医疗文化的一些普遍性特点，即疾病认知、治疗方式及其健康保健是一套基于"地方性知识"的文化系统。正因为疾病、健康与文化密切相关，人们源于地方性知识的疾病认知与应对策略是其健康自我治理意识与能力的体现，因此，我们对于传统民族民间医疗及相关地方性文化的研究有待继续深入，以期对改善西北地区健康社会治理问题的思路及政策设计提供借鉴。

目 录

导论

一、研究问题

2015 年 7 月，我有幸参与了我的博士生导师王建新教授主持的国家宗教局一项项目的调研。在这一个月中，课题组的足迹遍及青海省东部、南部以及甘肃省甘南州。7 月 18 日，我们一行数人驱车从甘肃省合作市出发，一路向东，通过崎岖的山路，来到了一座特殊的寺院——Q寺。之所以说这座寺院特殊，在于这里的出家者主要由女性构成。寺院建在山口半坡上，坐北朝南，背靠山崖，环境幽静。"秀美"是我对这里的第一印象，虽然一路上欣赏过不少美景，也去过不少古寺名刹，但这里的"美"却深深地震撼着我。它地处偏远一隅，坐落于景色宜人的群山怀抱之中，在绚丽风光的衬托下，令人恍惚置身于世外桃源。这里既没有喧嚣的市井人群，又没有嘈杂的游客商户，只有寂静的寺院和不时穿梭于经堂与尼舍之间的觉姆（jo mo[①]，出家女性）。

进入 Q 寺实地调研后，我再一次感到震撼。而这次的震撼不是源于美，而是她们的生活状况与我之前的想象完全不同。一路上看惯了其他寺院宽敞明亮的僧舍，Q 寺低矮破旧的尼舍就显得格外刺眼。在之后与她们的深度访谈中更加让我感受到这种差距：同样是出家人，扎巴（grva pa，出家男性）的生活境况显然与她们不可同日而语。如果风景秀美是我对这里的第一印象，那么贫穷困窘则直接触动我的内心，成为我对这里的第二印象。正因为有了这种"触痛"，让自诩为女性学者的我陡增一腔使命感，进而萌发了研究 Q 寺女性群体的欲望。我在想，在物欲横流的时代，是什么力量驱动着她们毅然决然地走上这条道路？她们是如何编制话语来解释自身的生存状态？她们对待疾病的观念及其治疗方式是什么？她们如何在恶劣的生活条件下维护自身健康？

---

① 书中采用威利转写方案（Wylie），书中相同词汇仅在首次出现时标注转写。因为当地语言具有文字系统与语音系统不一致的特点，而且各地方言差异较大，故书中一些词汇采用甘南州合作市的发音习惯，在文中暂以汉语谐音表示，特此说明。

　　源于最初的兴趣，我制定了详细的研究规划，不仅阅读了大量国内外有关医疗与文化主题的著作和论文，而且在之前课题调查资料的基础上，完成了对这一群体医疗保障状况进行研究的相关论文。2016年8月，我开始正式走进她们的世界，在为期一年的田野调查中持续关注她们的生活及医疗保障问题，并陆续完成了相关论文。

　　我在前期的阅读、调研与写作中越来越感觉到，作为出家者中的特殊群体，她们在宗教文化的传播与发展过程中发挥着举足轻重的作用。在古代，出家为尼是当地社会普通女性识文断字几乎唯一的机会。她们是现代教育介入之前的知识女性群体，并以自己独特的身份和性别在宗教文化的传播和发展中发挥作用。但是，这一特殊而不平凡的女性群体却在整个历史发展的长河中处于边缘地位，她们的存在并没有受到学界的足够关注，尤其涉及其疾病、医疗与健康的研究更是凤毛麟角。她们作为当地女性中的特殊群体，其医疗文化必然与社会环境、经济条件、风俗习惯等有着密切联系，同时也与现行的民生政策相互关联。

　　可以说，她们的医疗文化既是学术研究应予以切实关注的现实问题，又是当地政府改善民生及宗教治理工作的重要任务。基于这种学术认识和科研积累，3年来，我持续展开相关调研和写作工作，最终形成了这本《性别、健康与文化——传统社会女性的医疗实践研究》。本书是一部以Q寺出家女性为代表的传统社会基层女性所赖以生存的民间医疗文化的民族志，其论述主要围绕她们的社会生活与疾病治疗实践而展开，而驱动我进行深入思考的逻辑出发点则为以下三方面的问题意识以及对问题的解答。

　　第一，影响她们健康状况的基本因素是什么？极其有限的经济收入严重制约着她们的健康水平，再加上恶劣的高原气候、落后的居住条件以及繁重的体力劳动等不利影响，使得她们更容易遭受各种疾病困扰。疾病与贫困相伴而生，生活贫困导致有病无钱医治，进而小病拖成大病，加重生活负担。而在诸多不利因素中，边缘化的社会地位可以视为是她们健康状况低下的主要因素。因此，基于社会地位边缘化而存在的各类生活问题就成为本研究的重点讨论目标。

第二，她们的疾病认知的逻辑基础及民间医疗赖以实施的基本条件是什么？她们对于疾病的认知受到民俗文化、传统医学文化以及当地社会环境的影响而采取不同于其他群体的择医行为和治疗手段，是一个由文化建构起来的与其认知模式密切相关的多元治疗实践。自小接受本土传统医学病因观及其治疗的濡染并不会直接影响她们到现代医疗机构接受西医学治疗，同时她们还会在宗教民俗中寻求治疗疾病的途径，通过心理暗示和积极观念等发挥作用。因此，本书的研究分析对象不是某个单一的医疗系统，而是一个从疾病认知的文化背景到健康保健知识习得，再到各类医疗实践的综合性的系统工程。

第三，她们有效维护身心健康的民间医疗知识体系包括哪些重要内容？她们实践着传统医学养身与养心的思想理念，不仅饮食有常节，起居有长度，而且一系列的修行活动兼具养生功效，例如修行实践中的菩提心修炼可以培养良好的心态，而良好的心态对于维系个人健康具有重要作用。因此，本书对这一群体健康医疗具体内容的整理围绕并综合了传统医学文化与民俗文化的民间医疗知识体系而展开。

以上三个问题及其解答是本研究得以进行的三条主线，也是笔者揭示性别与地位、疾病与治疗、健康与文化之间诸多关系的立论基础。本书取材及讨论的基本内容就是基于这三条主线而设计确定的。

二、选题意义

（一）理论意义

从学术界到整个社会对出家女性这一弱势群体的关注甚少，对她们的研究更是凤毛麟角。在现有的研究成果中，要么是从宗教学的角度出发阐释佛教中的女性观、各教派传承及教法仪轨；要么是从历史学的角度出发梳理出家女性的起源发展或女性高僧的生平事迹；要么是从人类学、社会学的角度调查出家女性的生存现状及出家原因。而本书既不是宗教学视野下的出家女性研究，也不是典型意义上的医学人类学研究，而是与性别、健康、文化都有密切关系的新视野研究。本书在已有学术成果以及笔者田野调查的基础上，探讨了民俗文化对她们的思维、心理和行为等方面的影响规律，是一项社会性别视域下，以 Q 寺女性为代表的传统社会基层女性生存发展的民族志研究，可以在一定程度上对女性人类学研究范式有所推进，进一步推动中国妇女研究的本土化发展。

凯博文曾指出，"地域环境的文化倾向（指我们在一定的生活环境里业已形成的思想和行为方式，以及延续这一生活环境的社会结构）影响着我们如何理解和对待疾痛的传统共识。所以，我们可以说，疾痛经验总是受到文化的影响"。① 每一种文化都会衍生出一套病因的认知体系以及相应的治疗手段，基于病因解释的不同而呈现出医疗理念与方式的不同。通过对这一群体生活实践的深入调研，可以了解她们如何解释患病的原因、她们所采取的疾病治疗模式以及在抵御疾病风险方面的防治措施。本书建立在前期深入调研的基础上，通过对她们疾患观念及医疗实践的分析，可以使我们获得对这一特殊群体乃至当地社会与女性健康与文化关系更客观、合理的认识。

（二）现实意义

性别和谐是构建和谐社会的必然要求。虽然随着社会的进步，女性的地位得到提高，但许多传统意义上的观念和影响并没有消除，女性在当地社会一直以来处于被忽略的地位。出家女性作为一个边缘化的女性群体，就更少被社会关注。笔者通过探讨此话题，希望对唤起女性自我主体意识起到促进作用，激发她们追求独立、自主，发挥主动性、创造性的内在动机。

虽然出家女性群体在宗教文化的传承和发展中起着极其重要的作

---

① ［英］凯博文：《疾痛的故事》，方筱丽译，3 页，上海，上海译文出版社有限公司，2018。

用，但是在很多地区，她们的生活相当清贫。疾病与贫困如影相随，她们在贫困的生存状况下面临的重要问题就是健康。通过对她们生活现状的调查研究，把握新时期出家女性的当下状态、发展特点和演变趋势，旨在呼吁社会整体的关注，可以为促进政府、学界以及社会对她们社会保障问题的关注抛砖引玉。

三、概念界定

（一）疾 病

生物医学认为，"疾病是在一定病因作用后，机体内稳态（homeostasis）调节紊乱而导致的异常生命活动过程"。[①] "疾病一词主要用来描述技术上的功能失调和'科学'上被诊断为偏离正常标准的情况。"[②] 在西医学的模式下，疾病是由于机体的病理改变而导致的生理异常。在当地传统医学的概念中，疾病是由于"无明"而产生的贪嗔痴三毒破坏了身体内的隆、赤巴、培根三者的平衡状态。其实，不同的文化对于健康和疾病都有独特的定义和解释，不同的人对疾病的理解也是不同的。一般来说，在物质发展水平相对落后的社会或经济收入偏低的人群中，一些轻微情绪波动和躯体不适不会被认为是疾病现象；在发展水平较高的社会或生活富裕的人群中，这些现象则被列入需要治疗的疾病表现。那么再一次探讨什么是疾病？"一般认为疾病的概念可分为三个层次：第一，疾病（disease）是一种生物学上的失常或病理状态的医学判断，可通过体检、化验及其他检查加以确定，这是一种生物尺度；第二，患病（illness）是对身体健康状况的自我感觉和判断，即对生理、心理、社会三方面失调的判断，它是一个感觉尺度，是一种个人主观上的疾病感觉；第三，患病（sickness）是社会对

---

① 王建枝、钱睿哲主编：《病理生理学》，5 页，北京，人民卫生出版社，2018。

② ［美］黛博拉·乐普顿：《医学的文化研究：疾病与健康》，苏静静译，123 页，北京，北京大学医学出版社，2016。

个人健康状态的判断，是社会对疾病的承认，是一种角色判断，反映一个人在健康状况方面所处的社会地位，即他人认为此人处于不健康状态，它是一种社会性尺度。"[1]

可见不同社会、文化、经济、教育背景的人，对疾病的定义有着不同的认知。那么从 Q 寺女性所处的文化背景来看，她们既从生物医学的角度出发来认识疾病，认为它是身体或行为功能受阻，导致身体出现的异常状态，又从传统医学的角度来理解疾病，认为它是由季节、起居等因素引发，还从民间信仰的角度来定义疾病，认为它是前世的"罪孽"在今生的"果报"。因此，笔者更希望把疾病的概念放入患者所处的社会文化情境中去理解，从更加宽泛的角度去定义疾病，它既是生物性的，也是社会性的。本书中所言的疾病不仅是人体的结构或功能发生异常，而且是患者对自己身体不舒适的一种感知。

（二）健康保健

"1948 年，世界卫生组织（WTO）的宪章中提出：健康不仅是没有疾病和虚弱现象，而且是身体上、心理上和社会适应方面的完美状态。这一定义关注了人的身体、社会功能和心理三个层面，兼顾了人的生物属性和社会属性，从整体的视角来关注人类的健康。"[2] 但是这个定义太过完美，一个处于复杂的社会环境中的人要达到生理、心理、社会适应的完美状态谈何容易，笔者认为这个理想化的概念更未必适用于出家女性。生物医学将健康界定为机体运行的理想状态，没有疾病或不正常的征兆。这将健康看作是单纯的物理状态，而不是个人的特征，同样这个简单化的概念运用在她们身上也未必合适。所以在本文中，笔者更愿意从"她们的观点"来定义健康，以此解释 Q 寺女性对待自身健康状态的观念以及在此状态下的行为方式。在她们看来，如果健康状况良好，就可以从事宗教修行活动与寺院劳动；如果生病

---

① 何廷尉、李宁秀主编：《预防医学》，18~19 页，北京，高等教育出版社，2001。

② 张实：《医学人类学理论与实践》，5 页，北京，知识产权出版社，2013。

或者身体有了损伤，就会面临日常生活的各种限制。所以，健康就是进行日常活动的能力。

进一步讲，健康保健是指个人在疾患之前的预防，疾患之中的紧急处理，以及饮食搭配、起居作息等方面的处理等，其目的是在于确保身体具备执行日常活动的能力，从而实现自我驱动和自我管理的全部行为。它既包括健康行为，如个体对自身疾病的预防，也包括患病行为，如个体针对疾病症状进行的自我治疗。"自我保健并不是一种独立于医学专业之外的行为。那些从事自我保健的人的做法，和医学规范、价值观以及医疗信息是一致的。"① 除此之外，这种健康保健还受到当地社会义化的制约，即建立在地方性知识基础上的民间医疗文化会指导人们采取行为来抵御疾病、维系自身健康。

（三）医疗文化

世界上关于文化的定义有 200 多种，与文化相关的概念更是数不胜数。在中国民族学界，文化的定义是"人们在体力劳动和脑力劳动过程中所创造出米的一切财富，包括物质文化和精神文化，以及人们所具有的各种生产技能、社会经验、知识、风俗习惯等"②。美国人类学家格尔茨将文化视为由人编织的意义之网。他认为："文化不是一种引致社会事件、行为、制度或过程的力量；它是一种风俗的情景，在其中社会事件、行为、制度或过程得到可被人理解的——也就是说，深的——描述。"③ 通过"深描"的民族志研究范式，我们可以从当事人的角度去探究行为背后的意义，对当地文化做出"解释的解释"。"医学语境下的文化被更广义地理解为与医学有关的意义、话语、技

---

① ［美］威廉·考克汉姆：《医疗与社会：我们时代的病与痛》，高永平、杨渤彦译，79 页，北京，中国人民大学出版社，2014。

② 林耀华：《民族学通论》，384 页，北京，中央民族大学出版社，1997。

③ ［美］克利福德·格尔茨：《文化的解释》，韩莉译，18 页，南京，译林出版社，2014。

术和实践的集合。"① 本书尝试在格尔茨提出的文化的定义上，运用深描的分析方法，既可以更深层地探讨 Q 寺女性对于疾病观念与就医选择的缘由的更深层解释，对她们所建构的社会话语及其反映的重大社会问题进行提炼、分析，以期对身体、健康与文化具有更合理的认知；又可以探究她们宗教实践的意义以及意义背后的思维、认知、社会结构等一系列复杂、抽象的概念，深入、客观地理解她们思想、意识形态的现实状况及其与当地社会生活实践的关系。

在医学看来，治疗就是运用先进的技术手段来诊断和应对病人的病况。通常是指"采用某种手段措施来影响、改变、控制身体状态的过程，可以包括心理的、身体的诸多层面"②。可是在人类学看来，对于疾病的看法和分类是由文化形成的，那么治疗也应该依赖于文化，所以笔者更愿意继续沿用美国医学人类学家罗伯特·汉对于治疗的定义："治疗就是对疾病的矫正。不仅把对疾病的医疗（remedy）和医愈（cure）视为治疗——就是重新回到生病前的健康状态，而且把医补（rehabilitation）——因失去健康而获得的补偿——和安抚（palliation）——对生病时苦痛的缓解也视为治疗。"③ 因为在 Q 寺女性的疾病治疗上，并不仅仅只有现代生物医学领域和传统医学领域的医生、药物、仪器在发挥作用。她们的宗教信仰以及在此基础上进行的一系列仪式活动，甚至是环境、饮食、起居等都可能发挥治疗的辅助作用。

四、文献综述

（一）国外学界对于健康、疾病与文化的关注

第二次世界大战之后，由于国际社会对推进国际公共卫生的重视，

---

① ［美］黛博拉·乐普顿：《医学的文化研究：疾病与身体》，苏静静主译，3 页，北京，北京大学医学出版社，2016。

② 徐义强：《哈尼族疾病认知和治疗实践的医学人类学研究》，43 页，北京，中国社会科学出版社，2016。

③ ［美］罗伯特·汉：《疾病与治疗：人类学怎么看》，禾木译，9 页，东方出版中心，2010。

很多人类学家因此参与到公共卫生工作中，了解当地的医疗卫生现状以及社会文化习俗，协助受过西医学专业训练的医护人员将现代医学传入不发达地区，正是在这样的社会文化背景下，医学人类学应运而生。虽然疾病与文化很早就引起了人类学者的极大关注，例如1924年，里弗斯的《医药、巫术与宗教》首次将健康相关问题纳入人类学范畴，1932年，福利斯特·E.克莱门茨的《原始疾病概念》对世界范围的疾病病因学进行跨文化比较与归类，都显示了早期人类学家对地方医学实践的兴趣。他们将巫术、魔法、宗教、仪式、风俗习惯与疾病、健康联系起来，在其著作中进行探讨，但是直至20世纪60年代，医学人类学才正式发展成为人类学的重要分支。

医学人类学一词最早见于1953年美国学者考迪尔发表的评论性论文《医学应用人类学》，这标志着人类学界开始关注医疗卫生问题。1963年，美国人类学家斯科奇发表论文《医学人类学》，同年一本以人类学为重点的文献目录《医学行为科学》在美国问世，在此之后，美国和西方的人类学家充分认识到研究保健和疾病问题的人类学意义。随着《医学行为科学》一书的问世，医学人类学这门学科才得到公认，开始正确使用"医学人类学"这个术语。① "医学人类学始于1967年医学人类学小组的组建，由人类学家韦德曼（H. Weidman）担任主席。"② "1971年，医学人类学会发展成为美国人类学协会一个独立的分会，是美国人类学会中最大的专业学会。1977年，其成员占美国人类学会的17%。"③

医学人类学开始成为人类学的重要组成部分，更多的人类学家参与到疾病、健康、公共卫生与社会发展等领域中，相关研究得到了不断丰富和拓展。"对非西方医学和西医文化的研究是医学人类学的核心部分。对非西方医学的研究侧重疾病原因、医学的社会和政治效应以及医者和

---

① 参见席焕久主编：《医学人类学》，14页，北京，人民卫生出版社，2004。
② 左仮主编：《医学人类学》，7页，上海，复旦大学出版社，2020。
③ 张实：《医学人类学理论与实践》，2页，北京，知识产权出版社，2013。

病人的社会文化位置等课题。对西医文化的研究强调西医也是一种文化，是社会对健康和疾病的文化构造，因此也应作为文化系统来研究。这一领域的论著众多，影响突出的有简政（John M. Janzen），克莱曼（Arthur Kleinman）和古德（Byron J. Good）等。"① 随着时间的不断推移，医学人类学家们对于人类社会中健康、疾病与文化的研究日益广泛，包括现代医院中的医患关系、患者的疾痛叙事、药物治疗作用的社会文化机制、仪式治疗的文化背景、多元医疗体系中的就医选择、药品使用的伦理边界以及现代化过程对人类健康的影响等。

在国外译著方面，福斯特和安德森所著的《医学人类学》② 被认为是医学人类学的权威之作。阿瑟·克莱曼以精神医学、文化人类学、社会学、历史学、宗教、艺术、心理治疗、伦理学的全观视野，去理解人生中无所不在的病痛、苦难和限制，先后出版了《谈病说痛：人类的受苦经验与痊愈之道》《道德的重量：在无常和危机前》《苦痛和疾病的社会根源：现代中国的抑郁·神经衰弱和病痛》《疾痛的故事：苦难、治愈与人的境况》③ 等一系列著作。其他较为重要的还有苏珊·桑塔格的《疾病的隐喻》、S. K. 图姆斯的《病患的意义》、罗伯特·汉的《疾病与治疗：人类学怎么看》、拜伦·古德的《医学、理性与经验：一个人类学的视角》、詹姆斯·A. 特罗斯特的《流行病与文化》、彼得·格鲁克曼等的《错位：为什么我们的身体不再适应这个世界》、威廉·考克汉姆的《医疗与社会：我们时代的病与痛》、丽塔·卡伦的《叙事医学：尊重疾病的故事》、黛博拉·乐普顿的《医

---

① 李建：《当代医学人类学理论：持续、变革与发展》，载《湖南学院学报》，2007（6）。

② ［美］乔治·福斯特、［美］安德森：《医学人类学》，陈华、黄新美译，台北，桂冠图书股份有限公司，1992。

③ ［美］凯博文：《谈病说痛：人类的受苦经验与痊愈之道》，陈新绿等译，广州，广州出版社，1998；［美］阿瑟·克莱曼：《道德的重量：在无常和危机前》，方筱丽译，上海，上海译文出版社，2008；［美］凯博文：《疾病和痛苦的社会根源：现代中国的抑郁、神经衰弱和病痛》，郭金华译，上海，上海三联书店，2008；［美］阿瑟·克莱曼：《疾痛的故事：苦难、治愈与人的境况》，方筱丽译，上海，上海译文出版社，2010。

学的文化研究：疾病与身体》① 等。以上著作均被翻译为中文介绍至中国，对于我国医学人类学的发展具有重要的推动作用。除此之外，近几年还有许多未被翻译成中文的优秀医学人类学著作，例如琼对于安第斯山脉地区的多元医疗体系的研究②，安与帕特里夏从生态学的视角关注环境与健康问题③，保罗对海地艾滋病指控根源的解释④，彼得与罗对医学人类学应用性的探索⑤等。

（二）国内学界关于健康、疾病与文化的研究

医学人类学可以说是疾病与健康的跨文化研究，自 20 世纪 80 年代进入我国，其研究范围最早"从生物学和社会文化的角度研究人类的疾病和保健问题及其与生物学因素和社会文化因素的相互关系开始"⑥，随着学科之间以及内部的研究分化、细化、交叉，医学人类学研究出现了许多新领域、新方法。它"不仅仅是人类学对人类医药卫

① ［美］苏珊·桑塔格：《疾病的隐喻》，程薇译，上海，上海译文出版社，2003；［美］S. K. 图姆斯：《病患的意义》，邱鸿钟等译，青岛，青岛出版社，2000；［美］罗伯特·汉：《疾病与治疗：人类学怎么看》，禾木译，上海，东方出版中心，2010；［美］拜伦·古德：《医学、理性与经验一个人类学的视角》，余晓燕、余成普译，北京，北京大学出版社，2010；［美］詹姆斯·A. 特罗斯特：《流行病与文化》，刘新建、刘新义译，济南，山东画报出版社，2008；［美］彼得·格鲁克曼、［美］马克·汉森、［英］温斯顿：《错位：为什么我们的身体不再适应这个世界》，李静、马晶主译，上海，上海科学技术文献出版社，2011；［美］威廉·考克汉姆：《医疗与社会：我们时代的病与痛》，高永平、杨渤彦译，北京，中国人民大学出版社，2014；［美］丽塔·卡伦：《叙事医学：尊重疾病的故事》，郭莉萍主译，北京，北京大学医学出版社，2015；［美］黛博拉·乐普顿：《医学的文化研究：疾病与身体》，苏静静主译，北京，北京大学医学出版社，2016。

② Joan D. Koss-Chioino, Thomas Leatherman, Christine Greenway. *Medical Pluralism in the Andes*. Routledge, 2004.

③ Ann Mcelroy, Patricia K. Townsend. *Medical Anthropology in Ecological Perspective*, Westview Press, 2015.

④ Paul Farmer. AIDS and Accusation：Haiti and the Geography of Blame, University of California press, 2006.

⑤ Peter J. Brown, Ron Barrett. *Understanding and Applying Medical Anthropology*, Boston：Mc Graw Hill Higher Education. 2010.

⑥ 陈华：《方兴未艾的医学人类学研究》，载《中山大学学报（社会科学版)》，1988（2）。

生的边际兴趣，也不仅仅是医学对人类学知识的实用主义的借用，而是人类对于自己的文化多样性的新认识，对于人、社会、自然之间关系的新的理解与探索"①；它"研究不同文化和不同社会群体的人如何解释患病的原因、他们所信赖的治疗方法，以及在生病时向何人求助，还研究这些信仰和实践如何与人类身体的生理和心理变化相联系，以及这些联系在健康和疾病状态下的异同"②。可以说"医学人类学包括了对'身体'的本土文化建构，'痛苦'的社会心理应对模式，甚至进一步还包括疾病与医疗系统与该社会政治经济结构之间的关系"③。我国学者对于医学人类学的研究范围甚广，从理论层面的疾病、健康与文化之间关系的探讨，到应用层面的公共卫生对人群健康的影响；从现代医院中的医疗、护理中反映出来的医患关系，到不同人群对于疾病的解释模式；从药物治疗作用的社会文化机制，到仪式治疗的文化背景；从多元医疗体系中人们的就医选择，到各种医疗手段的应用对患者行为、心理的影响等。下面从学界关注的几个重要方面对 30 年来的研究成果进行回顾。

1. 整体性与综述类的研究

这一类成果注重对学科整体知识与研究进展的梳理，我国学者一方面对国外医学人类学的概念、学说、研究方法、研究内容等进行介绍；另一方面还纷纷著书立说讨论相关问题，推动了对医学人类学理论和方法的本土化实证研究。

代表性著作有席焕久的《医学人类学》，这是一部阐述医学人类学的专著。"从一般的人类学概念到医学人类学的理论，从人种医学、人种精神病学到人种药物学，从医学人类学与医学生态学、流行病学、行为医学、营养科学的关系到医学人类学与政治经济、伦理学的关系，从医学人类学与国际公共卫生事业到酗酒、药物滥用、吸烟、国际健

---

① 王筑生：《社会科学与自然科学的交叉——医学人类学》，载《思想战线》，1996（4）。

② 刘小幸：《医学人类学简介》，载《世界民族》，1997（3）。

③ 刘绍华：《医学人类学的中国想象》，载《广西民族学院学报（哲学社会科学版）》，2006（3）。

康问题做出详细的叙述。"① 徐一峰和严非的《文化与健康——医学人类学实践》主要介绍了医学人类学的起源与理论、生物理论和医学研究的人性、艾滋病防治与社会文化、神经性厌食绝经与衰老、健康与人权等方面的内容。② 陈华的《寻找健康——医学人类学调查与研究》由作者及其研究生在田野调查基础上完成的 8 篇各自独立的论文所组成，为相关研究提供了参考。③ 张有春的《医学人类学》系统介绍了人类学的基本概念、医学人类学的理论视野、民族医学、医学体系的分类以及流行病学、伦理学、生物医学等相关学科的基本知识。④ 张实的《医学人类学理论与实践》从人类学、医学和文化相结合的视角，研究与健康、疾病有关的问题，并运用人类学的理论来分析、研究少数民族传统医药的文化功能、意义及价值。⑤

　　陈华的《方兴未艾的医学人类学研究》、王宁的《医学人类学》、王筑生的《社会科学与自然科学的交叉——医学人类学》、刘小幸的《医学人类学简介》、徐一峰的《医学人类学简介（1）》《医学人类学简介（2）》⑥算是介绍医学人类学基础理论知识的早期论文，对于国内学界认识医学人类学这门学科起到了促进作用。在这之后，刘绍华的《医学人类学的中国想象》对西方医学人类学的发展史进行了介绍，并对中国医学人类学的发展提出了自己的希望。⑦ 李建的《当代医学

① 席焕久编：《医学人类学》，1 页，北京，人民卫生出版社，2004。

② 徐一峰、严非编：《文化与健康——医学人类学实践》，上海，上海人民出版社，2005。

③ 陈华编：《寻找健康——医学人类学调查与研究》，人民日报出版社，2006。

④ 张有春编：《医学人类学》，北京，中国人民大学出版社，2011。

⑤ 张实：《医学人类学理论与实践》，北京，知识产权出版社，2013。

⑥ 陈华：《方兴未艾的医学人类学研究》，载《中山大学学报（社会科学版）》，1988（2）；王宁：《医学人类学》，载《国外社会科学》，1994（2）；王筑生：《社会科学与自然科学的交叉——医学人类学》，载《思想战线》，1996（4）；刘小幸：《医学人类学简介》，载《世界民族》，1997（3）；徐一峰：《医学人类学简介（1）》，载《上海精神医学》，1998（4）；徐一峰：《医学人类学简介（2）》，载《上海精神医学》，1999（1）。

⑦ 刘绍华：《医学人类学的中国想象》，载《广西民族学院学报（哲学社会科学版）》，2006（3）。

人类学理论：持续、变革与发展》讨论了医学人类学的理论渊源、变革和发展。① 张有春的《医学人类学的社会文化视角》在对医学人类学社会文化视角的理论取向进行介绍的同时，评述了国内相关研究。② 张宁、赵立生的《三十年来中国医学人类学研究回顾》、徐义强的《近30年来中国医学人类学研究回顾与反思》、邓启耀的《医学人类学》、景军的《穿越成年礼的中国医学人类学》③ 则对中国医学人类学的发展进行了历时性梳理。

2. 应用型研究

"应用型医学人类学指的是与医学和公共卫生的合作计划。公共卫生的目标是在找出造成疾病的流行之因，并促进健康。而人类学的参与，主要就是找出妨碍此目标的文化问题。"④ 因此这一领域重点专注社区、国家甚至全球等不同层面的疾病与健康问题的解决。学者们通过人类学特有的研究视角和方法在调查研究流行病、艾滋病、精神健康、公共卫生等问题上，获得了丰富的研究成果，尤其以近年来对艾滋病问题的应用研究居多，这些研究成果对防治当地疾病的流行起到了积极作用。

代表性著作主要有沈海梅的《医学人类学视野下的毒品、艾滋病与边疆社会》，这是一本运用人类学的理论和方法研究艾滋病问题的论文集，收录了16篇有关西南边疆艾滋病问题的研究论文。⑤ 侯远高、丁娥主编的《发展的代价：西部少数民族地区毒品伤害与艾滋病

---

① 李建：《当代医学人类学理论：持续、变革与发展》，载《湘南学院学报》，2007 (6)。

② 张有春：《医学人类学的社会文化视角》，载《民族研究》，2009 (2)。

③ 张宁、赵立生：《三十年来中国医学人类学研究回顾》，载《浙江社会科学》，2011 (2)；徐义强：《近30年来中国医学人类学研究回顾与反思》，载《思想战线》，2011 (3)；邓启耀：《医学人类学》，载《南京医科大学学报（社会科学版）》，2012 (1)；景军：《穿越成年礼的中国医学人类学》，载《广西民族大学学报（哲学社会科学版）》，2012 (2)。

④ 刘绍华：《医学人类学的中国想象》，载《广西民族学院学报（哲学社会科学版）》，2006 (3)。

⑤ 沈海梅主编：《医学人类学视野下的毒品、艾滋病与边疆社会》，昆明，云南大学出版社，2010。

问题调研》在对毒品和艾滋病问题比较严重的少数民族聚居区或杂居区进行调研的基础上，探讨了少数民族地区的艾滋病疫情、流行原因、防治现状以及对策建议。① 余成普的《生命的礼物：血液捐赠的理论与实践》《生命的延续：器官移植的全球语境与地方实践》，前者以礼物理论作为核心分析框架，把采血者、献血者以及输血者的声音共同纳入分析的范畴之中，探讨生命礼物流动的各个环节——捐赠者、采集者和使用者之间的关系。后者以身体为核心分析概念，讨论移植病人的后移植生活、器官捐赠的文化意义以及器官交易问题。②

期刊论文有翁乃群等的《海洛因、性、血液及其制品的流动与艾滋病、性病的传播》对艾滋病和性病在我国传播、蔓延的政治经济和社会文化背景作了描述和讨论。③ 景军的《泰坦尼克定律：中国艾滋病风险分析》认为中国艾滋病流行的实际风险和风险认知都带有深深的社会阶层烙印，④ 另一篇《中国青少年吸毒经历分析》⑤ 则探讨了朋友圈对中国青少年吸毒经历的影响。靳薇的《社会性别视角与艾滋病防治》认为将社会性别视角融入艾滋病防治项目，可以有效地遏制艾滋病蔓延。⑥ 庄孔韶、关凯的《"虎日"：一项关于戒毒模式的人类学研究》分析了彝族"虎日"民间戒毒法应用实践⑦，庄孔韶、赵世玲的《性服务者流动的跨国比较研究与防病干预实践》聚焦了女性性服

① 侯远高、丁娥主编：《发展的代价：西部少数民族地区毒品伤害与艾滋病问题调研》，北京，中央民族大学出版社，2009。

② 余成普：《生命的礼物：血液捐赠的理论与实践》，北京，科学出版社，2017。余成普：《生命的延续：器官移植的全球语境与地方实践》，北京，中国社会科学出版社，2017。

③ 翁乃群、杜娟、金黎燕、侯红蕊：《海洛因、性、血液及其制品的流动与艾滋病、性病的传播》，载《民族研究》，2004（6）。

④ 景军：《泰坦尼克定律：中国艾滋病风险分析》，载《社会学研究》，2006（5）。

⑤ 景军：《中国青少年吸毒经历分析》，载《青年研究》，2009（6）。

⑥ 靳薇：《社会性别视角与艾滋病防治》，载《科学社会主义》，2007（1）。

⑦ 庄孔韶、关凯：《"虎日"：一项关于戒毒模式的人类学研究》，载《中国民族报》，2007。

务者组织的流动特点，以此找到防治与干预艾滋病流行的有效措施。①
富晓星的《建筑业农民工群体艾滋病预防干预策略的人类学观察——
以北京市为例》提出了通过掌握农民工社会组织和流动的文化特点及
规律来遏制艾滋病的建议。② 高一飞的《医学人类学视角下的艾滋病
预防"知—信—行"模式探讨——以农民工为例》认为艾滋病预防理
论及实践要从生物医学为主导的模式转向社会文化因素与行为干预并
重的模式。③ 张宁的《宗教资本的再生产与宗教组织角色创新——基
于清真寺参与艾滋病宣传预防行动实践的田野调查》讨论了宗教组织
及其宗教文化资本在参与宣传预防艾滋病中发挥的重要作用。④

　　除了对于艾滋病和性病的关注之外，医学人类学的应用研究还包
括对于临终关怀、流行病、辅助生殖技术、器官移植、献血等医疗问
题的关注。例如庄孔韶的《现代医院临终关怀实践过程的文化检
视——专题导言》强调通过科学和文化的整合来认识临终关怀。⑤ 张
庆宁等的《综合医院里的临终关怀——妇科肿瘤病房和 ICU 的人类学
观察》《临终关怀：身体的医学化及其超越》探讨了临终关怀的理论
与应用。⑥ 潘天舒、张乐天的《流行病瘟疫与集体生存意识——关于
海宁地区应对禽流感威胁的文化人类学考察》揭示了"集体生存意

---

① 庄孔韶、赵世玲：《性服务者流动的跨国比较研究与防病干预实践》，载《中国农业大学学报（社会科学版）》，2009（1）。

② 富晓星：《建筑业农民工群体艾滋病预防干预策略的人类学观察——以北京市为例》，载《中央民族大学学报（哲学社会科学版）》，2009（1）。

③ 高一飞：《医学人类学视角下的艾滋病预防"知—信—行"模式探讨——以农民工为例》，载《三峡论坛》，2014（4）。

④ 张宁：《宗教资本的再生产与宗教组织角色创新——基于清真寺参与艾滋病宣传预防行动实践的田野调查》，载《世界宗教研究》，2012（5）。

⑤ 庄孔韶：《现代医院临终关怀实践过程的文化检视——专题导言》，载《社会科学》，2007（9）。

⑥ 张庆宁、卞燕：《综合医院里的临终关怀——妇科肿瘤病房和 ICU 的人类学观察》，载《社会科学》，2007（9）；张庆宁、蒋睿：《临终关怀：身体的医学化及其超越》，载《思想战线》，2014（5）。

识"在抗击流行性瘟疫的现代实践中发挥的重要职能。① 赖立里的《生殖焦虑与实践理性：试管婴儿技术的人类学观察》认为辅助生殖技术发挥了既缓解又生产焦虑的双刃剑作用。② 余成普的《器官捐赠的文化敏感性与中国实践》展现了中国器官捐赠实践背后的文化基础③，《身体、文化与自我：一项关于器官移植者自我认同的研究》探讨了患者在接受器官移植之后自我认同的转变和重塑。④ 余成普的另外两篇《动员结构与公民的献血参与：基于 C 市的个案研究》《中国公民血液捐赠的风险认知及其文化根源》则关注了公民献血问题，对如何消解"血荒"提出了建议。⑤ 以上这些学术成果都显示了医学人类学的应用性。

3. 医患关系的研究

医生与病人的关系无疑也是医学人类学研究的重点之一，由于文化背景对人们的思想、行为具有制约和引导作用，不仅不同文化背景中的医生与患者的沟通与互动容易产生问题，而且即使相同文化背景中受过专门医学训练的医生所持的职业观点与患者源于生活的疾病观念也往往存在很大区别。从人类学的视角出发对于医患关系进行关注的研究成果主要有以下一些。

王路等的《医患关系的认知人类学解读——基于广州市儿童医院

---

① 潘天舒、张乐天：《流行病瘟疫与集体生存意识——关于海宁地区应对禽流感威胁的文化人类学考察》，载《社会》，2007（4）。

② 赖立里：《生殖焦虑与实践理性：试管婴儿技术的人类学观察》，载《西南民族大学学报（人文社会科学版）》，2017（9）。

③ 余成普：《器官捐赠的文化敏感性与中国实践》，载《中山大学学报（社会科学版）》，2014（1）。

④ 余成普：《身体、文化与自我：一项关于器官移植者自我认同的研究》，载《思想战线》，2014（4）。

⑤ 余成普：《动员结构与公民的献血参与：基于 C 市的个案研究》，载《广西民族大学学报（哲学社会科学版）》，2010（6）；余成普：《中国公民血液捐赠的风险认知及其文化根源》，载《思想战线》，2013（2）。

的调查实例》认为医患之间的认知差异是医患互动中的关键因素。①
陈瑜、邹翔的《关系就医：诊疗的本土化实践》从"关系就医"的角
度入手来理解医患关系，认为"关系就医"的运作能够改变医生具体
的诊疗实践，是患者规避医疗风险、获得医患信任的民间智慧的展
现。② 段忠玉、郑进的《傣族口功摩雅与医患关系的医学人类学分析》
探讨了傣族民间口功治疗医生与患者之间的和谐医患关系对于缓解现
代紧张的医患关系的启发意义。③ 王建新、赵璇的《疾痛叙事中的话
语策略与人格维护——基于病患诸位的医学人类学研究》提出的患者
主位视角为医患关系的改善乃至医学人类学研究健康、医疗与文化提
供了一个临床考察的有效路径④；另一篇《交流空间多元化对医患互
动促进作用探析》则对新兴交流空间的形式、特点、内容、运作机理
以及对医患关系深化的意义进行了探讨。⑤ 马得汶的《患者需求层次
理论及其医学人类学启示——基于西宁市×医院的田野调查》基于实
地田野调查得出的患者需求层次理论，是对患者需求多元性和层次性
的具体分析和医学人类学阐释⑥；另一篇《西部民族地区患者择医的
文化因素探析——基于青海省藏医院的医学人类学调查》对揭示西部
少数民族医疗文化与疾病治疗的互动、患者的疾病认知与行动逻辑以
及对民族地区医患关系的认识和改善都有很好的参考价值。⑦ 赵璇的

---

① 王路、杨镒宇、李志斌、曾萍、王建新：《医患关系的认知人类学解读——基于广
州市儿童医院的调查实例》，载《开放时代》，2011（10）。

② 陈瑜、邹翔：《关系就医：诊疗的本土化实践》，载《思想战线》，2015（2）。

③ 段忠玉、郑进：《傣族口功摩雅与医患关系的医学人类学分析》，载《医学与哲
学》，2016（8）。

④ 王建新、赵璇：《疾痛叙事中的话语策略与人格维护——基于病患主位的医学人类
学研究》，载《西北师大学报（社会科学版）》，2016（4）。

⑤ 王建新、赵璇：《交流空间多元化对医患互动促进作用探析》，载《青海师范大学学
报（哲学社会科学版）》，2017（3）。

⑥ 马得汶：《患者需求层次理论及其医学人类学启示——基于西宁市×医院的田野调
查》，载《西北师大学报（社会科学版）》，2016（4）。

⑦ 马得汶：《西部民族地区患者择医的文化因素探析——基于青海省藏医院的医学人
类学调查》，载《西北师大学报（社会科学版）》，2017（1）。

《医患间两种叙事模式互动与调适机制研究——基于银川×医院的田野调查》探讨了医生基于生物医学的叙事模式以及患者基于地方性知识的叙事模式之间的互动与调适对于构建和谐的医患关系的重要性。[①]

4. 民族民间医疗研究

所有文化都会涉及对疾病缘起的理解、诊断及处理方法。基于医学与文化的出发点，我国学者将信仰、地方观念与习俗视为疾病与治疗的因素并纳入文化的构架下进行，注重研究医疗体系与人类健康之间的关系，相继问世了许多论著。

邓启耀的《中国巫蛊考察》对西南傈僳族、怒族、傣族等少数民族巫蛊文化和信仰进行了深入考察研究，对其存在历史、产生原因以及文化分类等方面作了深刻阐释。[②] 与此主题类似的还有黄世杰的《蛊毒：财富和权力的幻觉》，该书对蛊毒的定义、种类、制蛊的方法、蛊毒病因和治疗等方面作了全面探索。[③] 巴莫阿依的《彝人的信仰世界：凉山彝族宗教生活田野报告》描述了凉山彝人祭祀祖先神灵、禳除魔鬼邪怪的心性信仰与萨满苏尼的治病仪式。[④] 刘小幸的《彝族医疗保健——一个观察科学与巫术的窗口》考察了彝族两个支系的医疗与保健系统，并就体系内不同部分之间的互动与调适做了细腻的展示与分析。[⑤] 张实的《云南藏医历史与文化》对云南藏族的源流、藏医学的理论体系、云南藏医的历史与现状、云南涉藏州县的生态环境、藏医医疗行为与文化的关系等方面进行了探讨。[⑥] 乌仁其其格的《蒙古族萨满医疗的医学人类学阐释》对萨满治疗仪式的类型、

① 赵璇：《医患间两种叙事模式互动与调适机制研究——基于银川×医院的田野调查》，载《北方民族大学学报（哲学社会科学版）》，2017（2）。

② 邓启耀：《中国巫蛊考察》，上海，上海文艺出版社，1999。

③ 黄世杰：《蛊毒：财富和权力的幻觉》，南宁，广西民族出版社，2004。

④ 巴莫阿依：《彝人的信仰世界：凉山彝族宗教生活田野报告》，南宁，广西人民出版社，2004。

⑤ 刘小幸：《彝族医疗保健——一个观察巫术与科学的窗口》，昆明，云南大学出版社，2007。

⑥ 张实：《云南藏医历史与文化》，昆明，云南大学出版社，2007。

构成、象征意义，以及治疗仪式的特征、治疗机制等问题进行了阐释。①

期刊论文方面，巴莫阿依的《凉山彝族的疾病信仰与仪式医疗(上)》《凉山彝族的疾病信仰与仪式医疗（下）》，李永祥的《彝族的疾病观念与传统疗法——对云南赫查莫村及其周边的个案研究》都是对彝族疾病观念与治疗方式的研究。② 张实的《云南藏医文化研究》，刘志扬的《"神药两解"：白马藏族的民俗医疗观念与实践》，徐君、李沛容的《医学人类学视野下的民族地区医疗体系——四川省凉山州木里藏族自治县的案例》，苏发祥等的《论当代西藏乡村社会的医疗体系及其特点——以堆龙德庆县那嘎村为个案》，汪丹的《分担与参与：白马藏族民俗医疗实践的文化逻辑》则是对涉藏州县医疗体系的探讨。③ 还有像陈瑜的《乡土医学的人类学分析：以水族民族医学为例》，孙金菊的《回族妇女"病患"行为研究——以甘肃临夏回族妇女"病患"行为为例》，徐义强的《哈尼族的原始宗教信仰与仪式治疗》，段忠玉、李东红的《多元医疗模式共存的医学人类学分析——以西双版纳傣族村寨为例》，黄锋的《民族医疗中的"神药两解"现象解析——以粤北一个"排瑶"村庄为例》，赵巧艳的《侗族灵魂信

① 乌仁其其格：《蒙古族萨满医疗的医学人类学阐释》，呼和浩特，内蒙古人民出版社，2009。

② 巴莫阿依：《凉山彝族的疾病信仰与仪式医疗（上）》，载《宗教学研究》，2003（1）；《凉山彝族的疾病信仰与仪式医疗（下）》，载《宗教学研究》，2003（2）；李永祥：《彝族的疾病观念与传统疗法——对云南赫查莫村及其周边的个案研究》，载《民族研究》，2009（4）。

③ 张实：《云南藏医文化研究》，载《云南师范大学学报（哲学社会科学版）》，2008（2）；刘志扬：《"神药两解"：白马藏族的民俗医疗观念与实践》，载《西南民族大学学报（人文社科版）》，2008（10）；徐君、李沛容：《医学人类学视野下的民族地区医疗体系——四川省凉山州木里藏族自治县的案例》，载《西南民族大学学报（人文社科版）》，2008（4）；苏发祥、王明玮、周良熙：《论当代西藏乡村社会的医疗体系及其特点——以堆龙德庆县那嘎村为个案》，载《中国藏学》，2013（4）；汪丹：《分担与参与：白马藏族民俗医疗实践的文化逻辑》，载《民族研究》，2013（6）。

仰与收惊疗法：一个关于 B 村的医学人类学考察》① 等论文。这些论文通过对不同地区、不同民族医疗实践的田野调查，论述了地方民族医疗体系发挥的积极作用。

从以上的回顾可知，我国疾病与文化的相关研究无论是本土理论构建、国外著作翻译，还是立足于田野基础上的应用研究和对各民族地区医疗文化的研究，都取得了令人瞩目的成绩，为今后的深入发展奠定了基础。但是，因为我国的医学人类学仍处于起步阶段，对疾病与文化研究的全面性还有待深入。第一，关注的层面还不够广泛，关注妇女疾病与健康的更是屈指可数，更鲜有针对出家女性健康保健与医疗实践的跨学科综合研究。因此，综合利用女性人类学、宗教人类学与医学人类学的理论方法，从社会性别、身体、健康、命运、宗教等交叉视角展开对少数民族女性疾病与健康的研究势在必行。本书对于出家女性这一特殊群体的调查，可以帮助我们更好地阐释性别、健康与文化之间的关系。

第二，西北地区的疾病与文化研究成果相对不足。我国西北地区自古为多民族聚居之地，民族文化丰富多彩，相应地每一种文化都会衍生出一套关于病因的观念体系以及相应的治疗手段。由于民族自身的特殊性以及受社会、经济、历史、自然等种种因素的影响，西北民族地区的医疗实践有其特殊性。但是目前关注西北地区疾病与文化的研究成果较之东南、西南还比较少，疾病与文化研究相对滞后。因此，本书以甘肃省甘南州 Q 寺的田野调查资料为基础，通过对这一特殊女性群体的疾病认知、就医选择、治疗方式、疾痛叙事的考察研究，以

① 陈瑜：《乡土医学的人类学分析：以水族民族医学为例》，载《广西民族大学学报（哲学社会科学版）》，2006（3）；孙金菊：《回族妇女"病患"行为研究——以甘肃临夏回族妇女"病患"行为为例》，载《妇女研究论丛》，2009（4）；徐义强：《哈尼族的原始宗教信仰与仪式治疗》，载《宗教学研究》，2012（1）；段忠玉、李东红：《多元医疗模式共存的医学人类学分析——以西双版纳傣族村寨为例》，载《学术探索》，2014（9）；黄锋：《民族医疗中的"神药两解"现象解析——以粤北一个"排瑶"村庄为例》，载《广东技术师范学院学报（社会科学）》，2014（10）；赵巧艳：《侗族灵魂信仰与收惊疗法：一个关于 B 村的医学人类学考察》，载《思想战线》，2014（4）。

期拓宽民族民间医疗的研究视野。而民族民间医疗则是一项传统文化与地方民众健康医疗的有关国计民生的重大课题，丰富这一领域的研究成果可谓意义颇大。

五、理论创新

在理论层面，本书从医学人类学地方医疗文化研究视角探讨了疾病与健康的关系，一方面我们必须从患者的本土文化出发，观察和理解她们对待疾病与健康的观念及行为，把医疗放在其所处的文化情境中去解释，结合地方性民间医疗保健实践，去获取对健康与文化关系更客观、合理的认识。另一方面，对于疾病与健康的研究要关注国家层面的医疗保障制度，看到制度性措施在增强人们抵抗疾病风险以及维系健康方面作出突出贡献的同时，应进一步呼吁完善现有的医疗保障体系，实现最大限度的公平，来保障低收入群体的健康问题。同时，要关注基于文化传承的地方性民间医疗保健实践在制度之外发挥的积极功能，尤其是在解决低收入群体健康医疗问题中的互补作用。研究非制度层面的渠道有助于我们深刻理解人们的就医行为以及影响人类健康的各种因素，从而有针对性地提出措施并加以实施，才能更加有效地提高人类的健康水平，凸显医学人类学的应用价值。

在方法论层面，本书尝试立足医学人类学的地方医疗文化研究的理论视角，综合利用了人类学、社会学、民俗学等学科的研究方法。人类关于健康的观念和行为多与社会、心理、文化等因素密切相关，因此从不同学科的研究视角及理论方法展开探讨健康、医疗与文化的关系，是比较适合的研究路径。总之，医学人类学地方医疗文化研究的具体应用，需要对患者立足于地方性知识之上的治疗过程进行综合考察。这种考察不仅应关注当地人对于疾病的认知与治疗，更应该看到这种认知与治疗背后本土文化的作用。

六、研究框架

本书以甘南州 Q 寺女性为研究对象，从医学人类学的社会文化视角、社会性别研究的田野民族志视角以及解释人类学的话语分析视角出发，通过对她们社会生活、疾病治疗以及健康保健的立体呈现，探讨性别与地位、疾病与治疗、健康与文化之间的关系。在总体结构的设计上，采用分层叙述、综合讨论的方式展开。

导论主要是对研究缘起、选题意义、概念界定、论文框架以及文献综述的基本介绍，为后文的论述提供背景性材料。

第一章主要是对 Q 寺女性健康保健环境的基本介绍。通过对她们出家原因、日常生活、修行实践等生存状态的论述，展示出社会性别的差异使得她们被边缘化的现实。虽然随着社会的进步，出家女性的地位得到提高，生活境遇较之从前有了很大改善，但是一系列基于性别地位基础上形成的经济条件都严重制约着她们的健康水平。

第二章探讨 Q 寺女性的身体观、灵魂观、生死观和疾病观。她们作为传统社会女性中的特殊群体，对于身体的认知既有与当地普通女性重合的一面，又有着特殊身份影响下的不同认知。而这一系列基于民俗文化形塑下的认知与疾病、健康密切相关。她们对于疾病的定义与分类受制于特定的社会文化、风俗习惯、宗教信仰、个人的医疗知识与以往的治病经验。

第三章论述影响 Q 寺女性健康的主要疾病——妇科病、胃病以及胆囊炎的形成原因。高寒的生存环境和繁重的寺院劳动使她们的身体易受疾病困扰，而较低的文化程度、宗教文化的影响以及世俗与宗教层面的双重身体观又是影响其就医的内部因素，同时医疗制度的不完善和政策宣传力度的不到位还在一定程度上加重了她们看病难的问题。

第四章围绕 Q 寺女性的疾病预防措施展开。除了作息规律、饮食合理的养身习俗之外，每日的一系列日常修行实践活动对于她们而言，虽然主观上是为了获得"功德"，但是客观上可视为运动养生的有效形式。同理，修炼菩提心的目的是积累功德和智慧，但是实践了传统医学的养生理论，有助于保持心理平衡和情绪安定，达到了预防疾病、提高自身健康水平的目的。

第五章探讨 Q 寺女性对于经血的认知以及在此基础上形成的护理

方式。她们因为受到"经血不洁"观念的影响，又缺少基本的生理卫生知识，再加上客观生活、生产条件的限制，更容易患妇科疾病。同时，在经血不洁观念的作用下，她们一般不会公开诉说月经方面的不适，从而进行专业层面的治疗，而是在大众健康知识与以往治疗经验的共同作用下，积累了很多行之有效的地方性知识。这对于维护女性的健康起到了积极的作用。

第六章以"多元医疗"概念为核心，综合讨论自然医疗体系、拟人医疗体系以及现代医疗体系在此并存与互补的状况，这种多元共存的医疗体系对保障 Q 寺出家女性的健康起到了重要的作用。她们对于各种医疗的选择和态度往往取决于病种、病情、习惯、经济等多种因素，各种医疗体系从不同层面满足了她们治疗疾病的需要。

结论部分尝试对由于性别角色所导致的社会地位与健康水平之间的关系进行归纳和总结，同时从民族民间医疗的视角出发，对医疗、健康与文化的启示与意义进行探讨。

第一章

健康保健的社会环境

第一节　医疗条件与医疗文化

一、自然人文环境

甘肃省甘南州是青藏高原、黄土高原和陇南山地之交界或过渡的边缘地带，也是内地进入西部民族地区的黄金通道。境内可分为山原区、峡谷区与山地丘陵区。"这些由西向东逶迤蜿蜒的高峻山峰与其间的高原阔地，构成了州境西、北、南面平均海拔 3000 米以上的主要地貌区域。"① 因为地处青藏高原东北边缘，具有大陆性季风气候的特点，"甘南地处低纬度地带，夏季受西南暖湿气流的影响较大，云量和降雨量均为全省最多的地区之一"②。"甘南州除舟曲、迭部县部分地区没有严寒期外，其余地方长冬无夏，春秋短促。"具体说来，第一是高寒低温，"各地年平均最高气温在 8—19℃ 之间，年平均最低气温在 -5—9℃ 之间"，第二是湿润多雨雪，"州内降雪期比较长，大部分地区积雪日数较降雪日数多"③。

"全州有藏、汉、回、土、蒙古、维吾尔、苗、彝、佤、东乡、羌、撒拉、布依、朝鲜、满、壮、白、土家、哈萨克、黎、锡伯、保安、裕固、侗族共 24 个民族。"④ 根据 2020 年第七次全国人口普查数据，"全州常住人口中，汉族人口为 255064 人，占总人口的 36.87%；

---

① 甘南藏族自治州地方史志编纂委员会：《甘南州志》，195~196 页，北京，民族出版社，1999。

② 甘南藏族自治州概况编写组：《甘南藏族自治州概况》，7 页，兰州，甘肃民族出版社，1987。

③ 甘南藏族自治州地方史志编纂委员会：《甘南州志》，224~226 页，北京，民族出版社，1999。

④ 甘南藏族自治州地方史志编纂委员会：《甘南州志》，983 页，北京，民族出版社，1999。

各少数民族为 436744 人，占 63.13%"。① 与 2010 年第六次全国人口普查的各少数民族人口 422430 人相比，比重提高 1.83 个百分点。少数民族人口稳步增长，充分体现了甘南州全面贯彻落实党的民族政策，高度重视少数民族人口发展，同时，也充分体现了本地区民族团结进步、共同繁荣发展新局面。"汉族人口主要集中分布在舟曲、临潭两县。藏族人口主要集中在玛曲、碌曲、夏河、卓尼、迭部等县，以从事畜牧业生产为主，接近农业区的地区多半从事半农半牧业。回族主要分布在临潭、夏河两县，其余散居全州各县。"②

二、医疗条件

1. 传统医学在当地的发展

作为中国传统医学组成部分的本土传统民族医学，在甘南的发展已经有 1000 多年的历史。"早在公元 7 世纪，甘南地区作为吐蕃屯粮驻军的基地，医学随着军队的流动而传入。"③ 例如，当时士兵中大量出现的刀枪伤，是用本土传统医学外科理论与方药来进行医治的。从那时起，本土传统医学也在这片土地上扎下根来，逐渐形成了以民间大夫为主流，以师传徒、父传子为主要形式的传统。甘南地区佛教的兴起又给本土传统医学的传播开辟了新的途径。具有一定学位的僧人，需要普遍掌握大小五明，而作为大五明之一的医方明是必修课之一。另一方面，西藏等地的医学高僧来甘南传播医学，甘南地区的僧侣去西藏求学，也进一步加强了甘南民间藏医学的传播和发展。

藏医学在甘南民间社会的传承方式有两种：第一种是医学世家父传子的方式。儿子自幼在父辈的熏陶下首先学习语言文字、正书法、

---

① 《甘南州 2020 年第七次全国人口普查数据公报》，载甘南藏族自治州人民政府网，2021-06-18。

② 甘南藏族自治州地方史志编纂委员会：《甘南州志》，1045 页，北京，民族出版社，1999。

③ 甘南藏族自治州卫生局藏医志编纂委员会：《甘南藏族自治州藏医志》，1 页，兰州，甘肃民族出版社，1993。

修辞等。打好文化基础后，开始循序渐进地背诵《四部医典》（dpal ldan rgyud bzhi，又名《医学四续》），然后在父辈的系统讲授下，学习医典中的各个章节以及临床诊疗技术和药物的炮制加工技术。第二种是师父带徒弟的传承方式，一般是有抱负而热爱医学的当地青年，拜当地有名的老大夫为师，在师父门下以《四部医典》（《医学四续》）为根据，以师父的言传身教为准则，以背诵、听受讲解为手段，以实践经验为主要内容，认真学习，尽心研究。学业完成后，自立门户，单独行医。新中国成立后，政府除了有计划地选拔部分民间大夫到全民所有制的医疗单位工作外，经常组织执业的民间大夫参加各种形式的学习班，不断提高他们的医疗水平，使他们积极投身于保护广大群众健康的事业中。

寺院是藏医学传承和发展的另一个主渠道，其中的医学院——曼巴扎仓（sman pa grwa tshang）不仅是培养医学僧侣的教育机构，而且是传统的医疗机构。医学院按照传统，以本土传统医学经典《四部医典》（《医学四续》）为基本教材，进行宣讲、背诵和研讨，学僧们还要在年长学者的具体指导下，将所学的医学理论基础知识与采集药物、鉴别药物、炮制加工等具体实践相结合。为了更好地服务于当地各族人民，新中国成立后，甘南各大寺院的医学院相继建立门诊，面向广大农牧民群众，在当时现代医学发展有限的背景下，积极为当地各族人民治病防病。改革开放以后，各大寺院的医学院在恢复重建的同时相继开展了门诊工作。寺院医学门诊的开办，不仅使医僧找到了理论与实践相结合的良好途径，而且增加了寺院的经济效益，有助于"以寺养寺"，一定程度上解决了僧侣的生计问题。

甘南解放以前，当地群众求医问药的途径主要是各大寺院的医学院以及民间大夫。这些僧侣既讲经又看病，除了给寺院僧侣防治疾病外，也给普通群众看病施药。随着我国医药卫生事业的不断壮大，逐渐形成了以州、县医院为中心，集诊疗、教育、科研、制剂为一体，辐射带动乡、村两级的藏医服务网络，再加上寺院医学院与民间大夫的传统就医途径，在民族地区缺医少药的现实困境下，共同为保障当地群众健康方面发挥着作用。当地很多家庭中储备着治疗常见病的药品，例如健脾和胃的洁白丸（grub thob ril dkar）[①]、缓解感冒的流感丸（lo gyon ma）[②] 等。而且当地群众都自然遵守传统的服用方法，凡是丸剂类药服用时，需先将药丸碾碎或咬碎，后用温水送服，很多人在服用前还会念经文，以消除疾病导致的苦闷，减少认知的失调，使心灵达到安慰和平衡。

2. 现代医学在当地的发展

进入 20 世纪前期，资本主义列强对中国实行政治、经济、文化侵略，地处偏远的甘南也不例外。"1921 年，美国基督教牧师克利必奴、胡文华等人，先后在临潭、黑错（今合作市）、拉卜楞、阿木去乎、郎木寺等地建立教堂，通过'免费医疗'发展教徒，为群众治过性病，种过牛痘。1931 年，从兰州中山医学院毕业的侯静安来夏河定居，在拉卜楞开设诊所，从事西医为群众治病。1931 年，基督教徒瑞典籍传教士舒雅哥在卓尼麻儿桥（今木耳乡）租地盖教堂，次年办起了诊所，为群众治疗花柳病以及其他常见病，后来这个诊所由教徒兰州人陈子新经营。"[③]

"从 1938 年至 1947 年的九年间，国民政府先后在夏河拉卜楞、黑错（今合作市）、卓尼、舟曲、临潭等县镇相继办起卫生院。国民党政府先后在卓尼、合作、舟曲、临潭建立的这些卫生院设备简陋，药品缺乏，施医范围有限。"[④] 中华人民共和国成立后，特别是甘南州建制以来，本地的现代医疗卫生事业经历了普及、充实和提高的发展过程。"1949 年全州卫生机构仅有国家办的四个县卫生院，十多名工作

---

① 洁白丸：健脾和胃、止胃酸、消食，用于治疗急慢性胃炎、消化性溃疡等。

② 流感丸：清热制疠、消肿止痛，用于治疗温热病、流感引起的发烧、流鼻涕等。

③ 甘南藏族自治州卫生志编纂委员会编：《甘南藏族自治州卫生志》，7~8 页，甘南，1990。

④ 甘南藏族自治州地方史志编纂委员会：《甘南州志》，1600 页，北京，民族出版社，1999。

人员和一些普通的设备，只能诊治一些常见病。"① 至 1985 年已初具
规模，"相继建起各类卫生机构 220 个，病床 1281 张，比建州初期的
1953 年，机构增长 13.7 倍，病床增至 128.1 倍。卫生技术人员比
1953 年增长了近 15 倍，达到 1603 人。到 1989 年，全州卫生机构调整
为 200 个，床位 1079 张，卫生技术人员 1809 人"②。至此，全州在医
疗、预防、妇幼保健等方面已初步形成具有一定水平的医疗卫生体系。

至 2014 年，甘南地区的城镇都建有现代医院、妇幼保健站和防疫
站，乡有卫生所，村有卫生室，极大推进着现代医学体系的普及。其
中有 "9 所州、县综合医院，8 所州、县疾控中心，8 所州、县妇幼保
健院（站），1 所州中心血站，1 所州医疗废物处置中心，100 所乡镇
卫生院，12 所城镇社区卫生服务中心（站），420 所村卫生室，2 所民
营医院，92 所个体医疗诊所。各级医疗机构共设置病床 2400 余张，
每千人拥有病床约 2.92 张"③。医疗条件、医疗设施的改善无疑会加
大疫病的防治力度，在一定程度上有利于保护当地群众体魄的康健。
尤其是我国实行的新型农村合作医疗，使得乡村医疗条件进一步得到
大大提高。就民族地区乡村医疗专门队伍建设而言，1949 年前几乎处
于空白，在民间主要是寺院的医学院在发挥作用；1949 年后，国家设
置县乡村三级卫生体系，并培养了一批医疗人员，这大大促进了当地
现代医疗卫生事业的发展。

随着当地医疗水平和医疗条件的质的飞跃，当地群众的思想观念
有了很大转变，他们并不排斥西医的治疗，甚至因其多方面的优势而
受到青睐。西医先进的医疗设备对疾病的诊疗与治疗起着非常重要的
辅助性作用，在治疗紧急疾病或者运用医疗器械对病人身体进行切除、

---

① 甘南藏族自治州卫生志编纂委员会编：《甘南藏族自治州卫生志》，11 页，甘南，
1990。

② 甘南藏族自治州卫生志编纂委员会编：《甘南藏族自治州卫生志》，23 页，甘南，
1990。

③ 赵春桃、王宇：《甘南州医疗卫生专业人才队伍现状及建设思路探析》，载《卫生职
业教育》，2014（19）。

缝合等治疗方面具有明显优势，这是传统医学无法企及的。因此，当地群众在遇到大病、急性病时，都会到医院接受西医学医疗。在城镇，很多群众因为缺乏基本的西医学常识，把输液治疗手段视为见效神速的"完美"治疗途径，盲目滥用抗生素的现象较为普遍。在农牧区，因为卫生资源配置不合理，导致卫生服务能力较差，加之群众就医保健意识普遍淡薄，除重症、急症去现代医院诊治外，对于常见病，要么利用自己掌握的民俗医疗知识治疗，比如扭伤敷酸奶，感冒吃葱、红辣椒粉拌生肉，痛经喝大茶等；要么去找村里的土大夫进行诊治，而这些民间大夫大多不具备完善的医学知识背景。

三、医疗文化

1. 医疗中的民俗文化

在甘南地区，很多群众生病时既依靠藏医治病，又接受西医的治疗方式，同时还相信疾病与超自然力量有关，需要请僧侣占卜做法来治病。因此，在医疗行为上具有多元性，而这种多元性的现象与当地特有的文化习俗密切相关。藏医学从三因、要点、种类、部位等方面区分的疾病共有 404 种，其中包括"魔鬼"作祟所致的疾病 101 种，需要做法事予以禳解。

在乡村，人们源于自己及周围人治疗经验的一般大众医学知识显然不够，这时他们会依据高僧占卜结果选择医院或医生，而且在生病时请僧侣念经做法的情况比起城镇更为普遍。

除了请僧侣念经治病之外，还有一类特殊群体在当地民间医疗文化中发挥着作用，这便是咒师——阿巴（sngags pa）或莱坞（levu）。在当地，无论是城镇还是乡村，如果家有久病不愈或疑难病患者、危重病人，信众请附近通晓密法、有影响的咒师来家驱魔禳灾的情况较为常见。

2. 民俗活动与健康

在甘南地区，个人或家庭的生活不尽相同，但是由于传统风俗根深蒂固的影响，很多个人或家庭都会遵循固有的习惯进行一些民俗活动。而有些民俗活动从一定程度上来说也是民间医疗文化的内容。煨桑（bsang，烟祭）是当地较普遍和古老的民俗仪式之一，也是很多个人或家庭日常性的民俗活动。按照地方习俗不同，参与煨桑的人有所不同，比如夏河一带的女性可以进行这种仪式，而碌曲一带一般是由男性来完成。对于家庭来说，并不需要天天煨桑。人们通常会选择一个月中的几个重要日子进行煨桑，比如初一、初十、十五等。煨桑一方面是供养仪式，他们认为被焚烧的供品以烟的形式被神灵享用，在神灵得到供养满足的同时，人们的愿望也将在其佑助下得到实现。另一方面是净化仪式，通过燃烧柏枝散发出好闻的味道，人闻之可醒脑提神、心情愉悦，并认为烟熏具有祛除晦气、防病治病的功效。

转经这种民俗活动对于很多信众而言是一种日常仪式。他们相信转经可以帮助自己消除前世的冤孽、减轻今生的罪恶，并通过这种修行实践来积累福报。当然，这种转经行为从某种程度上来讲也是一种强身健体的方式。经常手摇转经轮，可使上肢的肌肉得到锻炼，并能促进血液循环，有助于增进健康。转经的第二种方式是围绕一些宗教建筑或者宗教标识步行转圈，当地群众称为果拉（skor ra）。佛教徒按顺时针方向绕转佛塔、寺院、佛殿、经堂、神山等单数圈，甚至上百圈。虽然这是一种崇拜方式和信仰行为，但是从现代体育的观点来看却是一种小运动量、长时间的有氧运动，有助于保持身体健康。再从心理学的角度来看，这一系列的祈祷行为满足了信仰者的心理需求，有助于心理平衡和情绪稳定，而良好的心态又是保持健康的重要秘诀。与此类似的还有磕长头的民俗，他们主观上相信通过这种实践方式可减轻罪孽，治愈疾病，但是客观上为个体提供了必要的心理安慰和支持作用，具有安慰剂效应。

从更加宽泛的意义上来讲，人们采取的一切驱邪禳灾的行为都可以视为主动抵御疾病、保持健康的方式。当然，宗教信仰可能对病人有一定帮助作用，但这只是心理安慰，主要通过心理暗示和积极观念等使人保持良好心态。从公共空间来看，当地以山神崇拜为主要内容的守护神信仰是当地文化中一套重要的象征体系，与群众的日常生活密切相关。当地人认为守护神既可以造福人间，又可以危害社会，人们通过周期性的祭祀仪式来获得"神灵"的庇佑。山神有区域、部落和村庄之分，因此各个部落、村庄都有他们固定的祭祀山神的地点，拉则即祭祀山神的祭祀台。信众相信在普通的石头上刻写经文以及各种佛像和吉祥图案，这些嘛呢石就会有一种超自然的灵性，可以给他们带来吉祥如意。嘛呢旗在当地的寺院村寨、高山河畔随处可见，形式多种多样，是当地的一大民俗特色，也是群众常见的一种祈祷方式。

从家庭空间来看，城市中有的家庭在屋内设有佛龛、佛堂，相信可以获得神佛的保佑；屋外大门贴有十相自在图案，相信可以镇宅除煞，增福纳吉。农村中有的家庭在屋内设有佛堂，它是屋内最重要的神圣空间，另外，正房中柱以及周围区域也是一个重要的区域，悬挂着哈达的中柱被视为家庭守护神上下的地方，可以庇佑家庭成员平安幸福，在屋外院落墙头普遍插着他们认为具有驱魔消灾作用的五色经幡，有的人家还会在房顶放置视为具有积福和禳灾功能的嘛呢经轮。

从个人身体来看，当地不少群众佩戴护身符，有的是写有或刻有咒语文字以及图案、象征符号的纸（布）；有的是高僧大德加持过的打结编织物或佛珠；有的是装有小佛像、经文等的小盒子——嘎乌（gavu）；有的是与嘎乌具有同样意义的天珠，当地群众认为佩戴天珠可以避邪。从心理与健康的关系来看，这种从公共区域到家庭再到个人的防御体系将个人置于所谓"绝对安全"的境地，为个体提供必要的心理安慰和支持作用，有助于平复情绪，舒缓病患症状，产生安慰剂效应。

第二节　健康保健的外部条件

一、进入田野调查点

"自公元 7 世纪吐蕃松赞干布引入佛教后，在王室的大力扶持下，佛教逐渐在吐蕃全境传播开来。"① 吐蕃进占陇右后，佛教随着吐蕃军队和移民的迁徙而在安多地区开始传播。"唐武宗会昌元年（公元 841 年），吐蕃末代赞普朗达玛摒弃佛教，兴苯抑佛，拆毁寺庙，放逐僧侣，迫使许多僧侣纷纷避居安多地区，佛教因此得以在甘南地区广泛传播。""据解放初期统计，甘南当时共有人口 166600 多人，其中在寺人口占总人口的 9.36%。"② 经过 1958 年的宗教民主改革，寺院在甘南的发展受到了很大的限制。改革开放以后，开始全面恢复和落实宗教信仰自由政策，宗教活动逐渐恢复并且转入正常运行，寺院和宗教活动场所得到开放和恢复。虽然随着国家宗教信仰自由政策的贯彻落实，僧侣数量大幅度增加，宗教在恢复的过程中得到进一步发展，但是其规模和数量逐渐式微。

佛教于公元 7 世纪正式传入吐蕃。在其早期的传播过程中，吐蕃上层贵族妇女发挥了重要作用。吐蕃赞普松赞干布的王妃尺尊公主，从尼泊尔带来了大量的佛像、法物和经卷，并建造了举世闻名的大昭寺。他的另一位王妃文成公主，从汉地迎请释迦牟尼佛，也带来了大量的佛教法物、经卷，并建造了著名的小昭寺。与此同时，松赞干布的其余几位吐蕃王妃为弘扬佛法，亦相继建造了自己的佛殿。公元 8 世纪，吐蕃赞普赤松德赞的王妃卡钦萨措杰皈依莲花生大师，得法名益西措杰。这不仅开创了吐蕃女性出家为尼的先河，而且成为吐蕃第一位著名的女密宗大师。自此之后，以他的另一位王妃卓萨绛曲杰为首的 100 多名吐蕃上层贵族妇女削发为尼，以桑耶寺为道场，形成了吐蕃最早的比丘尼僧团组织。可以说在"前弘期"，吐蕃上层贵族妇女通过建造佛殿、出家为尼、收徒传法等一系列方式，推动了佛教在吐蕃的传播和发展。但是，随着朗达玛的灭佛运动与吐蕃王朝的瓦解，吐蕃尼僧在青藏高原慢慢衰落。"后弘期"开始以后，整个社会逐渐稳定，社会经济逐步得到发展，各教派纷纷复苏兴起，出家女性及其

---

① 才让：《藏传佛教信仰与民俗》，1 页，上海，上海古籍出版社，2017。

② 胡国兴：《甘肃宗教》，146 页，兰州，甘肃人民出版社，1989。

第一章　健康保健的社会环境

教团组织亦随着各宗派的兴起而迅速发展。虽然历经了无数曲折坎坷，但是出家女性却凭借着顽强的毅力和特有的传承方式在雪域高原生根发芽，蓬勃发展起来。她们广布青藏高原，传播各自教派的教义，践行佛教对于自己的种种戒律，形成了具有特色的出家女性文化。时至今日，女性出家者仍在传播和传承宗教文化的过程中发挥着作用。甘南州的尼姑寺有 3 座，其中 Q 寺位于合作市那吾镇境内，这便是笔者的田野调查点。

2016 年 8 月，我带着"初生牛犊不怕虎"的冲动再一次踏上这片熟悉而陌生的净土。作为一个打算长时间居住在尼姑寺的"汉女"，我必须首先征得寺主华智仓的许可后方能进入。其实在来合作之前，我已经在电话中与才让叔叔沟通了我的想法。他是寺主的好友，我们课题组第一次去 Q 寺做调研时，就是他的妻子格日草婶婶带我们去的。但这次不同于上次的短期调研，需要长期居住在寺院。才让叔叔给我的答复是先带我去见寺主，但是他不确定寺主是否同意我可以入寺生活，因为在这个寺院，"汉女"入寺生活的情况是从来没有发生过的。在我来合作的第三天，才让叔叔带我去了华智仓活佛家，一处坐落于市区的大宅院。这是我第一次见到华智仓，他端坐在院子中央，和善中透着威仪。当我怀着忐忑的心情与他说明来意后，他与我们进行了简单交流，临出门前赠给了我一本有关介绍寺院历史的书籍。我明白这意味着顺利过关，可以入住寺院。

自从 8 月 1 日来到合作后，我一直住在才让叔叔家。叔叔的母亲梅花奶奶今年 80 岁，与这座寺院的上一世康卓玛（mkhav vgro ma，空行母），即现任寺主华智仓的母亲昔日都是 Q 寺的出家女性，也都在 1958 年宗教民主改革时被遣送回家。8 月 5 日早晨，正式开启了我在寺院的修行之旅。早上梅花奶奶眼含泪花地送我出门，我带着大包小包的行李，在才让叔叔和格日草婶婶的陪同下来到寺院。我们先去拜见寺院的住持赤巴（khri pa）图丹香曲坚赞①。才让叔叔表达了我们的来意，虽然之前寺主华智仓已通过电话交代了我要借住寺院的事情，但是为了表示尊重，才让叔叔还是很认真地又说了一遍。我从住持的神情上判断他是应允了这件事。他知道我来这里长住是做研究，故希望把我安排在知识渊博的年长者那里，以便于请教学习。

过了一会儿，从门外走进来一位面相和蔼的中年出家女性。看到她的一瞬间，我突然想起她是我第一次来寺院时访谈过的对象，也许这就是佛家讲的缘分。后来我才知道她就是寺院的僧官——格贵（dge skos，负责和维持寺院清规戒律的僧官），也是全寺目前修为最高的女性——仁增卓玛②。她当时50岁，四川省若尔盖县人，17岁在本寺出家为尼。在之后同吃同住的一年中，她无微不至地照顾我，在学习和生活上给予我很多帮助，真的成了别人口中"汉女的阿尼"③，从此我也在寺院多了一个称呼——"仁增卓玛的汉女"。

随后，我们跟着仁增卓玛去了她的尼舍，这成了日后我在寺院的家。待所有送行的人离开后，屋里仅剩下了我和仁增卓玛。午饭时我和她一边吃着糌粑，一边用我仅会的一点儿藏语和她仅会的一点儿汉语，配合着肢体语言尽量交流着，以缓解彼此的尴尬与不适应。同时自己的内心却如同打翻了五味瓶，伤感、开心、紧张、害怕、憧憬等各种情绪交织在一起，不断涌上心头。

"万事开头难"，进入田野的前几天，由于环境陌生、人员不熟，加之语言沟通障碍，我难免心生烦闷，对于研究前途一片迷茫，就连寺院的狗冲我狂吠不止的小事都会被当时神经敏感的我无限放大而暗自流泪，感觉自己被置于孤立无援的境地。就在我"走投无路"之际，突然发生的一件小事改变了我的想法，也让我迅速融入了她们的

---

① 图丹香曲坚赞，青海省化隆县人，Q寺住持，本书访谈资料中简称为阿克图丹。阿克是当地对出家男性的口语称谓。

② 为保护田野调查点被访者隐私，书中被访者的法名皆为化名，并对访谈内容进行了缩略编辑，特此说明。

③ 当地对出家女性的口语称谓。

生活。正如格尔茨在爪哇岛一筹莫展时，一次偶然斗鸡事件中的共命运使他迅速融入当地社会，正式开启了作者关于巴厘岛斗鸡的研究。

一天中午，仁增卓玛去山里修行，尼舍里只留下我一个人。我泡好方便面，准备出门倒完垃圾回来吃午饭。在倒垃圾的路上偶遇东尼卓玛，询问我有没有发霉的馍馍，她要喂茅厕粪坑中的母猪。虽然之前我很嫌弃这只住在粪坑中脏兮兮的母猪，但是碍于情面，我转身回到尼舍取了馍馍交与她，并陪着她来到粪坑旁边。走近一看，原来是母猪把小猪仔产在了粪坑，小猪仔上不来，母猪只有在粪坑里喂食小猪。喂完猪，我扶着东尼卓玛返回她的尼舍，她拿出屋里最好的东西招呼我——一杯过期半年的雪顿酸奶。看着她慈祥、期盼的眼神，我一口气喝完，并学着她的样子把奶杯舔得干干净净，但是心里却涌上一阵酸楚。回到屋里，望着已经放凉的方便面，按以往我肯定会把它倒了，但置身于寺院，一想到她们贫苦的生活，我拿起筷子狼吞虎咽地吃完了那碗面。

吃完泡面，闲来无事，我准备去厕所看看母猪。但是，当我出门后，却被眼前的一幕惊呆了，寺院的几位年轻出家女性不嫌恶臭，正合力用麻绳、铁锹等工具打捞母猪与猪仔。等我赶到跟前时，小猪仔已经被捞了上来，但是母猪因为体重太大，她们几番努力过后还是没有成功。虽然这时的她们，从脸上到身上溅得到处都是粪便，但是丝毫没有放弃的意思，甚至其中几位为了用麻绳捆住粪坑中的母猪，将胳臂伸进臭气熏天的粪池。我及时加入她们救援母猪的队伍，在大家的通力协作下，母猪终于被拉了上来，躺在草地上尽情沐浴阳光。虽然这时的她们又累又脏，但是脸上却洋溢着舒心、灿烂的笑容。

从 2016 年 8 月开始到 2017 年 8 月结束，我的大部分时间都是在 Q 寺度过的。与她们同吃同住的岁月里，看着她们游走于神俗之间，她们也会被贫穷、疾病、健康等一系列问题困扰。笔者努力从"当地人的观点"出发，去了解她们对于疾病的认知、治疗的途径，以及在低水平的收入现状下维系自身健康的方式。同时，她们在贫困生活下展现出的善良、乐观、执著总会不经意间震撼到我，使我更愿意将她们的故事写出来。

二、生活环境概述

Q 寺位于合作市那吾镇境内，因寺院的主要出家人为女性，故该寺俗称为尼姑寺。那吾镇是合作市规模最大的半农半牧乡镇，属典型的城乡结合地区，离合作市的距离并不远，大约 10 公里的路程。从合作市向东进绍玛沟，走到沟的尽头便是山，顺着山路一直爬到半坡，便可见到寺院。它的整体环境十分符合寺院选址的传统，即大都选在安静幽雅的山坡或依山的丛林之中，依山就势，高低错落。寺院坐落于半山腰一块开阔的山谷平地之中，夹于南北两山之间，北侧山体高大，半山有闭关洞，山顶有经幡。南侧较为低矮，山坡上是郁郁葱葱的树林，以松树为主，整座寺院有被山体围护的趋势。"寺院占地面积约 6000 平方米，有经堂、白塔、囊钦、印经房各 1 座，僧舍 54 院。"① 2017 年持有僧人证人员 80 人，其中男性 5 人，女性 75 人。②

寺院下方的山脚处是绍玛沟中名为拉咱和设不代的两个自然村落。由于当地僧众不能直接从事农业生产活动，他们日常生活所需来自群众供养，所以，通常寺院不会完全藏于深山，而会选择靠近民居聚落的位置，Q 寺也是如此。作为尼寺，虽然没有固定的村落进行供养，但也会选择靠近村落的位置，便于信众朝拜、布施等。

大经堂是寺院建筑群的主体，整个建筑雕梁画栋、金碧辉煌，屋顶之上布以金幢、金鹿、宝塔、布幡等装饰，宏伟壮观，具有鲜明的民族特色和宗教特色。它坐北朝南，外有一圈白底红饰的围墙，东、南、西三侧围墙上各开一门，南侧大门平日紧锁，僧尼都是从东西两侧门进出。进入院子，正中是空地，空地上有一座香炉。北面是经堂，东西两侧各是一排 L 型的平房，东面的平房是经堂厨房和聂巴（gnyer

---

① 甘南州委统战部编：《甘南州藏传佛教寺院概况》（内部资料），45 页。无编写日期。

② 此数据来自于驻寺干部杨某的口述，她自述此数据也是自己 2017 年报给上级政府部门的官方数字。

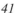

第一章　健康保健的社会环境

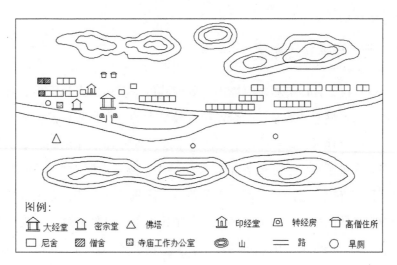

图例：

🏛 大经堂　　🏠 密宗堂　　△ 佛塔　　　🏛 印经堂　　◈ 转经房　　🏠 高僧住所

□ 尼舍　　🔲 僧舍　　🔲 寺庙工作办公室　　◎ 山　　━ 路　　○ 旱厕

图1-1　Q寺平面示意图（笔者绘制）

pa，负责开关经堂大门、料理日常供品事务的出家人）住处，南面的平房是集体修习的场所，西面的平房是平日做朵玛（gtor ma，青稞面制成的供奉食子）、酥油花的工作间，紧挨工作间的是煨桑台。平日没有重大法事活动的时候，除了聂巴和几位在经堂帮忙的年轻女性外，偶见朝拜的信众。到了法会的日子，整个大经堂顿时热闹非凡，有在厨房做饭的佳玛（ja ma，厨师），有在经堂念经的僧尼，有在殿外听经的信众，还有不时忙进忙出打下手的年轻出家者。

　　Q寺寺主的住处——囊钦（nang chen，高僧住所）位于大经堂二楼，象征着居住者的地位。大经堂的南面是两个转经堂，每个经堂内各有一座大型的经筒。更远处的对面山坡上是一座白塔。大经堂的北面地势略高处分别是康卓玛和赤巴的住所，外墙都为白色，大门口的木雕纹路精美，其中靠东的住所外墙檐部还有绛红色和黄色的横带作为装饰。两处住所无论是地理位置还是外部装饰都象征着居住者的地位，并与经堂周围的僧（尼）舍高矮呼应，显得错落有致，丰富了聚落空间界面。经堂西面主要是出家男性的僧舍，零星分布着几位出家女性的尼舍。东面全部是出家女性的尼舍，呈条状分布，总共59院。出家越早的女性，其尼舍越靠近经堂；出家越迟的女性，其尼舍的位置越偏远。从远处眺望鳞次栉比，高低错落，犹如一座美丽的山城。

Q寺每年举行的法事仪轨纷繁多彩，有供养本尊、护法，为了祈福、禳灾、保众生平安的法事；有祭祀供养上师等，为了报谢、感恩、护佑和赐教的法事；有祭祀供养圣贤人物，为了崇拜、恩赐智慧的法事等。除了按月举行的法事活动之外，寺院规定每月的农历七日、十日、十六日和二十五日举行法事仪轨。这四日的法事一般在清晨进行，僧尼黎明时分就要赶往大经堂，在赤巴与翁则（dbu mdzad，掌管寺院大经堂内的诵经功课和宗教仪轨的僧官）的带领下共同诵经供赞。每位出家女性都能够在集体的法事活动中感受到她们有着共同的信念，可以借助这个信念团结起来。

目前，寺院管理委员会是Q寺这个僧团组织的最高领导机构，也是纳入政府管理体制的自治机构。它由正、副主任和成员等组成，是寺院主要事务的负责者。现任寺管会主任是图丹香曲坚赞，副主任是桑吉卓玛，其余成员有尕藏加措、仁正卓玛以及尕藏曲珍，共计5位僧尼组成。同时，按照寺院的传统惯例设置以下各种僧职：诸如贡德（dgon bdag）、赤巴、翁则、郭聂（dkon gnyer）、格贵、聂巴、佳玛。除寺主、赤巴、翁则、郭聂为男性外，其余僧职均由女性担任。

贡德，即寺主，是寺院的最高主持人和总领导人，也是该寺院所有一切事务的主要决策者。Q寺的寺主主要由当地历世华智仓担任，现为四世华智仓，法名图丹尼西嘉措，平时并不住在寺院。

赤巴是掌管全寺一切宗教活动或事务的负责人。这一僧职必须由具备渊博的佛学知识、德高望重的高僧担任。现任赤巴为四世华智仓的经师图丹香曲坚赞。

翁则是掌管寺院大经堂内的诵经功课和宗教仪轨的僧官称谓。现任翁则由年仅17岁的罗卜藏旦增担任，合作人。

郭聂是掌管寺院财物的僧官称谓，在寺院充当大管家的角色，主要负责管理全寺的财物及后勤工作。现任郭聂是尕藏加措，39岁，甘肃碌曲人，1984年在该寺出家为僧。

格贵，主要负责维持寺院的各种清规戒律、法规制度等事务，又称为纠察僧官。历史上，各大寺院的纠察僧官巡视僧纪时，常常随身携带铁杖，故有"铁棒喇嘛"的俗称。在 Q 寺，格贵的职责主要有四个方面。一是日常批假。每位出家女性一年中有一个月的假期，不能无故离开寺院。无论是有事还是有病，都必须提前向格贵请假，格贵允许后方能离开寺院。二是管理法会纪律。大经堂集体念经时，如果有人打瞌睡、交头接耳、不安心念经，格贵必须制止，有时还要予以一定的处罚等。三是记录信众为祈福禳灾所念的经文名称。我在仁增卓玛的尼舍借住的时候，经常会看到信众来屋里找她。她端坐在炕上，他们恭恭敬敬地站在旁边，并告知家里遇到什么事情，需要念什么经。仁增卓玛会把他们需要念的经文名连同他们的名字写在小纸条上，法会的时候带给翁则，然后全体僧尼会在翁则的带领下念诵需要的经文，以此为这些人祈福。同时，格贵会把这部分布施放到经堂的功德箱里，作为寺院的日常支出。四是分发娘乃（smyung gnas）① 的布施。按照寺院规定，除了患病严重的出家女性之外，其余人都必须做娘乃。只要有信众来寺院要求她们做娘乃，格贵就必须根据娘乃的人数要求，把任务公平摊派下去。同时，作为格贵，要尽量化零为整，最大限度将娘乃的收入平均分发给大家。

在 Q 寺，格贵的任期为一年，一个人最多任三次。由寺中资历较深的年长女性担任。其在卸任时，必须给寺院全体僧尼供饭。现任格贵仁增卓玛已经是第二次担任此职，本来今年 9 月份任期已满，但是住持执意让她连任一届。而仁增卓玛并不是很愿意继续连任，因为在她看来，担任格贵不仅会耽误自己日常的学经与修行，而且是一件吃力不讨好的苦差事。

聂巴主要负责开关经堂大门，料理每日的净水、酥油灯、香火等日常供品事务。在 Q 寺，聂巴的任期为一年，依次轮流，每次由两名女性担任。在任期间必须住在经堂。现任聂巴为益西卓玛和次仁卓玛。

益西卓玛今年 52 岁，甘南州碌曲县西仓乡人，39 岁在本寺出家

---

① 闭斋，佛教徒通过禁食、禁语、默念经文的方式来积累功德。

为尼。她的汉语水平很好，这在寺院的女性中并不多见。所以平日里除了待在仁增卓玛的尼舍，我去得最多的地方就是益西卓玛那里。她空闲的时候经常会给我做好吃的，所以在她忙的时候我也会去帮忙。

　　聂巴是一年一换，刚开始知道自己要干聂巴的活，觉得自己多病，身体不好，着凉了就会疼，当不了这个聂巴，打算和阿克（图丹）说一下。后面想着算了，自己还没干就去和阿克（图丹）说不干了，怕阿克（图丹）会生气，就这么好好干吧，反正轮到自己了，三宝也会保佑我，就这样干吧。刚开始干的时候觉得很难，很累，也很不习惯。每天供水结束后，因为提了水壶，自己肝胆都疼，手也酸。这份工作真的很不容易，尤其是天冷供水的时候，去换水时，因为经堂太冷，供水都会冻住，必须用手或脖子捂一下才能将冰倒出。手不能湿着去碰这些铜质的供杯，否则手会被粘住，连皮都会拔下来。除了供水的差事辛苦，自己不穿鞋走在冰冷的地板上，对身体不好，我的肝、胆和腰都会疼。另一个聂巴也天天抱怨着，说阿克（图丹）个子那么高，就不考虑阿尼的身高，灯也那么高，台子也那么高。现在她已经习惯，不说累了。我也习惯了，不像以前那么慢了，手底下变快了，感觉没那么辛苦。自己想着每打扫一次经堂都是一件功德，自己好好供水的话对自己的病也有好处。习惯后感觉挺好的，现在屋顶弄好了，草也拔完了，除了法会之外，就是日常供水，不觉得累也不觉得难了。

　　（农历）二月十一日上任聂巴后，一直到 4 月初，每天早上吃完饭都要去经堂的屋顶干活。用卡多（mkhar tho，木制的劳动工具）把屋顶的松土夯实，再用木制的类似辊子的多热（rdo ril，石制的劳动工具）在屋顶拉来拉去，加固房顶。因为我的右手不能太用力，用力多了肝胆就会疼，所以只能拉多热，用卡多夯实松土的活就得由另一个聂巴完成。

这边因为天气寒冷，从入冬到春天一直都会下雪，只要下雪天，就要去屋顶把雪扫到院子里，然后铲在背篓里，背到经堂外面的草坡上倒掉。到春天了屋顶上还会长草，还需要拔草。

平时早上8点要去开经堂的门，然后给佛上3炷香，回房子架火吃饭。下午3点要去经堂供水，需要把昨天的供水换成新的。第一个程序是把旧的供水撤掉。经堂左右侧的供杯各是4组，每组7个，共56个，中间的供杯是9组共63个，总共119个。这119个供杯中的供水可以倒3大铁皮桶，再将3个铁皮桶中的供水提到经堂外面的草坡上倒掉。最后用干净的毛巾将所有供桌擦干净。第二个程序是按顺时针的方向擦拭之前叠放的空供杯。先在最上面叠着的空供杯中倒入少量开水，再将开水倒入第二个杯，用干毛巾旋转擦拭第一个供杯，然后把擦干的第一个放在旁边。再将第二个杯中的热水倒入第三个杯中，继续用干毛巾擦拭第二个供杯。以此类推，一组7个擦拭干净后，将最后一个供杯中的热水倒入旁边的小塑料桶中，直到17组供杯全部擦拭完毕。第三个程序是供水。先将之前擦拭干净的全部供杯按原有顺序摆放，杯与杯之间的距离为一粒青稞的大小，既不能太近也不能太远。然后将新盛来的水倒入水壶中，在水壶中混入一种用来清除污秽的药剂粉末桑周（bzang drug），再将混有药粉的供水依次少量倒入一组的7个供杯中。第四个程序是打扫卫生。先要把经堂中阿尼念经时用的四列桌子擦干净，再用拖把将经堂的地板擦干净。这些工作在两个聂巴的相互配合下，差不多需要两个小时。

有法会的时候要5点起来开门，因为6点半开始法会。法会结束后才开始供水，一般是从晚上6点到8点。有法会的时候会更忙一些，除了日常的供水外，提前一天要做酥油灯，结束后还要将用过的酥油灯中的灯芯拔掉，用餐巾纸把灯的里外擦拭干净，再放入箱子中。每次法会最少要做50个酥油灯，最多是100个，当然偶尔也会是500个或者1000个，这要看供饭的人拿的酥油量的多少。平时做50到100盏酥油灯差不多需要4个小时。

佳玛，即厨师，在寺院分两种，一种是经堂的厨师，负责该寺法事法会期间为全寺僧尼烧茶、做饭的事务。每逢法事活动，依次轮流由两名女性担任。她们要比其他人早起两三个小时，凌晨3点就要去为该寺所有人准备早饭。还有一种是住持住所的厨师，负责给住持、管家、住在屋里的僧侣以及米屋里的客人做饭。旺秀卓玛是一名佳玛，今年26岁。

寺院是进行宗教活动的外在实体空间，但是在此空间内必须有一套完整的管理体制，以保证宗教活动的有序进行，其中的核心便是僧职机构，它是维系寺院、僧团秩序及开展各类宗教活动的重要保障。Q寺通过建立自己的组织制度和专职执行人员机构，把人员有序地组织起来，纳入统一规范的信仰体制之下，使她们可以有组织地从事宗教活动。

三、生存状态变迁

Q寺始建于1766年①，但是原建筑在20世纪五六十年代后已无存。到20世纪80年代，寺院恢复重建。重新修葺的Q寺占地面积不大，规模也小。尕藏卓玛、次正卓玛以及她的妹妹拉松卓玛是目前寺院年龄最大、资格最老的3位出家女性。1949年前，她们已在此出家为尼，1958年前后一直在寺院周围云游修行，直至20世纪80年代返回寺院继续修行。她们的一生见证了这座寺院从兴盛到衰败再到兴盛的历史沧桑。尕藏卓玛75岁，来自甘南州卓尼县，她给笔者讲述了曾

---

① 参见何建平：《甘肃史话丛书·合作史话》，41页，兰州，甘肃文化出版社，2009。

第一章　健康保健的社会环境

47

经发生在这里的故事。①

我 13 岁就出家了，老家是卓尼的。我刚来这个寺院的时候，阿尼们的房子就在我现在这个房子上方的山上。那时候的房子都是用石头和泥巴建起来的，泥巴和石头要从山下背上来，都是阿尼们互相帮忙，今天盖你的房子，明天盖我的房子。那时候有 200 个阿尼，三十几个阿克，法会不是像现在这样阿克和阿尼一起念的，而是阿克们有他们的经堂，我们也有我们的经堂。我们这边没有囊钦和印经院，只有阿克们那边有。除了 4 个老阿尼的房子是在阿克那边，其余的阿尼都是在这边住。我们这边除了有三个房子里住的是两个人，其余的都是自己一个人住，不过就是房子很小。

到了（20 世纪）六七十年代，所有小的寺院都关闭了。这次我们没有回家，都是各自在附近山上云游修行。

记得在我 46 岁的时候，寺院重新开放。刚回到寺院的时候什么也没有，连之前盖了经堂的石头都被周围的村民拉走了，只剩下个小小的房子，我们就勉强挤在一起。当时有 10 多个人，其中有 5 个阿克，剩下的都是阿尼。我当时是寺院的管家，等阿克金巴 84 岁圆寂后，阿克图丹接替了这个位置，我用了两天的时间把寺院的杂事交接给阿克图丹。那时候我已经 60 岁了，就去其他地方云游修行了。

格贵仁增卓玛是在 20 世纪 80 年代宗教信仰自由恢复后来寺院出家的，也是除上文提及的三位老者之外的寺院中资历较深的出家女性。在寺院要成为一名格贵，最基本的条件就是资历深与学识高。她清晰地记着寺院当时破败的面貌与大家贫困的生活。②

---

① 时间：2017 年 3 月 25 日；地点：Q 寺；口述者：尕藏卓玛（75 岁，甘肃省卓尼县人）。

② 时间：2017 年 3 月 3 日；地点：Q 寺；口述者：仁增卓玛（50 岁，四川省若尔盖县人）。

我爸和我大姐的公公一起送我来的。那时候寺院只有12个人，其中有4个阿克、8个阿尼。有阿克金巴、阿克图丹、阿尼次正和阿尼拉松两姐妹、阿尼尕藏卓玛、阿尼堪珠卓玛，还有几个阿尼现在早都去世了。当时只有阿克金巴有囊钦，我们都是在囊钦念经的。除了囊钦之外还有七座房子，特别小，都是用土做的房子。我在囊钦住了20多天，然后就到了我的阿尼那里，她是青海人。我在她那里住了两年，她就过世了。我还记得那个房子特别小，柱子细细的，柱子底下都腐烂了，房顶上糊着黄色的报纸，但还会不停地掉土，还会有老鼠跑来跑去。有时候坐着坐着，房顶的报纸上会突然掉下来一大堆土，感觉整个房子就快塌了的那种。

刚来的时候没有经堂，囊钦也是几根柱子立起来的那种简陋的房子，念经的时候就去囊钦。经堂的位置只有墙，白天要盖房子、印经，阿克们砌墙，阿尼们帮着和泥、挑水。早上天不亮就起床，吃完饭就去囊钦帮忙，晚上才有时间学经。那时候寺院年轻的阿尼只有两个，剩下的都是老阿尼。自己年轻，是干活的主力，所以特别担心自己睡过头。有一次晚上听见一个老阿尼念经，以为自己睡过头了，起床一看才半夜两点多。

那时候生活很艰苦，没有自来水，要去很远的泉边背水。泉特别小，用水瓢舀水要懂得技术，慢慢地舀，每次只能舀一碗水，必须得有耐心，舀得太快，水就浑了，还得等清了再继续舀。电也没有，架火的牛粪和柴火都买不起。周围牧民的牛是很少的，好不容易来了头牛，大家都盯着牛屁股，等拉下来牛粪赶快取走晒干。近处的牛少，还得翻山越岭地去捡牛粪。那时候我年龄小，经常把牛尾巴揪起来看有没有牛粪，牛半天拉不下来，我就用石头打牛屁股，牛因为害怕就会挤下来一点儿。那时候每顿饭都吃不饱，从家里面就拿来一点点儿青稞面，还得省着吃。酥油不像现在时时都有，那时候是稀罕物，一般吃不到的。要是联系不上家里，就直接断粮了。面要买，油也要买，大家都是这样，我没有的时候你借我一点儿，我有了再还你。用的煤油灯是自己做的，有玻璃瓶的时候，就用棉花捻成灯芯，倒一点点儿汽油，没有玻璃瓶的时候就用自己的碗。

党的十一届三中全会之后，随着改革开放的进一步落实，国家经济形势日渐好转，政治稳定，社会和谐，民族团结。在这样的时代背景下，Q寺重新开放，寺院僧尼陆续回到寺院，开展正常的宗教活动。面对百废待兴的寺院，她们不仅要学习该教派的教义思想，研读经文，并不断进行宗教修行，而且要靠自己的双手辛勤劳动，修建经堂、印经院、尼舍等，用以开展法事活动和做日常生活的场所。无论是寺院关闭后极端贫困的生活还是寺院重新开放后辛苦劳作的生活，也许在她们看来都已成往事，是其在出家之路上必然经历的坎坷与艰辛。然而，正是这段已成往事的经历却给她们的身体健康状况埋下了隐患。虽然现在寺院的生活水平普遍得到提高，但是长期低劣的居住饮食条件与高强度的体力劳动还是对她们的身体造成了不同程度的损害。

第三节　健康保健的个人条件

一、选择与适应

女性出家不仅开启了她们的修行之路，还是女性社会生活变革的开始。在一系列因素的共同作用下，推动了女性走上皈依佛门的出家之路。

1. 社会人文因素

佛教从公元7世纪开始正式传入西藏地区，在与当地历史文化不断融合的过程中，逐渐形成了具有本土文化特征的藏传佛教。作为一种蕴含了价值观念的知识体系，它不仅影响了传统社会个体的社会性发展和社会化形式，还在相当程度上建构了个体的心理特征。

（1）出家情结的影响。僧侣这个群体从一开始在吐蕃社会就具有特殊的地位，这与早期僧侣出自贵族群体关系。无论是首批出家的"七觉士"[①]，还是最早的出家女性——王妃卡钦萨措杰以及后续以王妃卓萨绛曲杰为首的三十多名出家女性，皆出自吐蕃王室的贵族。13世纪政教合一体制形成之后，僧侣群体的地位更是得到进一步提高。而且，在当时出家为僧是实现跨越社会阶层的一条重要途径。普通农牧民尤其是经济条件低下的家庭送子出家为僧，经过学习获取相应学位后，就可成为寺院中有地位的僧侣，从此受到社会的尊重。这种推崇态度对于出家行为起着一种推动作用，使得不少信教群众将出家视为人生的一种选择。

琪增卓玛来自甘南州合作市尕娘乡，为了满足母亲希望子女出家的愿望，16岁时她就被送到寺院。[②]

> 妈妈说当阿尼好，对自己好，对家里人也好，是很荣耀的事情。在我们那里，家里出的阿克、阿尼越多，福气越大，是很光荣的。我当时也不知道出家好不好，自己没有什么想法，就是听了妈妈的话出家的。

在这样的文化背景与传统观念影响下，有些信教群众会对出家持有积极乐观的态度，只要自愿出家，家人一般都会表示支持；或者父母愿意，子女一般也会同意出家。对于当地很多女性而言，滞后的文化教育观念与男尊女卑的社会传统，更使得她们缺少通过知识改变命运，实现阶层跨越的机会。出家曾是她们唯一的，也是最好的选择。

（2）家庭宗教氛围的熏陶。家庭是社会的基本细胞，是人生的第

---

① 参见王尧：《走近藏传佛教》，23页，北京，中华书局，2013。

② 时间：2017年8月17日；地点：Q寺；口述者：琪增卓玛（34岁，甘肃省合作市人）。

一所学校。一个人一出生首先接触到的就是家庭教育,父母是家庭教育的第一责任人,在个人的身心发展过程中,不同时期有不同发展内容,但家庭教育始终在个人的成长中占据重要地位。曲君卓玛是甘南州卓尼县车巴沟人,18岁出家,家庭浓郁的宗教氛围潜移默化地影响着她的人生选择。[①]

> 我小时候就想当阿尼,到这里的时候18岁。小时候家里就灌输过不能干坏事、不能害别人的思想,不能对别人使坏,要多做善事。做了坏事,人死了以后不太好。小时候经常跟着家里人念嘛呢、转果拉,受这个影响,觉得世俗生活没什么意义,一定要当阿尼。

贡曲卓玛是寺院前一任格贵。她从小与已出家的姨姥姥生活在一起,受到宗教的价值观念与知识体系的影响,19岁来寺院出家为尼。[②]

> 因为我从小跟着老阿尼,她经常给我讲当阿尼好,我也觉得当阿尼好,从小就特别想当阿尼,长大些后看到哥哥、弟弟操持家业特别辛苦,更觉得出家好,特别高兴自己能当成阿尼。

在当地,不少信众家中设有佛堂、佛龛,每日都要进行煨桑烧香、供水供灯、念经礼佛的活动;遇有特殊的日子还会去寺院拜佛、转果拉。这些活动会潜移默化地影响着她们。

(3)社会生存压力的催化。在当地社会中,妇女是家庭生产和家务劳动的主要承担者,一个成年女子往往是家中的主要劳动力。不管

---

① 时间:2017年3月30日;地点:Q寺;口述者:曲君卓玛(28岁,甘肃省卓尼县人)。

② 时间:2017年3月11日;地点:Q寺;口述者:贡曲卓玛(39岁,四川省若尔盖县人)。

是农区还是牧区，女性从小就要帮着家里干家务，结婚之后除了照顾家庭成员之外，还要承担各种繁重的家务劳动。在男尊女卑的社会传统之下，女性在男性主导的社会中只能处于弱势，依附于男性而生存。对于农牧区的女性而言，出家为尼既可以免于繁重的家务劳动，又可以获得较高的社会地位。益西卓玛谈起出家前在牧场劳作的辛苦时直摇头，仿佛那是一段再也不愿提及的回忆。①

夏季早上 3 点起床，然后给二十多头牛挤奶，挤完奶 5 点就放牛上山。先把大牛赶上山，再把小牛赶上山，如果一起放的话，小牛会吃母牛的奶，就挤不了多少奶了，这样一上一下都得一个小时。因为活儿多，下山时都得跑着下来。小牛放上山后就开始捡牛粪，要捡 3 个背篓，捡一背篓背下山，再上山捡第二背篓，三背篓捡完了，就要把这些湿的牛粪弄碎，要不就会粘在一起，同时还要把快晾干的牛粪翻过来。然后把手洗干净，点柴火热牛奶，把热了的牛奶倒进机器做成酥油和曲拉（phyur ba，用牛奶制成的乳酪），热牛奶的时候还得把昨天做好的曲拉晒了。这些做完大概就 11 点，没有时间吃饭，饿了吃点儿糌粑喝个茶。从上午 11 点到中午 1 点之间就是干家务的时间。1 点把小牛赶回来拴了，再把大牛赶回来拴了，然后又是挤奶，差不多到下午 5 点挤完。不是一次挤完，先挤一会儿，让小牛再吃一会儿，然后再挤一会儿，奶多的牛要挤 3 次。5 点以后再把牛赶回山上。之后把刚挤的奶在火上加热，倒进机器分成酥油和曲拉。突然下雨的时候还得把牛粪都堆在一起，用袋子盖上。如果这期间有空闲时间就吃点儿东西，干完这些就晚上 7 点了。然后又把牛赶回来，再挤奶，晚上挤的牛奶可以留到明天早上，和明天早上挤的牛奶一起再加热做成酥油和曲拉。弄完这些再

① 时间：2017 年 5 月 26 日；地点：Q 寺；口述者：益西卓玛（52 岁，甘肃省碌曲县人）。

做顿晚饭，吃晚饭的时候快 11 点，等收拾完睡觉的时候就已经半夜 12 点了。

从早到晚、年复一年的辛勤劳作是广大农牧区女性的真实生活写照。在游牧生活中，妇女既要放牧，还要做酥油和乳酪，同时做饭、烧茶、照料孩子也是她们的事。在农耕生活中，妇女除做同样的事情之外，另有种地、拾柴、取水、造墙等工作需要完成。尼周卓玛来自四川省若尔盖县，她出家的缘起虽然是来自父母，但是真正导致她走上这条路的主要原因是繁重的家务劳动。①

> 我家里只有一个弟弟，长大要当家不能当阿克，我父母就打算把三个女儿里面的一个送去当阿尼。家里人说当时姐姐和妹妹都没有说要去当阿尼，只有我说了要当，说我从小就想当阿尼。后来姐姐嫁出去了，家里面没有人干活，我在家里干活干到 19 岁才出家。我不知道也不记得我小时候说过这话，长大以后也没有不想当阿尼的想法，觉得当阿尼也挺好的。因为我爸爸病了，弟弟妹妹都在上学，家里的活儿只有我和妈妈干。要是当了阿尼就不用干活，受这种苦了。不管小时候有没有说过当阿尼的话，但是长大后心里想着当阿尼好，不用再干这么重的活，就当了阿尼。我们家是林区的，虽然不用放牧，但是要砍树，那时候政府还没有禁止砍树。每次家里的大人用斧头把那么大、那么粗的树砍成一截一截的，就让我背回家，当时觉得干这个特别苦。

在这种繁重家务劳动的压力下，很容易萌生厌世的情绪。如果再有身体疾病、感情受挫、婚姻变故等因素的刺激，出家便很可能成为

---

① 时间：2017 年 3 月 12 日；地点：Q 寺；口述者：尼周卓玛（29 岁，四川省若尔盖县人）。

定局。益西卓玛 37 岁时，丈夫突然去世，自己没有生过孩子，又与婆家关系不好，就更不想继续在婆家干活，于是寺院成为她最好的归宿。①

> 我是 22 岁嫁的人，37 岁时，我男人去世了，没有生过孩子，女儿是抱养的，6 个月抱来的，我男人去世的时候，她 7 岁了。他是隔壁村子的，我们一个大队，比我大几岁，对我特别好，从不打我，人也特别能干。他没了，我 37 岁嫁人也成呢，但心里觉得不好。那时候也不想在家里住着，一是干活太辛苦，牧场的女人从早到晚都在干活，就没有休息的时候。二是婆媳关系不好，矛盾也多。婆婆嘴毒，喜欢各种说闲话，挑三拣四的。我公公是上门女婿，所以婆婆不知道当媳妇的苦，自己有优越感，喜欢高高在上。我整天和老人斗嘴也不是办法，就一直忍着，忍不住的时候偶尔会发一次脾气，她能安静一两个月。我婆婆喜欢把新的、好的都留给自己，虽然我心里不舒服，但他们是老人，就忍着。后来我男人没了，家里不想待，活儿也不想干，回去再嫁人还得伺候男人，放牛，干家务，太辛苦了，就想着出家好。

出家为尼，除了可以摆脱日常生产和家庭重任，更重要的是换来普通女性难以获得的社会尊重，获得较高的社会地位。笔者与益西卓玛去她父母家时，看到她总是坐在最上面的位置，其次才是父母，再次是哥哥或弟弟，最后是嫂子、弟媳和家里的儿童。她只需要坐在那里，所有端茶倒水的杂事都由嫂子、弟媳和侄女们完成。

出家为尼是当地不少女性摆脱现有生活方式、改变人生轨迹的便捷方式。当然，上学也是改变生活的另一种途径。现今，随着民族地区社会经济发展，农牧民送子女上学的积极性普遍提高，大多数父母

---

① 时间：2017 年 5 月 26 日；地点：Q 寺；口述者：益西卓玛（52 岁，甘肃省碌曲县人）。

希望子女通过教育改变命运，从而彻底摆脱祖辈的生存环境。但是由于地域环境和经济发展状况的制约，当地教育质量和水平有待提升，而教育发展的不均衡又会导致农牧区学生在日趋激烈的人才竞争中处于相对劣势，很多人初中或高中毕业后只能回家放牧、务农或外出打工。对于那些从小希望通过上学改变命运的女性而言，又不甘于面对现实，重复祖辈的生计方式。于是，在理想和现实冲突的情况下，出家为她们提供了一种解脱的方式。

曲央华姆是甘南州碌曲县人，她复读一年仍然没有考上大学，又不愿意回家放牧，只好在高考落榜后出家为尼，这成为她改变生活的唯一出路。这种选择可以帮助她摆脱生产与家务双重负担，解决好理想与现实的矛盾，实现"人生利益最大化"。

2. 个人主观因素

出家情结、家庭宗教氛围、社会生存压力等外部因素的影响，构成了女性出家的大环境，对个人的价值取向产生着诱导作用。然而，个人的成长经历不同，出家的主观原因也不尽相同，既有来自个人或家庭的因素，也有来自生理或心理的因素。

（1）自身主观向往。宗教信仰意味着两个含义，"不仅相信存在着神灵，而且对它也抱有希望或信赖。因此，宗教不单是一种对世界的解释。而且也是一种希望"①。佛教的价值取向对她们的社会生活有很大影响，从而使出家女性的人生充满了神圣的意味。因此，为解脱六道轮回之苦，或求得好的来世，便成为部分女性出家修持的缘由。她们把自己的理想和追求寄托于宗教信仰，使心灵达到安慰和平衡。

旦增桑姆是甘南州碌曲县人，20 岁出家。她面容姣好，穿戴干净，每次见面总是微笑着寒暄两句，我一直不明白像她这般美丽的女孩为何出家，直到有一天在她的尼舍聊天，才明白信仰对于她的意义。

---

① ［美］西尔瓦诺·阿瑞提：《创造的秘密》，钱岗南译，314 页，沈阳，辽宁人民出版社，1987。

在她看来，出家为尼是实现人生价值的最好途径。①

> 小时候就想当阿尼，再大些懂事了，认为只有厌恶了世俗，才更能坚定出家的信念。在世俗中，女人要嫁人，要十月怀胎，生孩子，还要把孩子拉扯大，你还得担心孩子会不会生病，会不会遭遇不幸。要是女儿，到了一定年龄，你还要担心她嫁人的问题，嫁过去了还要担心她过得苦不苦，丈夫对她如何，跟公婆相处得好不好。入了世俗没有多少快乐，一直在为所有人担心，所以我更加坚定了出家的信念。

因为佛教文化影响着当地信众的价值观和生活方式，故他们较为重视佛教中说的"生死轮回、因果报应"，并认为只有通过修持佛法，才可以不断积累福德。于是有些女性会自觉、不自觉地对佛教产生依赖，进而发愿出家为尼，希望从现实生活中解脱自己，祈求来世脱离轮回。

（2）生活遭遇变故。在宗教民俗文化氛围的影响下，除了自身向往的主观因素，也有许多人是因为遭遇婚姻家庭危机，或是现实生活的不幸而出家为尼，在佛法教义中寻求心理慰藉和寻找未来生活的出路。每个人都会遇到挫折和不幸的事情，因而产生苦恼、失望、恐惧等消极情绪，而宗教宣扬的因果报应，教人鄙弃物质需要，追求精神的满足和轮回观等，有助于增加信徒对不幸的心理承受能力。换句话说，对现实世界的痛苦与不满，在宗教慰藉功能之下得以缓解，转化为对神圣世界的追求与向往。

傲色卓玛今年22岁，甘南州合作市那吾镇人，刚出家4个月。对于已是3个孩子母亲的她来说，丈夫的背叛、父母的冷漠使她孤立无援，以致对婚姻爱情及世俗生活产生厌恶，进而出家为尼。

东尼卓玛已到耄耋之年，甘南州合作市人，62岁时丈夫去世，唯

---

① 时间：2017年3月17日；地点：Q寺；口述者：旦增桑姆（33岁，甘肃省碌曲县人）。

一的儿子不孝顺，这对于没有经济来源的她来说，无疑失去了生活的保障，只好带着身体残疾的孙子来到寺院。

从另一个角度来看，在当地社会男尊女卑的传统之下，女性作为弱势群体，家庭本是她们可以依靠的唯一、也是最后一道屏障。如果失去家庭的保护，她们将无法生存于现实社会，而寺院除了可以提供心理慰藉，同时扮演着宗教功能之外的社会救助角色。

（3）身体残障多病。身体的非健康状态也是促使她们出家的客观因素。有的因为身体残疾，自己及家人担心在世俗中遭受歧视，故而出家为尼；有的自小体弱多病，家人认为只有在神佛的保佑下才能平安吉祥地度过此生，于是走上出家之路。德阳卓玛是甘南州合作市那吾镇人，17岁出家。她讲述了自己的童年经历。[①]

> 我小时候提过要上学，但是家里人说我的脚有残疾，上学是要受欺负的，打算从小就要送我出家。但是因为大姐出嫁得早，家里面的活没人干，我得帮家里人干活，就一直拖到17岁才出家。我的脚不是先天残疾，是后天的。那时候我妈刚生下我七天，队长就让她去牧场干活，我妈跟队长说刚生完孩子，能不能过一个月再去，队长不答应，于是她就带着只有七天的我去了牧场。有一次我妈去赶牛的时候，我在炕上尿了，脚上的大拇指旁边就起了个水泡。那时候刚嫁过来的儿媳妇是没有地位的，就瞒着家里人把我抱到了诊所。医生是村里的，她用碘酒擦了擦，用纱布包起来。也许是碘酒涂得太多，又包得太紧。后来把我交给爷爷时，爷爷买了棒棒油，打算给我涂了以后放在太阳底下晒，等拆开纱布的时候发现皮肤烂了，骨头都坏了，变黑了。那时候年龄小，家里条件又不好，就再没有治。我的脚就只有拳头大小，没有脚趾头。

---

① 时间：2017年8月2日；地点：Q寺；口述者：德阳卓玛（46岁，甘肃省合作市人）。

图丹卓玛是甘南州合作市那吾镇人，15 岁出家。她天生脊柱畸形，背部右侧隆起，当地医疗条件有限，从未医治过。家人担心女儿遭受歧视，在征得本人同意后，送其来寺院出家。

堪珠卓玛是甘南州合作市勒秀乡人，30 岁出家。她从小眼睛不好，既没有家庭作依靠，也无法嫁为人妇，寺院便成为她最好的归宿。

旦增卓玛是青海省化隆县人，因为从小体弱多病，家人认为出家为尼，既获得佛祖庇佑，达到治愈的目的，又可免于世俗的偏见与歧视，安度余生。于是她在 17 岁时来到寺院出家为尼。

寺院为身体残障、体弱多病的她们创造着赖以生存的生活环境。一方面作为宣传佛教教义、传授佛教知识的物质载体，个人在此逐渐实现着自身的价值与追求；另一方面作为社会救助机构，为那些身体不健全或不健康的女性提供了一个赖以生存的场所。这里既是避难地，使她们可以免受世俗世界的偏见与歧视，并通过后致社会角色获得的尊重来弥补缺陷身体带来的歧视；这里又是安度余生的归宿，通过寺院的布施来满足基本的生活需求，并得以生存下去。

3. 对还俗的态度

还俗原本是指僧尼因为破戒，依律被逐出僧团而返回俗家，恢复世俗人士的身份。如果因为个人诸多因素，自愿舍戒离开僧团而返回俗家，恢复世俗人士的身份，则称为归俗。但到了后来，还俗也包含有归俗的意思在内。从社会法律来说，我国《宪法》明文规定，公民有过去不信教而现在信教的自由，也有过去信教而现在不信教的自由。再从佛教教义来看，在诸部戒律中都有详细的记载，允许不愿再过出家生活的僧尼舍戒还俗。因此，无论在国家法律层面还是佛教教义层面，还俗都是合乎国家政策，也是佛教戒律允许的事情。但是，由于当地社会对女性还俗持有根深蒂固的偏见与歧视，使得无论是出家女性还是世俗群众都对女性还俗持有强烈的排斥感和拒绝感。

在笔者调研的老中青三代人看来，还俗的后果有两个：一是从宗教角度出发的罪孽深重。虽然归俗不等于破戒还俗，但是确是因自身心性不定，信念不坚所致；二是从世俗角度出发的舆论压力，还俗会遭受周围人的谴责与嘲笑。因为这两个严重后果，使得她们出家后不敢轻易还俗。

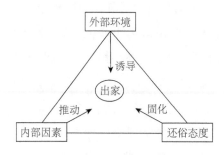

图1-2　出家的影响因素（笔者绘制）

在当地社会，社会舆论对待男女两性的还俗问题有着不同态度。对于女性还俗较为苛刻，一向极为反对，女性还俗会招致从家人到周围人的一致反对。而对于男性还俗则相对宽容，从过去的抵触、厌恶到如今的习以为常。从表面来看是因为男女性别的数量问题，出家男性多，还俗也多；而出家女性少，还俗也少。当还俗成为一件稀罕的事情时，必然会导致世人的诟病。但是从深层次来看，是由于男女宗教地位的不平衡与社会地位的不平等所致。因为男性在宗教与世俗中都占有着较高地位，更受当地群众的尊重与敬仰，使得社会舆论对其持有更包容的态度。而大多数出家女性却因为处于教阶的底层，还俗便理所应当地成为"天理难容"的事情。

4. 角色适应

出家又称从释，指离开家庭生活，加入僧伽组织成为佛教僧侣。这样的人又被称为出家人。依据国家政策规定，年满18周岁，监护人同意，爱国守法，没有违犯国家法律（刑事）或正在打官司等事务缠身的人可以出家。除此之外，佛教对于出家也有着严格的限制。在Q寺，寺主华智仓和住持图丹香曲坚赞对要求出家者，先要查明身份来历，问清入寺者的出家原因，认定符合出家条件，在征得家人同意后，方才允许其剃度受戒，正式成为沙弥尼。

通过这一系列的象征手段，她们在仪式过程中脱离现有角色，打破固有结构，获得了新的社会身份和社会责任，故剃度便成为这两种身份之间转换的纽带与"阈限"。

在受戒仪式中，第一个目的是断除烦恼与牵挂，一心一意修行。要断除这些无谓的亲情牵挂，人们使用的象征性符号就有头发。头发按佛教的说法代表着人间的无数烦恼和错误习气，削发是剃度仪式的延续，削掉头发就等于去除了烦恼和错误习气。再者，古代习俗认为头发是从父母那里得到的，象征着家庭中的牵挂，去除头发意味着去除一切牵挂。第二个目的是获取新身份。名字在仪式上也是一种象征符号，代表着在不同社会结构中的身份标志，从称呼俗名到称呼法名的转化，意味着刚出家的女性已经获得了新的权利与义务，被期望依照一定的行为规范来行事。除此之外，在受戒仪式中还会构成一种很特殊的社会结构关系。个人要对格西行礼，其长者的权威是绝对的，而这种权威并不是建立在制度规范上，它在某种意义上是不证自明的传统权威的人格化。如果说绝对服从是新入教的女性和格西之间关系的特点，那么绝对平等通常是新入教的女性之间关系的特点。她们不存在年龄大或小的不平等，大家平等地对格西行礼，平等地聆听戒律，完成仪式上所需要进行的一切活动。

她们在实现从世俗到神圣的身份转化之后，还面临着适应新角色的过程。出家人作为一种社会角色，有一套被规定好的与角色相匹配的行为方式，其言谈举止都要符合佛教的教条戒律。比如说走路的时候不能左顾右盼，要看着脚尖或鼻尖走；手不能乱摆，胳膊要夹起来，防止穿的僧服无意间将小虫子拍死；吃饭的时候不能发出声音，更不能张嘴吃；睡的时候要右侧卧位，将头枕在右手上等。但是在从世俗女性到出家女性的角色转变过程中往往会出现一系列的适应问题。

社会角色是个体与其社会地位、身份相一致的行为方式及相应的心理状态，她们必须通过自身的身体实践与心理适应过程才能真正进入出家女性的角色。

每种角色都代表着一系列有关行为的社会标准，这些标准决定了个体在社会中应有的责任与行为。益西卓玛谈到了自己刚出家时如何克服生理上的饥饿，遵守过午不食的戒律。①

> 阿尼过了中午是不能吃东西的，我从出家以后一直都是这样做的。刚开始下午不吃饭时就一直想吃个东西，心里空空的，手总会不经意间碰个吃的，又赶紧收回来。因为肚子饿，有时候手里拿个豆子之类的吃的放进嘴里，突然想起来不能吃，赶紧又吐出来。坚持的时间久了，慢慢就习惯了，下午就是喝个茶什么的，没有饥饿的感觉。做娘乃的时候一天都不能吃饭，也不会觉得肚子饿，再别说过午不食了。

宗教修行实践在某种程度上是出家女性扮演这一角色的行为模式。她们只有按角色期待行事，才能保证对身份的适应，其行为才会得到尼众群体和当地社会的认可。对她们而言，这套与角色相适应的行为规范不只是要尊崇和遵循教条戒律，更重要的是通过修行实践来追求心灵的归宿，获得心灵的解放。

二、认同与期待

（一）自我认同

吉登斯提出，"自我认同不是个体自身特质的组合，而是在一系列的个人经历中所形成的，作为反思性理解的自我，它同时受到个人经历或社会文化的影响"②。在特定的环境、文化影响下，僧尼在当地社会享有较高的社会地位，这使得她们普遍满意自己出家人的身份，并在修行过程中逐渐实现自身的价值与追求。

但是，因为从小生长于男尊女卑的社会环境中，无论是在神圣世

---

① 时间：2017年5月26日；地点：Q寺；口述者：益西卓玛（52岁，甘肃省碌曲县人）。
② ［美］安东尼·吉登斯：《现代性与自我认同：现代晚期的自我与社会》，赵旭东、方文译，王铭铭校，58~59页，生活·读书·新三联出版社，1998。

界还是世俗世界，都会表现出基于社会性别而产生的不平等状况，这又使得她们并不满意于女性身份，甚至排斥自己的性别。对此，阿尼德阳卓玛说：①

> 女人胆子小，心眼小，话多，病也多。不管什么事情，男人总是比女人做得好。很多人会看不起女人，觉得女人头发长见识短，会说你一个女人插什么话，懂什么。女人干什么都是缩在角落里，而男人胆子大，有魄力，有见识，什么都敢做。

从以上的态度中可以看出，对于男性的褒奖和对于女性的贬损形成了鲜明对比。她们认为相比于男性，女性在个人能力和社会地位上都处于劣势，对自我性别认同相对较低。

她们崇尚男性身份源于社会中男女不平等的习俗惯例，而这一整套区别男女生理差异的社会文化制度以及习俗惯例却是社会性别差异所建构的。她们与男性社会地位上的差别归根到底是源于社会性别的差异，性别是代表权力关系的主要方式。既然社会性别是被塑造的、能动的，是通过社会文化的影响实现的，那么佛教的女性观以及社会传统的两性观以及在此观念基础上形成的行为方式、社会结构等必然影响着她们的性别角色定位，使其处于最底层。

1. 佛教的女性观

佛教创立之初为妇女敞开了解脱之门，女性在佛法中享有前所未有的尊严和平等，具有与男性相同的修持佛教教义的资格和权利。但是，佛教在发展过程中受到印度社会文化和婆罗门思想的影响，男尊女卑的观念和规定开始出现于佛教经典，男女不平等的观念应运而生。佛教文化传入青藏高原，在融合本土宗教的基础上逐渐形成了独特的宗教文化。不仅佛教众生平等的观念自然流露在其中，而且印度社会

---

① 时间：2017 年 8 月 2 日；地点：Q 寺；口述者：德阳卓玛（46 岁，甘肃省合作市人）。

的性别观念也深深地渗入其中，并在各个方面不断地表现出来，使得女性观中既有"男女平等"的思想，又有"男净女垢"的观念，展示出在女性伦理观上的矛盾性。

在当地宗教文化的神灵体系中，女性神灵不仅数量众多，而且地位突出，表现出对女性积极的态度和观点，这使得在历史上出现了许多得道的女性成就者。但是，作为一名女性，必须付出比男子更多的努力和艰辛的苦修，才能赢得地位，她们也会受到来自社会的各种压抑、压制或排斥。如益西措杰在道歌中唱到"我是一个女人——抵御危险之力甚小，因为我的卑贱出身，人们都欺负我……无论怎么干，我都不得幸福。因为我是女人，所以要遵奉佛法很难，甚至难以为生①。"她们承载着宗教的各种事务，在宗教生活中扮演着重要的角色。但是，关于男女两性基本观点的两极化倾向会影响着宗教领域与世俗生活中女性的角色与地位，使之边缘化、卑微化。

2. 世俗社会中的不平等

藏族的传说认为，自己的先民是由神猴和罗刹女繁衍下来的，男性承袭了神猴的慈悲善良，女性承袭了罗刹女的贪色多欲。后来这也成为当地传统社会衡量男女秉性的根本标准，其中对女性的贬低、蔑视和对男性的尊重、推崇显而易见。同时，社会文化深受佛教思想的影响，这决定了社会中男女社会地位的不同，使得女性在男性主导的社会中处于弱势。在新中国建立前的传统社会，这里的妇女承担着比男子繁重得多的家务和生产劳动，她们既要照顾家庭成员，又要担负维持家庭生计的重任，如照顾老人、看护小孩、挤奶、拣牛粪、炒青稞等。而且，当地传统文化提倡男子入寺为僧，男子出家，女性更要理所当然地承担起繁重的家务劳动和生产劳动，成为家庭生计、经济劳动与赋税差役中的重要劳力者。但是与女性在生产劳动中发挥的重要作用相比，当地女性的社会地位较为低下。在政治、教育、社会活动等层面都剥夺了绝大部分妇女参与的权利。

———————

① 房建昌：《藏传佛教女尼考》，载《中央民族学院学报》，1988（4）。

新中国成立后，当地女性的社会角色及其地位发生了极大的变化，新的经济、社会和文化因素进入女性的生活空间。但是，由于受传统旧习的束缚和所处地理环境的影响，女性群体依然遵从着普遍的"男主外，女主内"的性别分工模式，很多女性处于资源匮乏的处境，学习、交流的空间被一再压缩，代之以承担各种繁重的家务劳动。这种传统的性别分工将女性长期固定在家务劳动中，无暇关注其他的社会事务，缺乏参与社会公共领域的机会，从而影响到女性社会价值的实现及女性在社会中的地位。而且，传统"男外女内"的劳动分工，导致女性在日常生活中承担着家庭与工作的双重压力，从而没有更多时间与精力去关注自身发展。因此，在社会的经济、政治、文化、教育等领域中，女性始终处于一种边缘的状态。即使出家为尼，在宗教教义与世俗观念的双重影响下，当地社会对她们的期望还是会受到性别的影响和规定，形成低于出家男性的认同度和期待。

3. 宗教生活中的不平衡

除了传统社会生活中的"男尊女卑"，在宗教生活中同样是"扬男抑女"。在这里，宗教的传承主要以男性为主，女性所占的比例几乎可以忽略。同时，随着僧伽制度的出现和其体系的完全形成，专门针对出家女性而制定的尊敬比丘的"八敬法"① 随之产生，这些习俗和戒律都进一步强化了宗教活动中男权的统治地位。在历史上，当地传统社会的文化教育是以男性为中心的经院教育，无论是贵族阶层还是贫苦的农牧民皆可出家学习知识；而女性群体中只有极少数的贵族女性才有机会接受这种教育，广大的贫苦女性则完全被排除在外，只能终日与劳动为伍。即便是接受寺院教育的贵族女性，也在男性主导的宗教话语体系中处于边缘地位，无法获得与男性同等的地位。

波伏娃提出，"一个人之为女人，与其说是天生的，不如说是形

---

① 八敬法又名八敬戒、八尊师法、八不可越法、八不可过法等，简称为八敬法。这是佛陀规定比丘尼众应须恭敬比丘众、尊重比丘的八件要事，一旦发心受过比丘尼戒，亦须加受八敬法，故后人称之为八敬法。

成的。没有任何生理上、心理上或经济上的定命，能决断女人在社会中的地位，而是人类文化之整体，产生于这居间于男性和无性中的所谓女性"①。女性在各方面都沦为"他者"：在文化体系中，有关女性的价值评价总是负面的、消极的、被动的；在社会生活中，女性也处于被支配、被压迫的边缘化地位；在宗教世界中，作为出家人，女性中鲜有高僧大德，故修持的寺院有信众供奉、敬仰相对较少，更少有信众请她们去家中进行祈福攘灾的法事活动。性别角色决定了她们往往一生都在男性主导的各领域中被边缘化。

（二）自我期待

在谈及自我的修行目标时，Q 寺出家女性却表现出了较低的抱负，对自己的修行之路没有较高的期待，只想维持现状或者只能维持现状成为她们自我期待的真实写照。美国心理学家维克托·弗鲁姆（Victor H. Vroom）在其期望理论中认为，人总是渴求满足一定的需要并设法达到一定的目标。这个目标在尚未实现时，表现为一种期望，这时目标反过来对个人的动机又是一种激发的力量，而这个激发力量的大小，取决于目标价值（效价）和期望概率（期望值）的乘积。

笔者采访了 Q 寺老中青三代人的观点，代表了自我期待的三种类型。年轻女性由于出家前大多为文盲或半文盲，受文化程度的限制，又处在继续学习阶段，因此对自己的期待普遍不高。中年女性虽然内心愿意追逐更高的修行目标，但碍于现实条件不允许，无法得偿所愿，只能无可奈何地接受现实。年纪较大的女性因为长期居于寺院，眼界受限，没有机会接受外界新鲜事物，加之年龄、身体等原因，对自己的期待也不高。

由此可知，在较低的文化程度与封闭的生活环境影响之下，出家女性眼界较为狭隘，思想保守，难以形成较高的抱负，对于成为知识

---

① ［法］西蒙娜·德·波伏娃：《第二性》，陶铁柱译，309 页，北京，中国书籍出版社，1998。

渊博的女学者的渴望并不强烈，每日念经礼佛便构成了她们宗教生活的全部。同时，在有限的知识结构以及传统寺院教育作用之下，她们没有提升自我的空间，难有机会成为知识渊博的女性大师，而历史上佛教的女性大师完全是通过自己的苦行和深厚的佛学造诣获得，这使得她们能够达到此修行目标的概率微乎其微。尽管她们向往深奥的佛法，崇敬满腹经纶的格西，可是多方面的原因导致她们对自己不会有过多的想法和期待，无法充分表达自己的意见和诉求，并将它们付诸实践。具体来说：

1. 较低的性别地位

长期以来受当地传统文化的影响，当地男性在社会政治、经济、文化生活等方面处于相对优势地位，使得女性的社会性别认同是在男性掌握话语权的场域中获取的，甚至在宗教生活中亦是如此。虽然不少出家女性自身拥有丰富的佛学知识和修持经验，但是由于受到传统性别观念与性别地位的影响，形成了低于出家男性的认同度和期待。

因为女性在男性主导的话语体系中处于边缘地位，使得她们的自我期待较低，限制和规定她们自我抱负的因素源于性别。现实使得她们不敢，也不会有过高的自我抱负，取而代之的是安贫乐道。

2. 不同的教育体制

Q寺教育制度较为松散，没有严格的考试制度与教育方式，日常课诵只是要求背诵或念诵经文，而不讲究深入理解。而且，寺院也没有完善的学位等级晋升制度，从而影响了出家女性的学习积极性。她们无论再努力，也无法获得格西学位，成为令人敬仰的堪姆（mkhan mo，寺院的女性住持）。如果说无法获得出家人的最高目标格西学位，是由于不同教派的教育体制所限尚有情可原，那么无法实现继续求学深造的个人修行目标却是由于社会性别导致，未免哀其不幸。且增桑姆说道：①

---

① 时间：2017年3月17日；地点：Q寺；口述者：且增桑姆（33岁，甘肃省碌曲县人）。

寺院现在出去学习的都是阿克，没有阿尼出去学习的，更没有上佛学院的。如果有机会去别的寺院学习，我是很愿意的，可以增加自己的知识，开阔眼界，扩大心胸。当你修到一定境界，学到一定水平，处事的方式会不一样，你会讲道理，会公平，会考虑别人的感受。不管是阿尼还是阿克，如果有人外出学习，学识渊博了，就可以主持这个寺院，就知道这个寺院该何去何从。现在这个社会需要的是文化，而不是只会念经，我希望能有机会走出去。我们寺院有一个阿克去外面学习了，我就给他说一定要努力。有文化就是不一样，素质不一样，对人对事都不一样，可是我们阿尼是没有这样的机会。

由此可知，正是宗教中的两性位阶差异，使得出家女性被剥夺了深造求学的机会。在这里，男性的地位高，社会期待高，女性的地位低，社会期待低。因为社会预期她们无法成为高僧大德，故出外深造的机会总是留给男性，使得女性即便有一腔抱负，在社会现实下也难有施展抱负的契机。

3. 有限的文化水平

在 Q 寺，18 岁以上的女性有 75 名，其中一人为高中文化程度，一人为初中文化程度，其余出家前皆为文盲或半文盲，受教育程度普遍较低。有限的知识水平使得她们对高深宗教知识的学习和领悟较为困难。

由于文化程度的限制，使得出家女性不仅对于经文的理解程度差，同时也会制约她们的眼界与抱负，对自己期待较低。而文化水平的整体性不高又与性别有关。在广大农牧区，过去一个家庭往往会优先选择供男孩子上学，导致出现女性文盲率高于男性的历史遗留问题。而且，按照当地传统，女性是家庭的主要劳动力，如果女孩去上学，家中则失去了一个劳动力。

Q 寺出家女性抱负低源于有限的文化程度，而有限的文化程度又源于与性别有关的社会传统。她们在出家前没有接受过正规的学校教育，出家后又没有完备的经院教育去扩展知识结构。文化程度似乎是导致自我期待低的直接因素，但在这背后却是"男尊女卑"的社会传统在发挥作用。在社会的各个方面，都会复制传统父权制家庭分工模式，即女性做辅助性的、低"价值"的工作，男性做主导性的、高"价值"的工作。因为女性受学校教育程度有限，所以文化程度低，文化程度低又会导致眼界和思想受限，所以自我期待就低，而自我期待低就会导致寺院少有知识渊博、令人敬仰的女性高僧产生。

4. 繁重的寺院劳动

除日常的生活和修行实践外，Q寺的出家女性都要遵循"以寺养寺，农禅并重"的原则，从事生产和劳动。无论是经堂的重建，还是佛塔、转经房的修建，体力劳动全由她们完成。因此，除了主观上较低文化水平限制了她们的佛学造诣，客观上繁重的生产劳动也会耽误她们的学习进度。

前年开始，干的活才少一些。从出家开始，每年夏季大天都在干活。那时候大经堂刚建起来，内部装修还没有做，里面的佛像都是我们和泥做起来的，经堂铺的垫子是我们擀羊毛毡做出来的，还有经堂外墙的石头也是我们背过来的。出家后就一直在干活。经堂修完了就开始建白塔、转经堂，也都是我们干的。干活的时间太多，学习的时间太少。小时候自己就是放牛羊，也没干过多少家务活，以前在家里没干过的活出家以后都干了。每天干完活回来，心里会不舒服，觉得自己每天都要像俗人一样干活，没有念经的时间。每天干上一整天的活，晚上回来还是要念经，没有一天是不念经的。除了干活，还得自己给自己做饭，寺院不会给干活的阿尼供饭，因为没有那个经济条件，要回来自己做。说起来现在是比以前轻松了，但是自己年龄大了，精力跟不上，已经没有年轻时白天念不完，晚上都要熬夜念经的劲头了。年轻的时候因为干活耽误了学习，现在有时间学习，但自己年龄又大，也懒了，就这么在寺院念念经，日子就过去了。

对于出家人而言，虽然可以农禅并重，但都是以学经、修行为主，然而在 Q 寺，出家女性的很大一部分时间和精力花在繁重的体力劳动上，而无法专心于知识的学习，导致修行抱负较低。而繁重的体力劳动同样与性别有关。在当地，寺院与村落常常表现为对应的关系，在村落组织基础上形成的这种"村落寺院"，经济上受本村落信众供养，僧源多来自本村落信众家庭。Q 寺作为一座尼姑寺，因为没有固定的村落进行供养，僧源又来自各地，这样就不会有周围供养村落的村民来寺院帮忙干活。再加上供养少、收入低，经济能力差，也雇佣不起工人，所有的体力活只能由她们完成，从而造成其学习进度受到干扰的客观现实。

从以上看出，出家前自身文化程度就不高，出家后的学习时间又被寺院劳动割裂得七零八落，再加上教育体制的不完善，使得出家女性的修行抱负普遍较低，少有精通佛法、知识渊博的女性高僧。而没有高僧大德的支撑，寺院的影响力就小，难以吸引大量的信众前来朝拜、布施，更容易陷入贫困之中。同时，寺院的经济实力越差，越没有能力举行重大的法事活动，以吸引更多的供养者，由此陷入恶性循环，使得这一群体永远挣扎在贫困线的边缘。

三、日常的生活

对于出家女性而言，念经修行是最重要的功课。没有集体法事活动的日子，她们就在尼舍中诵经持咒、磕头礼佛、煨桑烧香等，其日常生活紧紧围绕尼舍展开。这里不仅是日常起居之地，也是进行修行实践的场所。

对于那些出家不久的年轻女性来说，较少有自由支配的时间，每天必须在 3 个固定的时间段跟随老师学习经文。早上 6 点到 8 点，上午 9 点半到 12 点，下午 4 点到 6 点半。除非老师有事不在，否则不得缺席。

在没有法事活动、集体劳动的情况下，她们可以自由支配时间。除了日常的学习与生活外，聊天或看电视就成为她们的主要放松方式，虽然不会经常串门聊天，但需要基本的人际交流。聊天的内容有时是关于经书学习的探讨，有时是日常生活。无论是学习还是生活上的交流，都可以为她们沉闷枯燥的生活增加轻松热闹的气氛。除那些年事已高或热衷学习的人不看电视之外，其余的人会把看电视当作一种放松方式。Q 寺大多数尼舍里摆放着由政府发放的 21 寸长虹牌彩色电视机，她们偶尔在晚上看，以此缓解一日的疲惫。琪增卓玛说：①

> 没空的时候不看电视，有空的时候就看了。阿尼们都看着呢，现在没有不看的。别人喜欢新闻，我不喜欢，我就喜欢古装电视连续剧，古代的都是夺宝、夺土地的，现代的都是爱情方面的，我爱你、你爱我的，挺没意思的，所以还是古装电视剧好。

除了聊天、看电视之外，去合作逛街就成为她们的另一项休闲活动。不同年龄段的人，其消费观念亦不同。年纪较大的一般都是步行下山，返回时才乘坐出租车上山，主要是去市里看病或购买生活用品。而大部分年轻人来回都是乘坐出租车，去市里的主要目的是聚餐和逛街。

> 有时候一个月去两三次合作，有时候一个月都不去，下山是步行，上来的时候坐出租车，主要是购买生活用品、看病，偶尔和关系好的几个阿尼聚餐什么的。自己一个人的时候不会去吃火锅，如果一起聚餐的话就会去吃火锅。②

---

① 时间：2017 年 8 月 17 日；地点：Q 寺；口述者：琪增卓玛（34 岁，甘肃省合作市人）。
② 时间：2017 年 8 月 2 日；地点：Q 寺；口述者：德阳卓玛（46 岁，甘肃省合作市人）。

随着社会的发展，出家女性的思想观念、生活方式较之以往会发生一定的改变，如在学经修行之外，辅以休闲娱乐活动来丰富单调枯燥的出家生活，同时还可达到开阔眼界、增长见识的目的。但是，作为出家女性，日常生活还是紧紧围绕念经修行展开。这些通过语言形式和身体实践体现的思想意识和行为表现，不仅满足了她们修行的目的，即为自己积累福报，而且净化了她们的慈悲之心，可以将利益众生内化于自身心中。虽然随着社会的进步，出家女性的地位得到提高，生活境遇较之从前有了很大改善，但是清贫依然是不争的事实，她们与出家男性在饮食、住宿、收入等方面尚有很大的差距。然而，生活的贫困并没有妨碍她们对佛法的孜孜以求。Q寺女性的世界观、人生观、价值观皆是围绕佛教而展开，在出家前家庭与出家后寺院双重宗教文化氛围的影响下，在不断的修行中形成根植于骨血之中的坚定信仰，使得她们将修行实践看作是生命中最重要的部分。同时，这种信仰又对寺院进行着重构，使之成为一个充满意义的世界。这种坚定信仰不仅体现在宗教仪式中，也渗透在她们的日常生活中。这使得个人的修行实践与日常生活会紧密融合在一起，生活中处处体现着宗教仪轨所制定的规则和内容。而这种与修行实践紧密联系的日常生活不仅表现在衣食住行等方面，还包括生老病死、健康保健与医疗实践。可以说，她们对于疾病的定义及其相应的治疗方式，对于生死的态度及其相关的人生价值都会深深地打上文化的烙印。

第二章

身体、疾病与健康的认知

第一节　身体观

身体是自我感知和理解世界的方式，只有拥有自己的身体，才能与世界相联系。Q 寺出家女性作为当地女性中的一个特殊群体，对于身体的认知既有与当地女性重合的一面，又有着特殊身份影响下的不同认知，而这一系列基于传统民俗文化形塑下的认知又与疾病、健康密切相关。

一、性别观念与身体

在现代都市，身体作为重要的资本，必然得到女性的极度重视。媒体广告、影视明星等对此的渲染更是刺激了女性对"身材"的追求。媒体在人们日常生活中所呈现出的"年轻""性感""美丽"的女性身体已经成为现代女性生活中的一面镜子，女性对自己的身体标准火杂在这些镜像之中。而身材的曲线、身体的胖瘦，成为日常生活中女性身体新的审美对象。一般来说，好身材要胸部丰满，腹部平坦，臀部适中，关注的重点主要是以乳房、臀部为主的整个身体的感觉。但是在访谈中我发现，Q 寺出家女性对于"好身材"的定义与现代女性追求的标准截然不同。曲君卓玛对于身体的理解在我访谈的群体中具有一定的代表性。[①]

> 我觉得身材好就是乳房是小的、平的，如果乳房大了是很丑的。我十几岁的时候，乳房开始长大了，觉得特别丢人，不敢把腰直起来，总喜欢弓着腰，这样显得乳房小一些。我们那里有的女孩子还会用布把乳房紧紧地裹起来，乳房越小、越平越好看，乳房大了不好看，也会很不好意思，很害羞。

---

① 时间：2017 年 3 月 30 日；地点：Q 寺；口述者：曲君卓玛（28 岁，甘肃省卓尼县人）。

至于胖瘦无所谓，胖一些可以，瘦一些也可以，只要乳房小，就是好看的。

在我与曲君卓玛聊及此话题时，坐在一旁的才让卓玛①发表了自己的看法，她也觉得乳房小就是好身材。等我们返回益西卓玛的尼舍，我又接着这个话题与益西卓玛展开讨论，她的回答亦是如此。

现代很多女性孜孜以求的"性感"在这里全然失去了意义，她们口中的好身材是所谓失去女性性征的无差别的身体。这里的"身材"在肉体的基础上，加上了文化赋予的含义，这种对于身体的评价映射出了她们的身体认知，而这种认知又是由文化形塑的。

从传统文化来看，藏族神话认为他们的先民是由慈悲善良的神猴和贪色多欲的罗刹女繁衍下来的，男性承袭了神猴的慈悲善良，女性承袭了罗刹女的贪色多欲。女性便成为欲望与危险的代名词，从女性身体内流出的液体和物质，甚至分娩的过程都被描绘成肮脏和邪恶的。于是，与欲望和危险相联系的乳房理所当然要隐藏起来。这一点从当地女性的传统服饰中便可看出，女性被层层包裹在严实的服饰里，就连夏日穿的服饰都要上身长及腕部，下身长及脚踝。这种包裹身体的习惯既来自高寒的自然条件的影响，又受到社会性文化建构的制约，即扁平的乳房更易于隐藏，而丰满的乳房则很容易暴露于人前，女性的身体必须受道德范畴的制约。

从权力关系来看，因为受传统思想的影响，当地男性具有更多的话语权，不论是在公共领域还是在私人领域，女性较少进入权力的核心，包括女性身体在内的一切较多处于男性的掌控之中。在家庭范围内，男性被赋予至高的权力与权威，家庭中男性长者以独断的权力支配家庭的一切资源和其他成员的生活。在公共领域，社会鼓励男性出人头地，建功立业，而女性被置于家庭范畴内，在家庭体系中处于从

---

① 才让卓玛，甘肃省碌曲县人，2015 年就读于甘肃民族师范学院，系益西卓玛的女儿。在工作上她是我的助手，在情感上如同我的妹妹。

属地位。与男性的外向伸展扩张相反，操持家务的女性既要生儿育女，又要担负维持家庭生计的重担，如准备家庭所必需的食品、看护小孩、照顾老人、挤奶、拣牛粪、背水、炒磨青稞等。男女基于活动范围形成身体取向上的基本差别：男性坐拥权力，不受约束，其身体较为公开；女性沦为附属，遭受道德的层层束缚，身体保持绝对私密。男性通过社会结构运作，控制和引导着女性的身体，通过身体上的局限来使其达到行为上的顺从，由此形成女性身体需要隐藏起来的观念，这是一种规训内化的结果。

作为当地女性中的一个特殊群体，不仅男尊女卑的社会文化形塑了她们对于身体的认知，而且宗教伦理更加制约着她们的身体认知，出家女性必须将身体严密地包裹起来。在医疗情境之下，当医学的身体认知与出家女性的身体认知发生矛盾时，出家女性较之普通女性而言更不愿意在医生面前暴露自己的身体，无疑会影响这一群体就医的有效性。

二、传统观念与身体

美丽是女性关注的永恒话题之一，在传统的性别秩序影响下，世俗文化对女性特质作出顺从、优雅等诸多规定，这使得女性不得不按照符合男权社会审美标准的要求去改造自己的身体。她们不断学习并实践各种培养女性气质的技术，陷入一场又一场的美丽保卫战之中。但是对于出家女性而言，要舍弃对"色身"的贪恋，因此世俗层面上对于美丽的追求显得毫无意义。益西卓玛认为①：

> 阿尼爱美是一件特别不好的事情，修行不能再有自我，你要是有感觉自己美丽的想法，修行就不会有好的结果，爱美就是把自己抬高了。我20几岁的时候也爱美，但是我们那时候没有像现在这样漂亮的发饰，就觉得红色的头绳特别美。

———————————

① 时间：2017年5月27日；地点：Q寺；口述者：益西卓玛（52岁，甘肃省碌曲县人）。

自己偷偷从腰带上剪一些红布条扎到头发上，还不能让大人知道，否则要挨骂的。过去没有香皂，用酥油擦脸，皮肤还特别好。那时候爱美，但没有时间，头发二十几天都洗不了，好不容易洗一次，感觉特别好，特别凉爽。那时候都是用洗衣粉、肥皂洗头，要是去哪个地方拜佛什么的，才会梳头。美的时候还没有嫁出去，嫁出去就没有时间在意美不美了。再后来出家了，就更不在意美不美。镜子也不照，擦脸油什么的也不用，头发剃了也不用梳了。

从以上看出，她们对于身体的关注从出家前的爱美到出家后的无所谓，其中最重要的原因是身份的转化，佛教的教义思想形塑了她们对于身体的认知。

佛教认为众生自身的无知（无明）是产生贪嗔痴等痛苦的根源，也是人类身、口、意等一切恶行的根源。比如贪欲会驱使人们到处寻求欲乐、权力和一切享受，从而导致一系列颠倒的思想和行为。因此倡导要断除一切痛苦，寻求永恒的欢乐境界，即根除贪嗔痴，净化自己的心灵，达到无欲无忧的境界。对于普通信众而言，轮回意味着灵魂离开旧的身体，去往新的身体，所谓的身体只是灵魂的寄居处。因为人们对于灵魂轮回高度关注，所以现实身体相对受到忽视。在出家女性看来，注重外形的美丑就是一种贪欲，是影响自己解脱的障碍。

除了容貌的美丑，身体的高矮胖瘦也会被出家女性忽视。在笔者所有访谈过的出家女性中，没有人可以说出自己的身高，少部分人知道准确的体重，还只是在医院或是卖菜的商店称过。体重是反映和衡量一个人健康状况的重要标志之一，过胖和过瘦都不利于健康，身高、体重不协调也不会给人以美感。对于出家女性来说，这一切都显得毫无意义。尼周卓玛谈道①：

---

① 时间：2017年3月12日；地点：Q寺；口述者：尼周卓玛（29岁，四川省若尔盖县人）。

我不知道身高，体重大概是 120 斤。几年前住院的时候称的 100 斤，那时候也没有什么胖瘦的想法，没想过瘦了就好，胖了就不好，压根儿就没什么想法。这就是个数字，知道自己多重就行了。这次称完以后比上次重了，才感到自己变胖了，再没有什么想法，没有想过说自己变胖了不好，要瘦一些，我不吃肉肯定也胖不到哪里去。再说，出家人谁会关心胖瘦的问题，穿上僧服，胖瘦都是一样的。我觉得不管胖或瘦，只要健康就是最好的。

出家女性忽视的不仅仅是外形的美丑胖瘦，甚至在一定程度上对健康同样是忽视的。美国学者黛博拉·乐普顿认为，"在医学、公共卫生和大众话语中，与男人相比，妇女更为关注自己的健康和身体的幸福感，并且愿意采取措施来保护自己的健康"[1]。而在这里，出家女性似乎对身体的健康关注较少，即便是关注健康，其出发点也不是基于身体感受，而是可以从事劳动。益西卓玛说道[2]：

> 我只希望自己是健康的。因为自己身体不好，不能干重活。但是大家都干活你不干活，别人就会说闲话。如果自己健康没病的话，什么都可以干。那时候白塔、转经堂、囊钦都是我们阿尼修建的，石头自己背的。活儿干得多，苦也受得多，你如果不干，其他人就会有意见。什么感冒、咳嗽、发烧就不是病，身体不舒服照样要干活，除非你是从床上爬不起来的大病，否则一生病就躺着多丢人呀。我从来没有过生病就躺着不干活的想法，经堂里的、屋子里的活照样都干着呢。

---

① ［美］黛博拉·乐普顿：《医学的文化研究：疾病与身体》，苏静静主译，45 页，北京，北京大学医学出版社，2016。

② 时间：2017 年 5 月 27 日；地点：Q 寺；口述者：益西卓玛（52 岁，甘肃省碌曲县人）。

可以看出，她们所谓的健康指没有疾病，这已成为她们的普遍认知。但是没有疾病只是健康的一个方面，最主要是机体的正常状态，同时还包括心理健康、道德健康以及社会适应上的和谐。可是她们对于健康的认知仅是生理健康，并且对于身体健康的意义也只是从工作角度出发来考虑。虽然说每个人都在社会上承担一定的工作任务，如果没有一个健康的身体，就不可能完成任务，但是从更宽泛的意义来说，身体健康状况良好，就可以从事种类繁多的活动，而不仅仅是参加劳动。而出家女性在很大程度上把健康看作实现"工作任务"的一个手段，身体健康意味着可以从事繁重的寺院劳动。在宗教轮回思想的影响之下，她们将修行实践看作是生命中最重要的部分，高度关注的是灵魂如何解脱，而身体的外形与健康在很大程度上被忽视，这种对于身体的忽视会影响到她们对于健康的定义以及疾病治疗的积极性。

三、生活习俗与身体

在一般的大众语境中，洁净总是与卫生联系在一起，由此形成一系列关于清洁的生活习俗。卫生多指为增进人体健康，预防疾病，改善和创造合乎生理和心理需求的生产环境、生活条件所采取的个人或社会措施。在笔者的记忆中，从小就被灌输要养成良好卫生习惯的理念，包括勤洗手、勤洗澡、勤剪指甲、勤洗衣服，饭前要洗手，饭后要漱口等，通过这些清洁行为来保持洁净，远离病菌。在现实生活中，诚然存在着许多由于不讲卫生而染上急性或慢性疾病的例子。尤其近年来严重的呼吸综合征（SARS）、禽流感（H5N1）、诺如病毒（NV）、耐甲氧西林金黄色葡萄球菌（MRSA）、难辨梭状芽孢杆菌（C-diff）以及新型冠状病毒（2019-nCov）引起的恐慌使得"卫生"被提到越来越重要的层面，良好的卫生习惯意味更少感染和更少疾病的观念已经成为人们的普遍共识。但是在寺院，洁净与卫生之间的联系似乎变得不再紧密，自己或他人眼中通过良好的卫生习惯以保持洁净的理念也变得不再重要。

益西卓玛①：

我一天洗一次脸，偶尔刷牙。比如后天要做娘乃，前天吃了葱、肉之类的，今天就会刷牙。两个月剃一次头发，剃完头发用洗发水洗头。就剃头时洗头，平时再不会洗头了。洗澡不一定，一年也就三到四次吧，年轻的阿尼们洗得勤一些，年龄大的阿尼很少洗澡。

科周措姆②：

我是早上洗脸，洗脸用香皂和擦脸油，都是店里随便买的五六块钱的那种便宜的擦脸油。刷牙也是早上，有时候想不起来或者忙得顾不上也就不刷了。头是一个月洗一次，有时候活干得多了，十来天就会洗一次。冬天太冷了不洗，夏天这里又不热，也不用怎么洗，除非活干得多了，太脏才会洗。再说一天到晚都在干活，晚上回来哪有力气再去擦身体，就想赶紧睡觉。

才旺卓玛③：

我是早上刷牙洗脸，头发大概一个月剃一次，有时候是头脏了就洗，有时候干活特别累的时候也会洗，一个月洗四次头算多的，忙起来一个月才洗一次头。寺院澡堂洗澡的水太烫了，去年洗过一次，把我烫坏了，今年再也不去了。有时候去合作逛的时候，去公共澡堂洗澡，有时候就在房子里

---

① 时间：2017年5月27日；地点：Q寺；口述者：益西卓玛（52岁，甘肃省碌曲县人）。
② 时间：2017年8月1日；地点：Q寺；口述者：科周措姆（33岁，甘肃省碌曲县人）。
③ 时间：2017年3月26日；地点：Q寺；口述者：才旺卓玛（22岁，甘肃省合作市人）。

第二章　身体、疾病与健康的认知

端盆水，自己倒水擦着洗。

据笔者在寺院的观察，她们洗脸的频率一般是一天一次，发生在早上，因为只有洗手、洗脸后，才能进行供养仪式。刷牙的频率是几天一次，视个人情况而定，一般是在做娘乃或去经堂念经的前一天会刷牙，以此清洁口腔。洗头的频率一般是一月一次，发生在剃头之后，当然年轻人也有一周一洗的。作为出家人要剃光头发，而头发一个月大约会长 1 厘米。洗澡的频率就更少，从一年三四次到一年一次，甚至间隔时间更长的都大有人在。从以上日常的刷牙、洗脸来看，她们的清洁行为并不主要出于卫生的目的。

一般而言，刷牙是为了清洁口腔，按摩齿龈，促进血液循环，增强抗病能力，而洗脸是通过清洁使得皮肤处于尽可能无污染和无侵害的状态中，为皮肤提供良好的生理条件。但是她们的刷牙、洗脸行为更多是出于宗教因素的考虑，刷牙行为是为了去除葱蒜等荤腥气味，因为这类食物属于礼佛的禁忌。而供佛之前身体洁净是信仰的基本要求，例如，供养神佛或捧摸经文之前，必须洗手。洗手是仪式性地清洗掉身上所有的污秽，这标志着洗净的人断绝了与世俗污秽的关系。从她们的身体认知中可以发现，所谓的洁净不是从卫生、医学角度出发的卫生，而是从宗教角度出发的，洁净是与"神圣"紧密联系在一起的。

寺院生活的一幕让我至今印象深刻。有一次我与才让卓玛在曲君卓玛的尼舍作客时，曲君卓玛无意中用我的茶杯喝了水。紧接着所有人都像炸开了锅一样。我从大家七嘴八舌的言语中渐渐明白：因为我是俗人，是"污秽"的，而她们是出家人，是"洁净"的。当她们用我的杯子喝水后，会沾染上"污秽"，这是一件不好的事情。后来我从索南卓玛的口中也听到了类似的故事。①

————————

① 时间：2017 年 8 月 3 日；地点：Q 寺；口述者：索南卓玛（62 岁，四川省若尔盖县人）。

我的关节疼，脚肿得特别厉害，自己会觉得经常疼，但是没有检查过。前年开始疼的，你看我的脚，脚趾头都变形了，肿起来了。我觉得是沾了不干净的东西。出家人是不能穿俗人的鞋，有一次我穿了俗人的鞋，沾上了不干净的东西，所以我脚上的趾头会变成现在这个样子，肿得这么厉害。

由此看出，"洁净"的必然是神圣的，神圣的也必然是"洁净"的。凡是与神圣联系在一起的物品一定是洁净的，而作为修行的女性，身体应该是神圣、洁净的。这种洁净等于神圣的认知必然会忽视洁净与卫生的关系，进而缺少基本的卫生观念与良好的卫生习惯。当然，这种缺乏来自多方面的原因，其中包括生活环境的限制。而这里的生活环境又包括两层含义：一是指她们没有获取现代生物医学中相关卫生知识的渠道；二是指高寒的生存环境与贫困落后的居住条件使得她们坚持良好的卫生习惯势必较为困难。除此之外，对于基本的卫生观念与良好的卫生习惯的缺乏源于她们对身体的认知。因为身体是"洁净"的，那么清洁卫生的作用就并不显得重要，关注神圣层面的洁净使得她们忽略了世俗层面的卫生，这在一定程度上会影响她们的健康状况，毕竟良好的卫生习惯可以有效地抑制病菌传播和预防疾病，反之亦然。

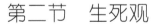

第二节　生死观

一、生死辩证

佛教把生和死看成一体，死亡只是生命另一章的开始。"人从出生开始就进入了死亡的倒计时，死亡是生命整体不可分割的一部分，生命本身就包含死亡，世间一切有情众生无一例外，都会经历从孕育到出生、经过成长衰老最后死亡的过程。生和死虽然呈现出两种截然不同状态，但生的开始就蕴含了死的因素，而死亡也意味着生的开始，两者相互渗透不可分离。"① 在出家人看来，众生的生命就处于这种生死相续的不断延绵的过程之中，而这种生命的延续是依照过去、现在、未来三世顺序循环进行的，所以死亡是一件自然而然的事情。

二、善恶有别

"佛教将一个世界分为'三界六道'，三界即欲界、色界和无色界，而有六种生灵在此三界轮回，即天、非天（梵语为阿修罗）、人、畜生、饿鬼、地狱。佛教认为'三界六道'中的各种生灵，都有各自的寿限，寿尽而依业力又转入其他的处所。如此生命在六道之中不断轮回，除非成佛解脱外，没有尽头。"② "众生根据他们在与自我斗争中相对胜利与失败的结果而上升或堕入生死轮回圈内。当在新生中获得一种恶业时，就会有一次堕落；当在新生中清除恶业或获得功德时，便会有一次升级。"③ Q寺出家女性普遍认为生命流转的根据正是主体自身行为（业）的善恶价值性质及其大小。

在佛教徒看来，一个人死后究竟投生何道，这是由其业力所决定的，如果造的善业力大，就会投生到天、非天、人三善道之中，恶业力大则投生地狱、饿鬼、畜生三恶道。佛教的这种轮回观念在出家女性心中根深蒂固，她们相信十二因缘，认为人死后，灵魂会因为前世的"业"而分别会投生到天、非天、人、地狱、恶鬼和畜生这六道中。这样众生的生命流转就会在六道中升降不息的循环往复，即修善会随"福业"而上升，作恶会随"罪业"而下坠，世世在轮回中流转，了无止境。众生如果投生在"三善道"就会乐多苦少，而堕入"三恶道"便要受尽无数苦难。因此，她们十分重视人生的后世，视生命从轮回苦海中解脱为人生的最高价值。

---

① 罡拉卓玛：《藏传佛教生死观研究》，载《青海社会科学》，2012（6）。
② 才让：《藏传佛教信仰与民俗》，17页，上海，上海古籍出版社，2017。
③ 尕藏加：《雪域的宗教》，878页，北京，宗教文化出版社，2003。

在佛教看来，通过修行的启发和力量，可以在生理、情绪和精神上感觉完整。对于出家女性来说，这种非理性的认知往往导致她们将生活的重点放在精神上的修行实践，认为修行就是治疗的最大源泉，也是抵抗疾病的最大保护，而在一定程度上忽视物质上的身体健康。

三、因果有报

佛教的因果论指"因果律，也指因果报应，因指原因，是能生；果指结果，是所生，因果合用，表示万物之间的关系，是佛教用于说明世界一切关系和建立其宗教体系的基本理论"[1]。"'业'即人的行为或作为，心理活动名为意业，语言行为名为口业，身体活动名为身业。"[2] "业"的力量是巨大的，无论何人造了"业"，必生果报，而且善业和恶业产生同类果报，即善生善报，恶生恶报，这是任何力量也无法阻止的。人在现世中得到的幸福或者灾难都是前世行为的因果报应，而在现世的善恶行为同样成为来世报应的根据。

"因果报应"是我在寺院听得最多的词汇之一，同时也是指导出家女性日常生活的重要行动准则。在她们非理性的认知中，今生和来世都是必须面对的两个真实世界，即身成佛是她们人生追求的终极目标，而承受轮回之苦的现实是由前世因缘注定的，不仅极端痛苦，而且不可避免。

> 你上辈子干了什么坏事，这辈子就得受罪，这辈子干了什么坏事，下辈子就得受罪，不管什么事情都是在前世修的福报上说着呢。就像你种了青稞，就不会长成豆子，种了豆子，就不会长成青稞。你上辈子干了什么坏事，这辈子肯定会受苦、受罪。比如人生病，就是上辈子在贪、嗔、痴三毒的作

---

① 乔根锁、徐东明：《关于藏汉佛教因果报应论的比较研究》，载《中国藏学》，2011 (4)。
② 才让：《藏传佛教信仰与民俗》，18 页，上海，上海古籍出版社，2017。

用下造了孽，种下了这个因，这辈子生病就是这个的果。①

在她们看来，众生所造之业与受报之间一定有一种内在的必然联系，只要造了业，无论在何时何处造业，也不论以何种方式造业，或者出于何种动机造业，必定得到报应。善有善报，恶有恶报，一个人的来世境遇是由其现世业力所决定的。佛教的因果报应论，注重对人善念善行的褒奖和对人恶念恶行的威慑，让人们深信因果，从自己的身口意三业上做起，戒恶修善，修习佛法，从而获得来世的福报。

第四节　疾病观

一、传统医学的病因思想

"社会条件和社会环境一方面可能导致人类的疾病和失能，另一方面也可促进疾病的预防和维护人群的健康。个体和社会对健康问题的态度与其文化背景、社会规范和价值观相一致。"② 藏医药学甘南地区 "融合了古印度医学的五元说、三因素说等理论；中医学的阴阳说、五行说等理论及脉诊学等；波斯医学的创伤疗法；阿夏民族拔罐术等先进的医学理论、诊断和治疗技术"③。它以隆（rlung）、赤巴（mkhris pa）、培根（bad kan）三种基本元素的属性、功能及生克关系来解释人体生理活动、病理变化及治疗机理，形成三因素学说。三因素学说认为人体固有的三种功能物质，是构成人体的原始物质，也是人体各种机能活动的物质基础。三因素物质在人体有自己固定的位置、固定的运行通道、一定的常量及自己的生理功能，共同维持着人体的

---

① 时间：2017 年 3 月 4 日；地点：Q 寺；口述者：仁增卓玛（50 岁，四川省若尔盖县人）。

② ［美］威廉·考克汉姆：《医学社会学》，高永平、杨渤彦译，2 页，北京，中国人民大学出版社，2012。

③ 星全章：《藏医药学精要述评》，79 页，北京，民族出版社，2015。

生命活动。

藏医药学认为，隆、赤巴、培根三因素既是维持人体正常生命活动的基本物质基础，又是导致疾病的内在因素。在正常的生理状态下，三因素之间相互依存、相互制约，保持着相互协调和平衡状态，维持人体的生命活动。但是在内外致病因素的影响下，三因素出现偏盛、偏衰、扰乱，致使三者失去平衡，人体就会发生疾病。疾病产生的内因有近因和远因，远因是"一切众生虽然安乐地生活着，但是由于无明之故，也与疾病始终不能分离，特别是由于无明而产生的贪欲、嗔怒、痴愚三毒之故，使隆、赤巴、培根失调，产生了三种灾害"[1]。而近因是由于破坏了隆、赤巴、培根三者的平衡状态而产生了疾病，危害着身体。在健康状态下，人体中的三因素保持一定恒量，安居其位，动态平衡，功能正常，故人体健康无病。但是在各种外部因素的影响下，如饮食起居反常、感受戾气、中毒、外伤及鬼神作祟等，都是三因素发生过快、不足、扰乱，使得原先平衡被打破，成为引发疾病的内在因素。要恢复健康，就要设法纠正三邪的偏盛或偏衰，恢复三因素原来的协调状态。这是在当地特有的文化习俗环境中孕育而生的一个独特的医疗系统，是居住在青藏高原上的人民群众长期与疾病作斗争的经验总结。

二、疾病分类

在甘南地区传统医学中，疾病可从病因、依止处以及形态三个方面进行分类。"从病因上分类，有今生所生的疾病，由于前世宿业之故所生的疾病，以上两种原因混合所致的疾病这三类。今生所生的疾病，系由病因与外缘具备后引发的疾病。由于前世宿业之故所生的疾病是由前世的宿业所致。疾病与宿业混杂者，有两种情况：第一种是由本身固有的隆、赤巴、培根三者紊乱所致的疾病；第二种是从一些

---

① 宇妥·元丹衮波：《医学四续》，毛继祖、马世林、罗尚达等译注，20 页，上海，上海科学技术出版社，2012。

外缘中突然发生的疾病，如中毒、创伤、'鬼怪'作祟所引起的疾病。从疾病的依止处分类，有男子所生疾病、妇女所生疾病、老年人所生疾病、小孩所生疾病以及一种具有共性的疾病。从形态上分类，有隆、赤巴、培根三种。"①

Q寺出家女性对于疾病的分类不等同于本土传统医学的区分标准，而是受制于特定的社会文化、风俗习惯、宗教信仰、个人的医疗知识与以往的治病经验等。为了更加清晰地理解她们的疾病观，根据在寺院的访谈资料，笔者整理出她们对于疾病的分类和处理方法。她们对于疾病的认知范围主要有四类：一类是与气候、季节、饮食有关的疾病，如感冒、咳嗽、发烧、腹泻等；一类是与患病部位有关的疾病，如胃病、肺病、肠病、胆病等；一类与女性有关的疾病，如乳腺增生、阴道炎、子宫肌瘤、痛经等；一类是与所谓神鬼作祟有关的疾病，如头疼、眼疼、膝关节炎等。

当地语表述疾病的方式主要有两种，第一种是用不同的名词来表述不同的疾病，即每一种疾病都冠以一个专有名词，如感冒称为羌巴（cham pa），咳嗽称为鲁巴（lud pa）。第二种用身体的专有部位加通用名词的"病"来表述不同的疾病。"病"在当地方言中是"内"（nad），例如肝是"青巴"（mchin pa），肝病是"青贝内（mchin pavi nad）"，直译为肝病。肺是"罗巴"（glo ba），肺病是"罗贝内"（glo bavi nad），直译为肺病。肾是"康玛"（mkhal ma），肾病是"康麦内"（mkhal mavi nad），直译为"肾病"。

但是，当地群众在叙述自己患有何种疾病时，除了专有名词的表达之外，一般不会采用以上"什么部位的病"这种表述，而是更多以"什么部位疼"或者"什么部位不好"来指代这种疾病，Q寺出家女性也不例外。在当地方言中称"疼"为"库额"，无论哪里疼都可以用"库额"来称呼，只需要在前面加以具体的身体部位名称就可以。

---

① 宇妥·元丹衮波：《医学四续》，毛继祖、马世林、罗尚达等译注，24页，上海，上海科学技术出版社，2012。

同时，这种部位的疼也可以表达这个部位有病。头是"固"，头疼是"固库额"，有头部疾病就是"固库及有咯"，直译为"有头疼"。胃是"阿吾"，胃疼是"阿吾库额"，有胃病就是"阿吾库及有咯"，直译为"有胃疼"。腿是"刚哇"，腿疼就是"刚哇库额"，有腿部疾病就是"刚哇库及有咯"。① 表 2-1 可见 Q 寺尼众对常见病致病原因的理解和治疗实践。

表 2-1　常见疾病分类和治疗实践

疾病	拉丁转写	致病原因	主要治疗实践
感冒	cham pa	先冷后热	一般吃汉药，常用药是 999 感冒冲剂
咳嗽	lud pa	先冷后热	藏药、汉药视情况而定
发烧	tsha ba	先冷后热	藏药、汉药视情况而定
头疼	mgo na ba	一种是感冒引起的；一种是招惹了"不干净"的东西	前者引起的吃 999 感冒冲剂；后者念经或是用高僧加持过的绳子绑在头上
牙疼	so na ba	一种是因为牙齿里面长虫子；一种是招惹了"不干净"的东西	前者引起的可以往牙齿里塞止痛药，或佩戴护牙符；后者引起的要念经、做仪式
眼疼	mig na ba	钻到别人晒的衣服、坐的凳子等下面	用柏香粉进行烟熏
胆结石	mkhris rdo	吃了油腻的东西	藏药、汉药视情况而定，严重的话做手术
胆病	mkhris nad	不知道	藏药、汉药视情况而定
胃病	pho nad	吃坏了	藏药、汉药视情况而定
心脏病	snying nad	心情	藏药、汉药视情况而定
肺病	glo nad	不知道	藏药、汉药视情况而定
肾病	mkhal nad	不知道	藏药、汉药视情况而定

① 这里对表中谈及的"汉"药与"汉"医院作出说明。在 Q 寺出家女性的认知中，医学分为藏医学与汉医学，药物分为藏药与汉药。汉医学是指除藏医学之外的医学，汉药是指除藏药之外的药物，汉医一般是指汉族医生，汉医院是指除藏医学医疗机构之外的各类医疗机构。他们认为，所有疾病总体都是前进业因。

疾病	拉丁转写	致病原因	主要治疗实践
肝病	mchin nad	不知道	藏药、汉药视情况而定
阑尾炎	rgyu lhag gnyan tshad	不知道	做手术
膝关节炎	pus tshugs nad pa	一种是因为着凉；一种是因为鲁神作怪	前者引起的藏药、针灸；后者引起的念经、做仪式
其他部位的关节炎	grum nad	一种是因为着凉；一种是因为鲁神作怪	前者引起的藏药、针灸；后者引起的念经、作仪式
腰疼	sked pa na ba	一种是因为着凉；一种是因为鲁神作怪	前者引起的藏药、针灸；后者引起的念经、做仪式
驼背	stod gug	一种是因为着凉；一种是因为鲁神作怪	前者引起的藏药、针灸；后者引起的念经、做仪式
全身无缘无故不舒服	rgyu med rkyen med du lus yongs mi bde ba	一种是由于感冒引起；一种是招惹了神鬼	前者引起的吃999感冒冲剂；后者引起的念经、做仪式
拉肚子	khog pa bshal	一种是吃坏了；一种是由于感冒引起	前者引起的不管；后者引起的藏药、汉药视情况而定
乳房疼	nu ma gzer ba	月经引起	藏药、汉药视情况而定
阴道炎	gsang lam la za vphrug lang pa	不注意卫生	藏药、汉药视情况而定
子宫肌瘤	bu snod sha skran	经血没流完，大部分停留在子宫内形成瘀结	藏药、汉药视情况而定；严重的去汉医院做手术
痛经	zla mtshan vgag pa	着凉引起	藏药、汉药视情况而定

"疾病是作为物质客体或胜利状态居于体内的，且不管医生和病人个人头脑的主观状态如何，医学知识总是由对患病身体的客观表达

所构成的。"① 对于医生来说，身体是一种物质客体或生理状态，疾病可以理解为物质客体在一定的条件下，受病因损害作用后，因自稳调节系统紊乱而发生的异常生理状态。但是对于患者来说，身体并不仅是一种物质客体或生理状态，而是自我的一个根本组成部分，疾病是通过疼痛的体验而存在于体内的，患者对于疾病的最初认知是来源于对于身体的直接感知，即对躯体化经验的直接描述，形塑了患者的医学世界。在当地人的医学世界中，疼痛与疾病之间的关系更是借助于言语被直白地表达出来，疾病是通过显现在活着的身体之中的疼痛来被主体感知、识别，并进而建构主体的医学常识与经验世界。

"对于健康和疾病，所有文化都有自己的知识与信仰，并且代代相传。"② 疼痛本来只是疾病症状的表面标记，而在这里疼痛却成为疾病的代名词。当疾病可以等同于疼痛时，那么疼痛就会变成一件司空见惯的事情，这使得当地群众对于疼痛的忍受力会更强。7 月中下旬，笔者陪同益西卓玛去碌曲她的父母家探亲时，因为扭伤了脚，左脚踝肿得厉害，找了村里的一位土大夫正骨。正骨时我疼得连哭带叫，因为在我看来，出声哭泣是缓解疼痛的最好方式。而益西卓玛却有着不同的看法，她认为因为疼痛的哭泣是一件很丢脸的事情。当时我以为这仅代表她的个人观点，直到回到合作再次正骨治疗时，我才发现这是当地群众的普遍看法。记得刚从碌曲回到合作后，我的脚踝仍然不见好，才让叔叔和格日措姊姊便带我去本地一位著名的民间大夫那里再次正骨。扎西弟弟在路上一再嘱咐我不能哭，并以自己曾经胳膊脱臼而强忍疼痛的经历现身说法。我转问格日措姊姊，因为疼痛的哭泣是否很丢脸，得到的答案是肯定的。这个答案也使我在这次的正骨经历中任凭大汗淋漓、泪流满面，却始终没有发出声音。因为我强装的"坚强"获得了包括大夫、他的家人在内的所有人的夸奖。后来回到

---

① ［美］拜伦·古德：《医学、理性与经验：一个人类学的视角》，余晓燕、余成普译，171 页，北京，北京大学出版社，2010。

② ［美］帕特丽夏·盖斯特-马丁、艾琳·伯林·雷、芭芭拉·F. 沙夫：《健康传播：个人、文化与政治的综合视角》，龚文库、李利群译，83 页，北京，北京大学出版社，2006。

寺院，我与她们就此问题进行了交流。曲君卓玛讲述了自己曾经的经历。①

> 我在兰州汉医院（兰州市第二人民医院）做了胆结石手术，我以为会很疼，麻药过了后没有当初想象的那么疼，还是很疼，但是我没有哭。我们认为哭是一件很丢脸的事情，感觉挺没意思的，还没有到哭的地步就哭了，挺丢脸的。再说很多病都是前世做的孽，所以这一生就应该受着，这没有什么的。

益西卓玛以曾经的疾痛体验来进一步佐证自己之前的观点，即由于疼痛而哭泣是一件很丢脸的事情，并且认为当地人对于疼痛有着更强的耐受力。②

> 我们对于疼痛的忍耐要比你们强。我们要是因为疼痛喊叫起来，别人就会嘲笑说，你这点儿疼都受不了。我做了宫肌瘤手术时，因为先天性心脏病的原因不能用麻药，就这么把子宫肌瘤刮了。当时听见两个汉医在交谈，一个说我不敢，你来刮，没有男人、单身很久的女人子宫内的瘤子会很硬。另一个说我也不敢，这个病人没打麻药，还是你来。我当时没有紧张，没有害怕，什么都没想。做手术时，两个汉医说的话都能听清楚，其中一个问疼不疼，我说不疼，自己感觉有东西在里面打转，绞着疼，从下面疼到上面，心都被掏空了的感觉，我咬着嘴唇，闭着眼睛，就一直在念经。大概进行了半个小时，我不害怕，还看到了瓶子里装着刮出来的瘤子。做完手术，下床没人扶，自己穿上衣服就出来了。一个

---

① 时间：2017年6月3日；地点：Q寺；口述者：曲君卓玛（28岁，甘肃省卓尼县人）。
② 时间：2017年5月27日；地点：Q寺；口述者：益西卓玛（52岁，甘肃省碌曲县人）。

汉医说让把瘤子送到汉医院（甘南州人民医院），然后由汉医院（甘南州人民医院）送到兰州化验。另一个说我不能走路，让我侄女去送。我就一直坐在凳子上休息，侄女回来后，我们俩就回去了。

经文上说疼痛可以减轻罪孽，我自己觉得没病未必是好事。因为如果你是健康的，就体会不到别人的痛苦，就不会有同情心，你会觉得听到别人说哪里疼痛是一件很烦的事情，这样无形中你就造了孽。如果你有病，就可以体会到生病的痛苦，别人在和你说起自己生病的事情时，你就会感同身受，会理解人，你做的好事就多了，积的福报也就多了。

"病痛是监控身体种种作用（如喘气、腹部痉挛、鼻塞或关节疼痛）的实际经验，牵连到对这些身体作用的评估，是否如预期、是否严重、是否需要治疗。"① 疼痛并非简单的生理性过程，而是社会与文化交织融汇，反映在身体上的结果。"地方性的文化导向（我们在生活世界中所学到思考与行为，以及复制这些世界的社会结构的既定方式）构成我们如何了解与处理病痛的传统性一般常识。"② 甘南州地处青藏高原东北边缘，平均海拔达 3000 米，气候寒冷，且阴湿多雨雪。自然环境、信仰禁忌、日常生活、生计方式都会构成疼痛产生的要素，这样疼痛就会被视为是一件自然而然的事情。同时，自然环境与生活资源的特点也造就了当地群众顽强、乐观的性格。而作为出家女性，对于信仰的执著更会使得她们对于疼痛的耐受力强于普通女性，因为她们认为通过忍受这种由疾病带来的疼痛可以消减今生的"罪恶"，从而以更加平和的心态来对待疼痛。益西卓玛继续谈道③：

---

① ［美］凯博文：《谈病说痛：人类的受苦经验与痊愈之道》，陈新绿等译，1 页，广州，广州出版社，1998。

② ［美］凯博文：《谈病说痛：人类的受苦经验与痊愈之道》，陈新绿等译，2 页，广州，广州出版社，1998。

③ 时间：2017 年 5 月 27 日；地点：Q 寺；口述者：益西卓玛（52 岁，甘肃省碌曲县人）。

身体哪里疼了就是病，只有身体哪里疼了才是病，要是不疼，身体就是好的，就是健康的。不疼了就可以念经，就可以去寺院干活。在佛法里，世上最幸福的三件事就是无病无灾，不欠人钱，没有要害怕的敌人。所以我觉得身体哪里不疼就是好的，我只希望自己是健康的。因为我自己身体不好，不能干重活。但是大家都干活你不干活，别人就会说闲话。如果自己身体哪都不疼的话，什么都可以干。

她们关于健康的定义，也使我深深地陷入了沉思。在我生活的环境中，人们对于健康的概念更倾向于讨论锻炼、运动和使用正确的食物。而在这里，她们则倾向于在强调"不疼"的状态中度过每一天。究其原因，我认为与她们的生活环境、文化程度、宗教信仰、医疗条件等因素有关。

从生活环境来看，除日常生活和宗教修习外，她们还要从事繁重的寺院劳动，身体不疼就意味着避免请假，或不需要医治，她们在很大程度上把健康看作实现目的——劳动的一种手段，而社会经济条件优越的人们则把健康看作目的本身。

从文化程度来看，受过良好教育的人们不仅拥有更多关于健康的知识，而且知道寻求预防措施和治疗措施来应对健康问题的好处，而她们由于受教育程度有限，导致其医学知识欠缺以及保健意识淡薄，仅以疼痛来定义疾病。

从宗教信仰来看，世俗生活中，人生的幸福快乐奠立在现实物质生活或精神生活基础之上，佛教与此相反，认为人生就是苦海，人们在现实社会生活中，物质欲望的鸿沟是永远填不平的，人们也就因物质欲望的永远得不到满足而心生痛苦，至于个人的精神自然无法完善。真正的快乐幸福就在于彻底解脱人生的苦难，断灭生死烦恼和痛苦之因，因此对于健康不会做过多的苛求。

从医疗条件来看，民族地区社会经济发展相对滞后，医疗卫生事业基础薄弱，公共卫生服务不均衡状况比较突出。对于地处偏远、远离市区的寺院更是如此。别说定期的体检以及医生进行的预防服务极为少见，连正常的专业医疗都成问题，所以只有当疾病出现疼痛的症状时才会引起注意，没有症状的身体自然会被视为健康。她们对疾病的区分是面对生活的相对贫困和医疗资源的相对匮乏的环境时所做的理性选择，当然也是不得已的选择。

三、病因认知

疾病理论体系是一种由文化建构起来的对于身体、病因、健康的一系列认知及在此认知基础上产生的相应的治疗手段。Q寺出家女性受到佛教思想的影响，对疾病的解释和体验主要与因果相关联，将疾病的总因归为"前世造孽"所导致，在"总因"的作用下，疾病又可以由自然因素和超自然因素引起。所有的疾病都可以解释为在前世造孽的因的作用下，今生所承担的果。彭措卓玛在谈到病因时，首先提及的词也是"前世造孽"。[①]

从笔者对Q寺老、中、青三代出家女性对于疾病病因认知的访谈中可获知，她们的疾病观是与佛教的因果论紧密联系在一起的。佛教认为，业的力量是巨大的，无论何人造了业，必受果报，而且善业和恶业产生同类果报，这是任何力量也无法阻止的。但是，业力生出果报还需要条件的成熟，而条件成熟又有时间长短的不同，有的今世成熟，有的来世成熟，还有的要在后世才能实现果报。由此在Q寺出家女性的疾病观中，疾病是缘于前世造的恶业，至于何时成熟取决于具体的条件，比如气候、饮食、起居行为、神鬼作祟等。而在本土传统医学的认知中，贪嗔痴三毒使隆、赤巴、培根失调，产生疾病，而前世的恶业报应只是引发各种疾病的外缘之一。虽然她们从小饱受传统医学的耳濡目染，但是对于病因的解释却因为深受宗教思想的影响，而将"前世恶业报应"这一非理性的致病因素提升到她们病因认知体系的最高位置。

① 时间：2017年7月30日；地点：Q寺；口述者：彭措卓玛（32岁，甘肃省卓尼县人）。

在具体的病因上，除了气候、饮食、起居之类的自然因素之外，虽然她们认为疾病可能与神鬼作祟有关，但是不会将自己患病的原因直接归因于所谓"鬼神"，形成了不同于一般群众的认知。在当地的民间观念中，人们如果冒犯了"鬼神"，就会遭到"鬼神"的惩罚，导致疾病的发生。而在笔者与出家女性的访谈中，她们从未提及"鬼神"作祟是导致自身产生疾病的因素，这并不是说她们可以用科学的思维看待疾病，而是对疾病进行了宗教性的建构，因为在她们看来，出家人的身份是免受邪祟侵扰的主要原因。

不同的文化对于健康和疾病有独特的定义和解释，并且基于病因解释的不同而呈现出医疗理念与治疗方式的不同。既然她们认为疾病是由于前世造孽引起的，那么在疾病的治疗中，念经便成为一个必不可少的关键环节。

疾病理论体系反映了一个文化群体对疾病的认知与分类，病因、药物发生作用的机制的解释等。文化不仅是表述疾病的手段，而且它建构疾病的认知。在她们看来，疾病是命中注定的，是由于前世的恶业而在今生承担的果报，因此对疾病多怀有一定的包容、顺其自然的态度，甚至会以忍受疼痛作为减轻罪孽的一种方式。这使得她们对于病痛的忍受异于常人，经常是等疾病严重到一定程度，才会去专业的医疗机构接受治疗，这在一定程度上会延误病情。在病症上，她们认为大多数需要通过念经作法治疗的疾病一般都是慢性病或者久治不愈的疾病，而对于那些急性的大病，尤其是涉及人体器官的病变，她们虽然无法解释具体的病因，但是在因果论的作用下，除了积极配合医生的专业治疗之外，念经是必不可少的因素。作为出家女性，宗教信仰深深植根于她们的社会生活和精神生活之中，不仅影响着她们对于疾病的认知和对于健康的理解，而且影响着她们的医疗实践。"神灵鬼怪"已经成为她们心理环境的重要组成部分，其在思考问题时甚至会不自觉地运用迷信思维，选择她认为对的、正确的原因去解释自己的行为或发生在自己身上的事情。

第三章

常见疾病及相关因素

第一节　疾病的情状与分析

一、妇科病

医学认为"妇女独具子宫、月经、乳房，这三者的疾病称为'妇女病'，是由于前业、饮食、起居失调、恶魔作祟等缘故所致"[1]。西医学认为引起妇科炎症的病因是多方面的，当天气炎热，衣物不透气，局部汗液较多时，加上局部的摩擦，易产生病变；平时不注重个人卫生，再加上生态平衡失调，则会导致菌群失调，增加受感染的风险。中医学认为外界的气候变化尤以寒、热、湿邪为主要的致病因素。在Q寺，妇科病是影响女性健康的首要疾病，主要包括外阴、阴道的各种妇科炎症、原发性及继发性痛经以及子宫肌瘤。她们普遍自述腰痛、腹胀、外阴瘙痒、白带增多、月经不调、痛经、子宫肌瘤等。虽然Q寺很多女尼认为主要病因是"从小没有被男人碰过"，但是一年的田野经历使我感受到，除了子宫肌瘤之外，很多妇科疾病与个人的生活习惯、卫生习惯密切相关。

图旦卓玛[2]：

> 月经有时候一个月来一次，有时候两个月来一次，来的时候特别疼。第一天会来得很少，第二天是疼着来的，有时候睡一会儿，用热水袋暖肚子能好。如果不好，就吃藏药或汉药。如果疼得不行了，就去汉医院打吊针。疼的时候用手直接按在肚子上，我觉得是从下往上疼，呼吸都困难。每次

---

① 宇妥·元丹衮波：《医学四续》，毛继祖、马世林、罗尚达、毛韶玲译注，201页，上海，上海科学技术出版社，2012。

② 时间：2017年4月2日；地点：Q寺；口述者：图丹卓玛（29岁，甘肃省合作市人）。

打完吊针只管用两个月，这两个月是平时的那个时间来的，两个月后时间又乱了。

旦却卓玛①：

子宫肌瘤查出来五六年了，我在寺院小卖部看铺子的时候开始病的。每次感觉腹部右侧有个肿瘤一样的硬块，疼的时候死去活来，每个月都要疼得躺好几天。我不知道是子宫肌瘤，刚开始疼的时候肚子绞着疼，我以为是肠子坏掉了，直接不停地流汗，没想过检查，睡一会儿，睡醒后就好了。后来到了25岁的时候，疼得不行了才去看的藏医。他以前给我妈看过病，把脉后说我妇科不好，胆不好，心脏也不好，血压高，于是在他那里吃了两年的藏药。之后差不多快30岁的时候，去藏医院做了B超，说是妇科病，然后又去了合作的汉医院（甘南州人民医院），汉医院检查出来是子宫肌瘤。有时候下身痒的时候，就把妇炎洁倒入水里，用水洗一下，不痒的时候不管也不洗。

仁增卓玛②：

子宫肌瘤先后做了4次检查，第一次是2008年在合作汉医院（甘南州人民医院）免费检查，检查结果出来说是有子宫肌瘤，但是我没有感觉到疼。除了子宫肌瘤，来月经的时候全身都会肿，半个身体都会肿得特别厉害。每次月经没来之前，后背疼、头疼、心疼，来的时候下腹疼痛，全身会肿。

---

① 时间：2017年7月26日；地点：Q寺；口述者：旦却卓玛（36岁，甘肃省卓尼县人）。
② 时间：2017年3月5日；地点：Q寺；口述者：仁增卓玛（50岁，四川省若尔盖县人）。

在我与她们的私密交谈中，每当问起是否定期清洗下身的问题，答案总是否定的。大部分人会很害羞地告诉我，晚上关起房门的时候，偶尔只用毛巾擦过身体，从来没有专门清洗过下身。除非是得了妇科病，遵照医嘱时才会这么做，等病症解除后，就不会再清洗下身。换言之，她们普遍主观上没有注意个人卫生的习惯。个人卫生习惯不良，不注意外阴局部清洁，在皮脂、汗液、经血、阴道分泌物的长期刺激下，不仅会导致妇女外阴瘙痒，而且容易滋生细菌，引发感染。

Q寺出家女性不仅平日没有清洗外阴的卫生习惯，而且月经期不太注意个人卫生。因为文化程度较低，她们往往意识不到经期卫生的重要性，又因经济贫困，多使用劣质卫生纸或者卫生巾，也没有勤换卫生巾的概念。如果在月经期间不注意卫生，使用卫生标准不合格的卫生巾或卫生纸，或没有勤换卫生巾，就会给细菌提供逆行感染的机会，使病原体侵入而引起炎症。

除此之外，妇科炎症的高发也与僧伽服饰的穿着有一定关系。僧伽服饰是出家女性无论在寺院、尼舍还是外出时必须穿着的服装。下身着绛红色的三层裹裙，最里面的一层称为"奇瑞"，纯棉质地，其形似裹裙，上部以松紧束腰。第二层称为"曼约合"，可根据季节选用棉、绒、氆氇、针织毛线等，也形似裹裙，上部以松紧束腰。外罩衫裙称为"涵特"，只限于棉布类，其式样为筒裙，裙长出脚面，腰间折叠捆系。上身最里面是贴身背心，但不属僧伽服饰，只是为了避免女性暴露胸部。中间一层是坎肩，当地方言称为"东格"，材质以棉布和氆氇较多，形如大襟坎肩，穿着时将两襟交叠塞入裙中，左襟在上，右襟在下。最外面一层类似袈裟，当地语称为"然"，材质一般为绛棉制品，是一条长约5米、宽约45厘米的长方形布。据笔者观察，她们因为经济能力有限，除了"曼约合"会根据季节选用不同质地的衣料，其余服饰皆是棉布制成。

女性的外阴部位皮肤非常娇嫩，容易被病菌攻击。在温热的夏季，她们穿着三层厚度、长及脚踝的棉质裹裙，容易使下身因穿着不透气而导致湿热郁积，再加上局部的摩擦，这不仅会诱发瘙痒，也易产生病变，如局部的毛囊炎、疖肿、真菌性阴道炎等。按中医学的说法，"妇人阴痒，多属虫蚀所谓，始因湿热不已，故生三虫，其虫蚀阴户中而作痒，甚则痒痛不已，溃烂肿深"①。在寒冷的冬季，虽然她们会根据季节选用绒、氆氇、针织毛线等厚实保暖的衣料制成曼约合，但是这种穿着方式，也难敌雪域高原的严寒气候，容易使身体外受寒邪、经血寒凝而引起痛经、经闭、癥瘕等。虽然她们平日可在尼舍中穿着御寒保暖的外套，但是在举行法事活动期间，所有人必须一律穿传统僧伽服饰，进入室温颇低的经堂大殿，甚至只要走出自己的尼舍，都必须穿着统一的僧伽服饰。这意味在高寒的高原气候之下，她们穿着如此单薄的僧服，易使体表受寒，引发妇科疾病。除了一般的妇科炎症外，子宫肌瘤是出家中年女性的高发疾病。子宫肌瘤是女性生殖器官中最常见的一种良性肿瘤。大部分人在少女时就出家为尼，作为未育女性得不到孕激素的及时有效保护，易发生激素依赖性疾病，子宫肌瘤就是其中之一。

二、胃　病

本土传统医学将胃病分为胃热和胃寒两类，"胃为腑器之主，劳心劳力、过度疲劳、久处潮湿、身受寒冷、饮食过量、饮食不当等，皆能引发胃病"。② 西医学认为，"抗生素、浓茶、咖啡、调味品等化学刺激，经常食用过冷、过热或过于粗糙的食物等物理刺激，加之细菌或其毒素刺激都是引发胃炎的常见原因"③。中医学强调饮食的不节制易损伤脾胃。在 Q 寺，普遍存在"胃病"患病率较高的情况，"娘乃"的饮食不规律是其致病的主要原因。"不适当的饮食（过饥、过饱、不定时饮食、进食刺激性食物或酸性食物及不易消化食物等），可以导致胃黏膜受伤害，保护作用下降"④，进而诱发胃病。

---

① 韩延华编著：《百灵妇科》，212 页，北京，中国医药科技出版社，2016。
② 毛继祖主编：《藏医诊疗秘诀》，144 页，兰州，甘肃民族出版社，2000。
③ 章健：《胃病：中西医治疗与调养》，6~7 页，北京，中国人口出版社，2016。
④ 章健：《胃病：中西医治疗与调养》，11 页，北京，中国人口出版社，2016。

图丹卓玛①：

我是 24 岁的时候开始胃疼，没有专门住过院，但是打过吊针。有一次法会的时候特别严重，吃什么都会吐出来。后来一直吃藏药，现在已经好多了，可能是吃了藏药养胃的原因吧。汉药能解决一时问题，胃疼的时候一下子特别疼，打个吊针能很快缓解，一般都是打 5 天吊针。但是吊针不能根治胃病，而藏药治胃病的效果好，能治根本。

尕藏措姆②：

我的胃不好，再没有什么病。出家以后，自己感觉胃不好，不舒服，一直在吃藏药。这边的藏医院去过，藏医诊所去过，若尔盖的藏医院也去过。后来觉得吃饭、不吃饭都会疼，爸爸就陪着我去临夏的汉医院做 B 超，查出来是胃病。

贡曲卓玛③：

胃不好，前两天吃了个治牙疼的药，胃就不好了，开始疼。去年大概做了 65 个娘乃，胃有时候好，有时候不好，我估计和做娘乃有关系。做娘乃不能按时吃饭，一天吃一天不吃的，时间久了，胃就坏了。

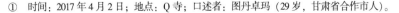

① 时间：2017 年 4 月 2 日；地点：Q 寺；口述者：图丹卓玛（29 岁，甘肃省合作市人）。
② 时间：2017 年 8 月 5 日；地点：Q 寺；口述者：尕藏措姆（35 岁，甘肃省迭部县人）。
③ 时间：2017 年 3 月 11 日；地点：Q 寺；口述者：贡曲卓玛（39 岁，四川省若尔盖县人）。

仁增卓玛①:

　　胃病不是很严重，就是饿的时间不能太长了，也不能一下子吃得太饱了，否则就会疼。我没有去医院专门做检查，平常胃不舒服的时候吃的是赛朱当乃（se vbru dwangs gnas）②，还有仁青芒觉（rin chen mang sbyor）③。当了阿尼以后，胃开始不好，是不是因为娘乃我也不知道，吃方便面可以，但是喝了方便面里的调料汤，胃就会特别不舒服。

　　"娘乃"是她们日常生活中比较重要的修行方式，也称为闭斋。其修行分为3种，一种是按照寺院规矩定期进行的，寺院定期举行的是农历四月的禁食斋戒。在此期间，寺院每一位女性需持8次"娘乃"，即持16天斋戒。除此之外，平时还有根据个人意愿修行以及替信众闭斋祈福的"娘乃"。持"娘乃"通常为两天时间，第一天当日中午允许进餐，但晚餐只允许喝茶，当地语称为"容加"（rung ja），开始和结束均以清水漱口。第一天可说话，第二天则整日不言不语，不吃不喝，默念经文，于第三天拂晓开戒。益西卓玛在笔记本上记录了近5年内所持的"娘乃"次数。④

　　我经常做娘乃，刚开始做娘乃的时候饿，看见吃的就想着明天一起床，一定要吃掉，会想着饭馆里的各种好吃的，只要自己能想到的好吃的都会想一遍。口渴比饥饿还难受，看见别人洗个脸都想把洗脸水喝掉，晚上做梦都能梦到水。饿得一晚

---

　　①　时间：2017年3月5日；地点：Q寺；口述者：仁增卓玛（50岁，四川省若尔盖县人）。
　　②　赛米当乃：藏药，温胃益火、化滞除湿、温通脉道，用于消化不良、食欲不振、寒性腹泻等。
　　③　仁青芒觉：藏药，清热解毒、益肝养胃，用于各种中毒症和消化道溃疡及各类慢性胃炎、肠炎等。
　　④　时间：2017年5月26日；地点：Q寺；口述者：益西卓玛（52岁，甘肃省碌曲县人）。

上睡不着觉，累得没有精神，只想着吃。饿得想睡又睡不着，饿到第二天又吃不下了。慢慢做得多了，也就习惯了。2010 年我做了 40 个娘乃，2011 年 30 个，2012 年 65 个，2013 年 50 个，2014 年 50 个，2015 年 50 个，2016 年 60 个，这些都记在小本子上。

　　她们持"娘乃"时，第一日中午允许吃素食，如果从第一日的下午两点算起，到第三日黎明五点开戒，其间有近 40 个小时是粒米未食，这对人体健康特别是肠胃健康有很大的伤害。如果以一年平均 40 个"娘乃"来计算，这种伤害在一年中会发生 40 次，累计 80 天，尤其在农历四月会持续 8 次，即连续 16 天的伤害。饥饿一天的她们，当大脑皮质因食物的刺激而分泌饥饿信号后，往往会在第二天的拂晓和中午进食大量食物。饮食自倍，肠胃乃伤，这种暴饮暴食会加重胃的负担，影响胃的正常活动与功能。因此"饥一天饱一天"的斋戒行为是她们患胃病的一个重要原因。

　　2017 年 5 月，在寺院做调查。还记得 16 天"娘乃"的第一天是农历四月初一，那日恰逢下雪，异常寒冷。第一天中午，我做了炒菜米饭，仁增卓玛吃了满满一碗。然后让我取来青稞炒面，和着酥油又吃了一大碗。饭后，还吃了些水果。这顿饭从下午 1 点一直持续到 3 点。吃完后，她觉得胃里撑得难受，去白塔转果拉。下午 4 点回来后就开始坐在炕上念经，一直到晚上 8 点左右。之后她喝了几杯浓茶和几碗奶茶，又开始念经。第二天开始，她便不吃不喝，不言不语，一整天都是坐在炕上念经。早中晚三餐都是我自己做、自己吃。因为考虑到她在斋戒，我不好意思在屋里吃，就躲在外面的玻璃房里，但是饭菜的香味依然会飘进屋里。以至于在仁增卓玛持"娘乃"期间，每次我独自吃饭时，都会在内心产生很大的心理压力。虽然屋里架着火，但是因为外面天气寒冷，又没有进食，所以仁增卓玛的身体没有充分的营养和能量供给，脸色微微泛白，嘴唇干裂。后来我才知道"娘乃"刚开始的几天还是她的生理期。我坐在对面，看着她虚弱的身体，不禁陷入沉思。痛经与饥饿的双重折磨究竟是一种怎样的身体体验，而我自己是没有勇气尝试的。

第三天也是第二个"娘乃"的开始。黎明时分，仁增卓玛熬了牛奶粥，但是到了中午又开始重复前天的暴饮暴食，用她的话说，不多吃一些，第二天撑不住。同样的斋戒行为在这 16 天中不断地上演，也意味着胃功能一次又一次地受到损伤，而这个月的 8 个"娘乃"只是一年斋戒中的一小部分。"娘乃"对于出家女性而言，不仅意味着虔诚的信仰，而且是维持生计的重要收入。因此，无论自己的身体是否允许，"娘乃"的斋戒都在年复一年地重复着，这是她们患胃病的一个重要原因。

三、胆囊炎

大部分的胆囊炎都是由胆囊结石引起的，合并有胆囊结石的又称为胆石症。胆石症在本土传统医学上属于"痞病"，是"由于进食了坚硬、生冷、油腻、不易消化等的饮食，未能消化，停留在本位，被涎液包住，因为成为糟粕未消化的食积痞块；精华未消化，潴聚于肝，胆汁凝聚，形成胆结石[①]。"西医学认为，"胆结石的形成主要与代谢紊乱有关，长期高蛋白、高脂肪、高热量、高油腻的膳食结构会导致胆汁成分改变，胆汁中的胆固醇或胆色素浓度过度饱和，就会发生沉淀、结晶，形成胆结石。胆结石常会阻塞胆囊管，引起胆囊炎，如果长期刺激胆囊黏膜，还可能引起癌变"[②]。中医学认为，"饮食失节，过食油腻，导致蕴热中阻，胆汁排泄不畅，肝胆气滞，疏泄失职，均可导致邪气犯胃，气血运行不畅而出现胆胃同病"[③]。胆囊炎的发生与情志、饮食、心理压力及生活方式的改变有很大关系，纵观 Q 寺出家女性的饮食结构和生活习惯，过量食用酥油以及"饥一顿饱一顿"的斋戒是导致她们胆囊炎的主要因素。仁增卓玛自述了患病经历，进食

---

① 毛继祖主编：《藏医诊疗秘诀》，52 页，兰州，甘肃民族出版社，2000。

② 陈雨强主编：《胆囊炎与胆结石》，53 页，北京，中国医药科技出版社，2013。

③ 骆云龙：《〈伤寒论〉大柴胡汤加减方治疗胆囊炎胆石症的理论及临床研究》，南京，南京中医药大学硕士学位论文，6~7 页，2001。

生冷、油腻以及刺激性食物后会引发胆绞痛，表现为上腹持续性疼痛、阵发性加剧，但当结石移动、梗阻解除，即迅速好转。①

2008 年在合作汉医院（甘南州人民医院）免费检查，检查结果出来是胆囊炎和子宫肌瘤。因为患有胆囊炎，早上吃一点儿酥油就会头疼，眼睛也看不清楚，疼得最厉害的时候是半醒半晕的状态。当时查出这些病后，我就给家里人打了电话。哥哥说要坚持吃药，否则胆囊炎很有可能变成胆结石，如果变成胆结石就很可能要做手术。刚开始有胆结石的时候，我特别爱吃油腻的东西，尤其是喜欢吃有油的肥肉。有一天我跟阿尼吾吉的妈妈，还有许多阿尼在山上做饭的时候，她看见我专挑肥肉吃，当时就说我肚子里面是不是有条金鱼，因为肚子里有金鱼的人都特别能吃油。自己因为不放心，胆结石在这边检查了 9 次，那时候吃两三个月的药就去检查，但是吃药也没见有什么效果。每次法会的时候总觉得肚子有东西，后背上有一块儿地方是麻的，最疼的经历有 3 次。

曲君卓玛是我在 Q 寺关系最好的朋友。5 月上旬，我因为家里有事，要离开几天。临走前我还一再嘱咐她保重身体，因为她患有比较严重的胆囊炎，4 月底刚出院。没想到我回到兰州没几天，我们就在兰州市第二人民医院见面了，她又一次因为胆囊炎住院，这次需要进行胆结石手术。②

我一直有胆囊炎，（农历）四月底的时候，胆囊炎疼得不行了才去的医院。我记得整个晚上都疼得睡不了觉，疼得能哭

① 时间：2017 年 3 月 5 日；地点：Q 寺；口述者：仁增卓玛（50 岁，四川省若尔盖县人）。
② 时间：2017 年 5 月 10 日；地点：兰州市第二人民医院病房；口述者：曲君卓玛（28 岁，甘肃省卓尼县人）。

出来的那种，哭也没有用，还是特别疼，就一直在床上躺着，疼得也睡不着。好不容易熬到天亮，叫了个出租车，就去合作的医院。到了门口，因为太早，医院都没有开门，就一直在街上走着。等医院一开门，反倒不疼了。但是我怕现在不疼，晚上又会疼得死去活来，还是决定住院治疗。住了11天院，就是打针和吃药，等自己觉得好了就出院了。结果没过几天又开始疼，差不多过了8天。我想着这么下去也不是办法，还是把胆结石取了吧，要不然这么疼着也不行，就去了兰州。

在我刚认识曲君卓玛的时候，她已经不吃酥油了。原因是患有胆囊炎，吃了酥油，胆会不舒服。但是长久以来的饮食结构与生活习惯还是让她付出了做手术取结石的代价。每次与她们聊起身体疾病，大部分人都自述有不同程度的胆囊炎，也承认酥油是自己不可或缺的日常饮食，只是由于患有胆囊炎，不能再像患病之前一样，可以肆无忌惮地食用，偶尔嘴馋的时候会吃一些。

在高海拔地区，由于多饮用各种矿物质含量高的地下水，致使胆石症的发病率增高。同时，由于高海拔地区气候寒冷，当地居民多喜食高蛋白、高脂肪、高胆固醇的食物用来抵抗风寒，而胆结石的形成与体内胆固醇含量过高有关，会加重胆石症的发病率。"新鲜酥油性凉，能强筋、润肌肤、增体力、除赤巴病。经年的陈酥油，能治疯狂、癫痫症、眩晕及昏迷等症。熔炼过的酥油，可以益智健脑、暖中补虚、开胃健力等，堪称是延年的上品。牦牛、绵羊奶做的酥油能祛风寒。"[1] 虽然在高寒地区适量服用酥油，可以暖内脏、增强体质、补益气力、延年益寿，但是酥油中含有较高的脂肪，长期过量食用这种食品会使胆汁中胆固醇增高，导致体内胆盐、胆固醇比例失衡，因而容易沉积成石。

---

① 宇妥·元丹贡布：《四部医典》，王斌主编，56页，南京，江苏凤凰科学技术出版社，2016。

仁增卓玛患有很严重的胆囊炎，我经常劝她少吃一些酥油，以减少胆囊炎发作的频率。她每次都是边应诺，边在糌粑或都玛（gtosma）① 中加少许酥油，即便每次吃过后身体会不舒服，但还是不改对于酥油的钟爱。不仅仁增卓玛喜好酥油，Q 寺的大部分人皆如此。她们无论是吃糌粑、蕨麻米饭还是喝奶茶，都会在碗中放不少酥油。酥油就如同一把双刃剑，既滋润肠胃、和脾温中，具有颇高的营养价值和食疗功效，又成为诱发胆囊炎的主要因素。

"饥一顿饱一顿"的"娘乃"斋戒行为除了容易导致胃病之外，还容易诱发胆结石。"正常、按时进餐时，进入十二指肠的食物可以刺激胆囊收缩素的释放，后者则通过收缩胆囊和放松胆道下端的括约肌，而将胆囊储存的胆汁通过胆道系统排入十二指肠，从而起到帮助消化吸收的作用，这样也不容易形成结石。但当长时间饥饿时，没有食物的刺激，没有胆囊收缩素的释放，胆囊一直保持充盈状态；同时储存在胆囊中的胆汁由于水分被吸收而趋于浓缩，使得其中胆固醇浓度增高而处于过饱和状态，加上胆汁淤积，构成了胆结石形成的最好温床。"② 无规律地进食易患胆结石，这也是 Q 寺很多女性患有不同程度胆石症的重要原因。

第二节　疾病的物质因素

本土传统医学认为，危害身体的各种疾病，都有发病的具体原因，分为内因和外源。《医学四续》（四部医典）中言，"一切众生虽然安乐地生活着，但是由于无明之故，也与疾病始终不能分离。特别是由于无明而产生的贪欲、嗔怒、痴愚三毒之故，使隆、赤巴、培根失调，产生了三种灾害。疾病共同的外源是季节、魔鬼、不合适的饮食和起

---

① 糌粑糊糊：在混有酥油的青稞炒面里，加入茶汁或开水制成糊状。
② 陈雨强主编：《胆囊炎与胆结石》，53 页，北京，中国医药科技出版社，2013。

居行为、毒品、医生的误诊、前世的恶业报应"①。据此理解,人体的三因是人体发病的内因,而饮食起居行为的不当、药物服用不当、气候的反常、地域的不适等外部病源,是通过三因使人体致病。

一、高寒的生存条件

甘南地处青藏高原东北边缘。"海拔平均达 3000 米,所以气候寒冷,且阴湿多雨雪。地处低纬度地带,夏季受西南暖湿气流的影响较大,云量和降雨量均为全省最多的地区之一。雨季一般在 7 月上旬开始,9 月上旬结束,雨季的降雨量约占年降雨量的 45%~50%,降雨量较为集中。"② "降雪期比较长,西北部合作开始于 8 月上旬到 10 月中旬、结束于 5 月中旬到 6 月下旬,降雪期 217—309 天,年平均降雪日数 36—45 天。由于气候寒冷,大部分地区积雪日数较降雪日数多,西北部合作积雪期开始于 8 月下旬到 11 月中旬,结束于 4 月下旬到 6 月上旬,积雪期 186—274 天,年均积雪日数 38—53 天。最热月(7 月)月平均气温舟曲为 23.1℃,迭部为 16.3℃,其余各地均在 10—15℃之间。最冷月(1 月)平均气温舟曲为 1.1℃,其余各地均在-4.6—-10.4℃之间。合作地区累年逐旬平均气温 4 月上旬开始升到 0℃以上,11 月上旬降至 0℃以下。6 月下旬至 8 月下旬在 10℃以上。"③

对于 Q 寺女性而言,不仅长时间生活在高寒的大环境中,而且其居住的小环境又是平房,并不暖和,有的尼舍还因为年久失修,漏风漏雨成为家常便饭。冬季住在仁增卓玛的尼舍,即便架着炉子,也难敌寒冷,坐在炕上的我依然被冻得瑟瑟发抖。说起这里的寒冷,仁增

---

① 宇妥·元丹衮波:《医学四续》,毛继祖、马世林、罗尚达、毛韶玲译注,21 页,上海,上海科学技术出版社,2012。

② 甘南藏族自治州概况编写组:《甘南藏族自治州概况》,7 页,兰州,甘肃民族出版社,1986。

③ 甘南州藏族自治州地方史志编纂委员会:《甘南藏族自治州州志》,225~226 页、230 页,北京,民族出版社,1999。

卓玛深有感触。①

> 我这次感冒本来不严重，第二天去了经堂，没把我冻死，就更严重了，什么藏药、汉药都吃过来了，到现在还是没有好，咳嗽还很厉害。我想着如果去暖和的地方待几天，我的感冒肯定能好。这里到了冬天特别冷，必须把屋里的炉火架得旺旺的，否则容易冻病。出去就没有办法了，外面冷，经堂更冷，经堂的地板就是冰冷的，光着脚踩上去，从脚到全身都冻得不行，还容易生病。像阿尼们的腿疼、胃病、痛经这些都和受凉有关系。

虽然她们已经习惯了高寒的生活环境，但是对于身体健康却是有害无益。《医学四续》（四部医典）谈道，"长期在湿地上居住，衣着单薄受凉，进食新刈的麦豆，或者是受冰雹打过的腐烂食物、山羊肉、牛肉、油脂、陈腐的萝卜、野蒜等。这些外缘，都是诱发寒性培根疾病的根源"②。具体来说，久处潮湿、身受寒冷皆能引发胃病，饮食起居着凉可导致妇科疾病，湿寒是痞病的外缘。同样，西医学认为长期处于寒冷环境会诱发多种疾病。例如，虽然感冒大多数是由病毒引起，但是受寒、着凉则是主要诱因，寒冷使肺功能降低是导致感冒的重要因素，而感冒是百病之源，又容易引发其他疾病。再如，寒冷的刺激可使大脑皮层功能紊乱，这与溃疡病的发病有重要关系。胃的迷走神经反射可使胃酸分泌过多。同时交感神经兴奋性增强，胃及十二指肠黏膜血管痉挛，抗酸能力大大减弱，促使胃及十二指肠黏膜受酸性消化液的侵蚀而形成溃疡。中医学也认为饮食不节、寒热过度、忧思恼怒、阳气虚损等均可引起不同程度的气血淤阻，促使慢性胃炎的发生。

---

① 时间：2017 年 3 月 10 日；地点：Q 寺；口述者：仁增卓玛（50 岁，四川省若尔盖县人）。

② 宇妥·元丹衮波：《医学四续》，毛继祖、马世林、罗尚达、毛韶玲译注，71 页，上海，上海科学技术出版社，2012。

体表受寒、阳气被遏而使血循不畅、胞络脉闭，会导致痛经、闭经等症。外感风寒邪气，常常是引动胆腑病发作的因素。总之，青藏高原气候的恶劣以及 Q 寺居住条件的落后，使她们易受高寒环境的伤害而导致疾病发生。

二、繁重过度的体力劳动

除日常生活和宗教修习外，Q 寺女性都要遵循"以寺养寺，农禅并重"的原则，从事生产和劳动。无论是经堂的重建，还是白塔、转经堂的修建，除技术工作之外的劳动全由她们自己完成。只要是寺院集体劳动的日子，除了年事已高和患病严重的人之外全部要参加，而她们干的都是背砖头、沙子、石头之类的，本该由男性完成的重体力活。劳动时间一般从早饭后 9 点开始，中午不休息，她们都是自带糌粑、馍馍、方便面等，在工地吃完后继续干活，一直干到下午太阳落山结束。每当看到她们满身泥土、疲惫不堪地匆匆往来于小路上，我就明白又是集体劳动的日子，这似乎已经成为她们的生活常态。图丹卓玛的背部先天患有残疾，但是也和其他健康的女性一样，从事着繁重的体力劳动。①

> 有时候一个月只干一两次活，有时候一个月大多数时间都在干活。这个月还是活少的时候，阿尼们轮流干活，轮到的人要连续干 8 天的活。可以轮流干活已经很轻松了。以前寺院建白塔、转经堂的时候，每天每个人都要去的。建白塔的时候从早上 7 点到晚上 7 点，还没有开始正式建的时候，要去那边的山里把大石头砸成小石头，然后背回来。取石头的地方特别远，一直往山里走，在山的最里面。阿尼们用铁的工具砸石头，然后捡到兰驼车②里运回来。等石头砸完、砸够了，就要

---

① 时间：2017 年 4 月 2 日；地点：Q 寺；口述者：图丹卓玛（29 岁，甘肃省合作市人）。
② 甘肃兰石集团生产的兰驼牌轻型农用三轮汽车。

开始背石头，把原来堆在宽阔位置的石头背上山，用来建白塔。沙子也是阿尼们筛的，在山下的山沟里，我们穿上雨鞋，用铁锹筛沙子，把筛好的细沙子放在兰驼车里，再运回山上。等把沙子运上来后，就要开始和沙子、水泥和递石头。我们不会建白塔，但是得打下手。当时特别累，只要休息一天都觉得特别满足。除非是躺在床上起不来了，否则都要来干活。刚开始全身都会酸痛，在被窝里翻个身都比较困难，早上起不来。这些活干完，还要印经文、造佛像。造佛像的时候要先和泥，和好后，用模子再打成小佛像。这些都要自己背到山坡上的白塔那里，再把经文和佛像放到白塔里面。

长期处于高寒阴冷环境之下的高强度体力劳动，致使她们身体免疫力逐渐减弱，难以抵抗各种疾病的侵害。益西卓玛讲述①：

建白塔和转经堂的时候，正是我身体最不好的时候，大部分的时间都在看病、住院中度过，所以那时候觉得还行，不是特别累。只记得因为经常背石头，背疼得不行，就去医院拍片子，说是长了个骨刺。从此之后，我不能再背背篓，只能往别人的背篓里装石头。我觉得最累的时候是建康卓玛囊钦。在开始干活之前，阿克（图丹）担心阿尼今天这个请假，明天那个请假，就说立个规矩，一天不来罚 100 块钱。当时大概是 6 年前，还没有那么多年轻的阿尼，主要靠我们这些中年阿尼干活。早上天一亮，不能吃早饭就要去干活，到了吃早饭的点，一半阿尼先去吃饭，另一半继续干活，等先吃完饭的人回来，再换另外干活的这些人。中午也是一样，换着吃饭，下午就大家一起干，干到天黑各自回房子吃饭。石头、沙子和砖都会堆放在转经堂旁边的空地上，离建囊钦

---

① 时间：2017 年 5 月 28 日；地点：Q 寺；口述者：益西卓玛（52 岁，甘肃省碌曲县人）。

的位置至少有 100 米，而且囊钦在山上，我们要背着石头什么的爬上去，无论下雨、下雪都要干。干了一段时间后，我站着脚会肿，坐着腰会痛，干活肝胆疼，硬是坚持着。直到自己实在干不动了，于是就跟阿克（图丹）请假，说我的子宫肌瘤实在疼得不行了，必须请假，罚款我会交的。

本土传统医学认为剧烈活动、劳累过度的病缘皆会引发肺病、脾病、肝病、胃病等。中医学也持相似说法，认为劳力过度，主要伤及营卫气血，就腑脏而论，以脾、肺、肝为主。另外，"当妇女负重时，重量达到一定程度时胸部肌肉紧张，收缩，引起呼吸困难，肺通气量不能满足体力需要，则由原来胸式呼吸为主改为腹式和混合式的呼吸，这样的改变使腹压增高，而且作用于生殖器官和骨盆底部组织，致使子宫后倾，严重者可造成子宫脱垂。特别是在月经期间如不注意自我保护，还会因盆腔静脉回流不畅而月经过多，以致造成失血性贫血而引起头晕"[1]。而且，从现代西医学角度来看，当女性过度疲劳时，由于抵抗力降低，微生物之间的正常生理组合便会发生变化，以致细菌比例失调而产生妇科炎症的致病性。对此，琪增卓玛说道[2]：

> 出家以后，活干得多了，来月经的时候特别疼。自己感觉碰凉水、提重的东西、干活多了都会特别疼。有时候疼一天，有时候疼两天，除了疼还是疼。吃过藏药，平时吃上没有什么效果，特别疼的时候也没看见有什么效果。特别疼的时候就睡，不睡不行。把炕烧烧热，喝上红糖大茶，趴在炕热的地方睡。不管是法会还是干活，不舒服的时候肯定得去，实在是疼得不行，干不了活，也念不了经，偶尔才会请假。我知道痛经不能着凉，不能干重活，但是没有办法，还是得干，干活疼得

---

① 赵华庭：《女性在劳动中应如何保护自己》，载《中国城乡企业卫生》，1991（5）。

② 时间：2017 年 8 月 17 日；地点：Q 寺；口述者：琪增卓玛（34 岁，甘肃省合作市人）。

更厉害。因为痛经，我吃着3种藏药，一个月的药费得150到160块钱。每天都要喝药。我在合作还看过中医，吃过草药，听别的阿尼说吃草药好，就去看了。刚开始觉得挺好，有效果，慢慢就不知道了，没什么效果。去看过十几次，一次的药能吃五六天，刚开始不到100块钱，后面是130块钱到140块钱。药费贵，慢慢也看不出什么效果，就再没去。

由此可见，繁重的体力劳动是影响她们健康的主要因素之一，在高强度的劳作之下，加之空腹，不仅女性身体的各脏器受到损害，而且会导致妇科疾病的滋生。这使得她们在遭受病痛折磨的同时，还加重了生活上的经济负担，结果陷入更大的贫困之中。

三、相对匮乏的生活条件

Q寺的尼舍大都依山而建，为典型的石、土、木混合结构的平顶平房，偶见墙体由原木垒砌的木制房屋。这些尼舍房型较为统一，面积也接近。外部造型简单方正，内部以可坐卧的学习空间为主。虽然

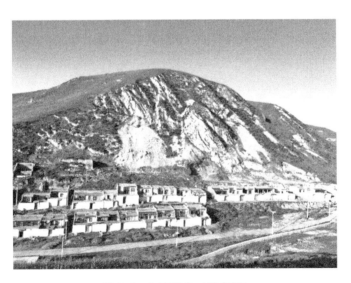

图3-1　Q寺尼舍（笔者摄）

第三章　常见疾病及相关因素

115

地处较平坦的山间台地，但因夹于两山之间的地势所限，用地略显紧张。加之她们生活贫困，因此尼舍低矮破旧，居住面积狭小，生活用具简陋。因为不直接从事生产劳动，她们的房子大多是由家人承建，也有些是由家人出资从尼舍的前主人那里买来的，其住房条件会因个人家庭状况不同而有所不同。

仁增卓玛的尼舍修建于20世纪90年代，是当时寺院最好的尼舍。外墙为厚实的夯土墙，院落南侧设旱厕及用来堆放牛粪和柴火的储藏间，中间是一片不到10平方米的菜地，木质结构的居室位于合院北侧，坐北朝南，门和窗户朝向院子，便于采光和躲避寒冷。房间主要分为左、中、右三部分，门位于中间位置，进门是作为缓冲空间的门厅，里面摆放着一张桌子和一个冰箱。东面即右侧部分面积较大，右室南侧是占了一半面积的炕，这是仁增卓玛生活起居最主要的空间，习经、休息、饮食、会客和睡觉等活动都在这里。紧邻坑边的是炉子，炉子既可做饭，也可取暖。西侧和北侧两面墙壁各有一个壁橱，西侧壁橱里整齐摆放着茶杯与餐具，北侧壁橱里放置着一些生活用具。西面即左侧部分有一个套门，左室进去后同右室的布局相似，南侧是炕，东侧和北侧两面墙壁上各有一个壁橱，北侧壁橱摆放着佛像及高僧照片，相当于佛龛，东侧壁橱用来收纳经书、典籍，相当于书架。同时，居室外部大量使用了这几年寺院僧（尼）舍流行的南向玻璃门窗。具体做法是用玻璃将居室的过渡空间包围起来，形成一个南向的玻璃房，有阳光的时候可以为室内提供热量和光线。

　　这个房子是在我27岁时建的，都是木头盖的。当时把柱子立起来，用木头盖好后，我们全家就去了拉萨。等我回来后，28岁的时候才开始进行内部装修。我们家是迭部的，木头特别多，而且那时候砍木头也没人管。我哥哥一直做木头生意，所以盖房子的时候没有太大困难。等盖完房子后，国家就不允许滥砍木头了。我的这个房子当时是寺院里最好的尼舍，要是柱子不腐烂，一辈子都够用了。盖房子的时候，都是家里面的亲戚过来帮忙盖的。内部的装修是花钱雇的附近村子里的人，多少钱我不知道。因为哥哥做木头生意，生活较富裕，都是哥哥给的钱。前年政府给了8000块钱，我拿这钱修了房子前面的彩钢房和下面的小房子。①

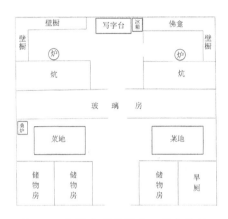

图 3-2　仁增卓玛的尼舍（笔者绘制）

　　益西卓玛尼舍的前主人来自青海，后来她回了原籍，益西卓玛便花了3000元把它买下来。这是一座典型的石、土、木混合结构的平顶平房，院落南侧为左右两个储藏房，北侧为呈"L"形分布的居室，坐北朝南，居室外侧用玻璃将过渡空间包围起来。居室西侧凸出来的房间兼具休息和拜佛的功能，南侧是炕，北侧是佛龛。居室东侧的房间集习经、休息、吃饭和会客为一体。整个房间布局合理，最大限度上满足了她的所有使用需求。虽然房间功能齐全，但因为年久失修，漏雨成了家常便饭。雨季，笔者经常在益西卓玛的尼舍写作。遇到阴雨绵绵的日子，我的一项重要工作就是不时地把从屋顶漏到放置在炕头、地上盆子里的雨水端出去，倒在屋外空地上。②

　　这个房子原先是青海的一个阿尼的，当时特别破，三十

---

　①　时间：2017年3月2日；地点：Q寺；口述者：仁增卓玛（50岁，四川省若尔盖县人）。
　②　时间：2017年5月25日；地点：Q寺；口述者：益西卓玛（52岁，甘肃省碌曲县人）。

几年的房子了。我花了 3000 块钱买过来，后面一点点重新盖起来的。当时 3000 元是我爸掏的钱，后面一点点盖时花了 8000 多块钱，这是弟弟掏的钱。他是牧民，生活困难，当时也是借别人的钱，把我的房子修了，再慢慢还给人家。原来的房子就只剩下柱子和墙，房顶、门窗、地板等都是后面盖的。一下雨，这个房子就会漏雨，从柱子上往下流水，都不是滴，就是往下流水。我就得找瓶子、盆子什么的接着，要是不管，没一会儿工夫，炕上的褥子就湿了。今年开春我爸妈上来时修过一次，没起什么作用，漏得更厉害了。我一直想着修一下，但是自己没钱，家里面兄弟姐妹也没钱，就想凑合着，等哪一天塌了再说。另外听阿克（图丹）说要把我们住这边的阿尼都搬到另一边，和阿尼们住一起，这边以后都是阿克的，所以一直也不敢修，怕修了以后又要搬，本来就困难，哪有那么多闲钱修来修去的。

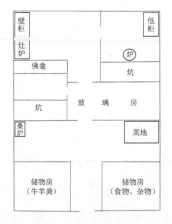

图 3-3　益西卓玛的尼舍（笔者绘制）

益西卓玛的弟弟嘉木样，于 13 岁在西仓寺[①]出家为僧。比起女性

---

① 西仓寺位于碌曲县西仓乡，公元 1839 年在西仓十二部落原有的几座小寺基础上合并改建而成。现有僧舍 200 余院、僧人 332 人。此资料来自于甘南州委统战部 2015 年内部资料。

的尼舍，男性的僧舍就显得宽敞明亮许多。嘉木样说：①

> 我是 1995 年 2 月 11 日出家，家里人让我当的阿克，当
> 时知道自己要当阿克了，非常开心。我是 2006 年买的房子，
> 在这之前都是住在师父的房子里。这个房子花了 21000 块钱，
> 是家里面掏的钱。当时大哥、小弟没分家，就是他们掏的钱。
> 我的房子比姐姐的大很多，她的太小，只有两间房子，家里
> 人去得多了，都住不下，要睡到地上。

僧（尼）舍是出家人生活起居的重要场所，可以被看作是衡量生
活水平高低的一个硬性指标。从以上尼舍和僧舍的对比中可以看出，
无论是外部的构造与面积还是内部的装潢与陈设，出家男性的居住环
境总体上比出家女性好很多。如果出家女性可以拥有更好的居住条件，
在可预防的疾病下，生存下来的概率就会高很多，可以更好地起到保
护健康的作用。反之，相对匮乏的生活条件严重制约着她们的健康
水平。

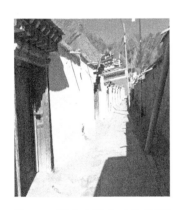 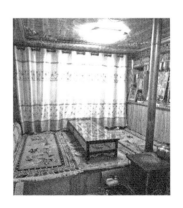

图 3-4　西仓寺僧舍（笔者摄）　　图 3-5　嘉木样的僧舍（笔者摄）

我国各民族、各地区的人们都有着自己的饮食特点，历来被作为

---

① 时间：2017 年 7 月 16 日；地点：西仓寺；口述者：嘉木样（34 岁，甘肃省碌曲县人）。

区分群体边界与保持群体认同的一种标志。独特的地理位置和气候特点形成了当地群众独特的饮食习惯。糌粑和酥油是藏族最具代表性的日常传统食物，这多见于 Q 寺年纪较大、来自牧区女性的早餐。糌粑做的早餐是先将酥油切成薄片放入小碗中，冲入刚煮沸的茶水或开水，待酥油溶化后，再添入炒熟的青稞粉，还可根据个人爱好，加入糖或者当地语称为"曲拉"的干酪，然后用手抓捏成团，调拌均匀而食。而年龄较小、来自农区女性的早餐中，糌粑、大饼和馍馍兼而有之，再配以自制或买来的辣椒酱佐餐。

午餐或晚餐的主食一般是米饭或面条。对于当地女性而言，从小帮着家里做饭，因此，出家女性对于日常烹饪都很熟练，如蒸馍馍、做面条、炒家常菜等。吃米饭一般会配一个炒菜，多以素菜为主。待米饭蒸熟盛入各自碗中，把炒菜浇在上面即可。如果中午是炒菜米饭，下午多以素汤面片为主，反之亦然。虽然这里地处牧区，牛羊肉较常见，但是对于居住偏僻之地，生活较为清贫的她们来说，味道鲜美的手抓羊肉并不多见，偶尔只在炒菜时，加入少许牛羊肉丁提味。对此，更登桑姆说道①：

> 当阿尼苦，家里人来看我时都带的是肉。有时候我会叫着三四个阿尼一起吃，我哥嘲笑说这点儿肉我们阿克一个人就能吃完，你们得三四个人分着吃。我爸就说是因为当阿尼太苦，平时肉吃得少，胃也小了，所以吃不进去。现在生活好多了，我刚出家的时候更苦，天天就只有糌粑。我是青海同仁的，我们家里吃面食多，刚来的时候特别不习惯，自己不吃糌粑就只有吃白水煮面，没什么菜。现在生活好了，虽然不是经常有肉，但是能吃上菜。

相比之下，男性的饮食丰富许多，蔬菜、牛羊肉等较为常见。就

---

① 时间：2017 年 4 月 22 日；地点：Q 寺；口述者：更登桑姆（45 岁，青海省同仁县人）。

像益西卓玛的弟弟嘉木样所言①：

> 早上法会之后，要么就去辩经，要么就去师父那里学经，没有吃早饭的时间。所以早上有法会的时候，在经堂吃个糌粑糊糊，这样就算是早饭了。午饭有时候吃个糌粑，有时候吃个馍馍，闲的时候就做菜。晚饭时煮肉，做个面片，有时候还做个火锅。如果自己不做，就去县城下馆子吃，当然，不吃晚饭就睡觉的情况也是有的。每个阿克去县上的次数不一样，有的因为事情多去得多，有的在房子里刻苦念经去得少，我是一个月差不多去4次。我们这边阿克的习惯是几个人一起去县城吃饭，来回的车钱和饭钱都由一个阿克支付，回来后大家平摊。吃面的话，就菜花吃个片，要个肉，一般一个人花个20—30块钱。吃火锅或者炒菜的话，就要花60—80块钱。
>
> 阿克们的伙食都好，不像阿尼生活条件差一些。我们光是在经堂吃的就和她们不一样。我们每天都有法会，顿顿都有肉。我姐那边一个月只有4次法会，而且法会的饭里还没有肉。阿尼们会在自己房子里做面、做菜、做馍馍。我们平时要么吃糌粑，要么去县城下馆子吃。阿克们平时牛羊肉吃得挺多，炒菜时放的肉也比她们多，我们经常还会煮上一锅羊肉慢慢吃。阿克们也做包子，都是牛肉馅的，里面放着大葱，不像阿尼们还做素馅的包子。阿克做的面片里会放些羊肉和菜，但是阿尼们做的面片里很少放肉，只有菜。

科学饮食与健康有密切的关系，人能够维持生命、健康生活，要依赖营养充足和搭配合理的食物。Q寺出家女性平日的饮食单调且清淡，一方面是因为佛教戒律的限制，但更多是源于收入水平的限制。

---

① 时间：2017年7月16日；地点：西仓寺；口述者：嘉木样（34岁，甘肃省碌曲县人）。

有限的经济收入使得她们无法达到科学营养的饮食结构，故在一定程度上影响了这一低收入群体的健康水平。

第三节　疾病的文化因素

一、教育程度的影响

在 Q 寺，她们将医学分为两种，即藏医学和汉医学，药物分为藏药与汉药，医疗机构分为藏医院和汉医院。汉医学是指除藏医学之外的医学，特指西医学与中医学，汉药是指除藏药之外的药物，汉医院是指除藏医学医疗机构之外的各级人民医院、乡镇卫生院、村卫生室以及中西医诊所等医疗机构。对此，益西卓玛说道①：

> 我以前不知道什么是中药，什么是西药，认为这都是汉药。阿克（图丹）带 8 个阿尼夫兰州做检查那次，当时我以为开的是那种一片一片的汉药，我说吃不成，胃不好。医生说是中成药，我才知道。我觉得都是汉药，没有什么中西之分。除了藏药之外都是汉药。阿莫西林我知道，但不知道是西药，就觉得都是汉药。除了藏药的药丸和粉末之外的都是汉药。

在跨文化的医疗实践中，最大的问题是语言上的交流。Q 寺出家女性受教育程度低，汉语水平差，这不仅妨碍她们与医生之间的相互沟通、理解，而且会限制她们的就医途径。例如，虽然甘南州人民医院是甘南地区唯一的一家地区级人民医院，但是她们普遍更愿意选择甘南州藏医医院或其他藏医诊所。这除了本土传统医学文化的濡化外，

---

① 时间：2017 年 5 月 28 日；地点：Q 寺；口述者：益西卓玛（52 岁，甘肃省碌曲县人）。

其中一个很重要的原因便是没有语言障碍。而在现代医院中，她们与医生无法进行有效沟通，从而影响疾病的治疗。彭措卓玛讲述了她在"汉医院"的就医经历。[①]

> 去汉医院语言不通，很麻烦，平时都是去藏医院看病。当时去临夏汉医院（临夏州人民医院）的时候，因为自己不会说汉语，就带了这边的一个阿尼，两个人去了。到了汉医院，不知道"肝"用汉语怎么说，就给我的小弟弟打电话，问怎么说，才和汉医说了。我填了要检查的表，又不知道去哪里做检查，看到一个藏族小伙了，就问他往哪里走，那个藏族小伙子就一直陪着，帮忙带路、翻译，看完病后，我们就回来了。要是没有那个藏族小伙子，我们都不知道在医院怎么办。在这边汉医院（甘南州人民医院）也是同样的问题，自己听不懂汉语，不会对汉医说哪里不舒服，汉医对自己说的也听不懂，让旁边会讲汉语的藏族人帮忙翻译一下，也挺麻烦人家的。要不是因为汉医院的仪器先进，检查做得好，我肯定是不想去的。

医患沟通直接影响了医疗服务水平。一方面，患者对病情清晰、如实地表达，对于病史资料的搜集、检查的进行、医生诊断的确立乃至疗效的提高都起着重要的作用。而她们与医生之间由于语言障碍无法进行充分的沟通，导致医生不太容易采集到翔实、确切的病史资料，增添了分析与诊断疾病的难度。另一方面，医生通过与患者良好沟通可以提高患者治疗的效果。医生通过告知患者疾病的形成原因、作用机制以及治疗手段，能使患者在一定程度上消除由于对疾病的无知而产生的猜疑与恐惧。同时，患者从代表权威性的医生那里得到的安慰和鼓励有助于减轻心理负担，提高与疾病抗争的信心和决心。因为语言交流障碍，她们不仅获得的信息较少，进而丧失要求医生提供更多

---

① 时间：2017 年 7 月 30 日；地点：Q 寺；口述者：彭措卓玛（32 岁，甘肃省卓尼县人）。

信息的能力，而且无形中还会给因病痛折磨的脆弱心灵蒙上一层心理阴影。德阳卓玛的看病经历给我们展示了患者如何饱受身心的双重折磨。①

> 前年去临夏的汉医院（临夏州人民医院）做检查，是我姐还有我舅舅的女儿陪我一起去的。我自己会说一点点汉语，我觉得我已经尽力去表达自己的意思，但是汉医听不懂。汉医听不懂就会说"你过去吧""知道了""下一个"这样的话。其实我觉得她根本没有听懂我说的，就不耐烦了。我是汉语不好，但我已经在很努力地表达哪里病了、哪里不舒服。我们不会说汉语，他们汉医不也不会说藏语嘛。我就觉得那里的服务特别差。在这边的汉医院（甘南州人民医院）遇到的情况也差不多。因为自己得的是妇科病，不好意思带人进去，也不方便带人进去，而且汉医不让陪着进去，就是一个人进去。没有会说汉语的人陪我进去，自己听不懂，也不会说，汉医就不当回事。比如说"往这边转一下""往那边转一下"之类的，我听不懂，汉医就会说不好听的话。本来我就不知道用汉语怎么说，她又是那样的态度，让我更不知道怎么说，这样的做法让我很不舒服，很受伤。

美国学者丽塔·卡伦在《叙事医学》中谈道，"只靠科学性医学是无法帮助患者与失去健康做斗争并找到疾病和死亡的意义的。医生在掌握越来越多的科学知识的同时，需要学习倾听患者，尽最大努力理解疾病给患者带来的痛苦，尊重患者对于疾病叙事意义的理解，并为所看到的而感动，从而在行动中能够为患者着想"②。而在这里，问

---

① 时间：2017年8月2日；地点：Q寺；口述者：德阳卓玛（46岁，甘肃省合作市人）。
② ［美］丽塔·卡伦：《叙事医学：尊重疾病的故事》，郭莉萍主译，3页，北京，北京大学医学出版社，2015。

题的一方面是作为患者的出家女性，因为汉语水平有限，无法完整地表述自己的病痛；另一方面作为掌握话语权的医生，将病人当作"疾病"对待，只关注病理的判断，而忽略患者的主观感受，没有给予她们足够的耐心和尊重。这往往导致患者的负面情绪加重，不仅影响正常的治疗过程，而且不利于构建和谐的医患关系。

文化程度低、汉语水平差的现实不仅有碍医患沟通，限制她们择医的方式，而且直接影响其医学知识的获取。有一次，傲色卓玛得了很严重的感冒，我去她和图丹卓玛合住的屋里时，看到她正在吃药。我拿过药盒一看，却发现是祛痰止咳药。我告知药不对症，她才知道是自己吃错了药，导致病情一直未见好转。[1]

> 我这两天感冒特别严重，看到桌子上有药就吃了，我不会说汉语，更不认识汉字，就以为是感冒药。你告诉我是止咳的，我才知道吃错了，难怪这几天一直不见好，又是眼泪又是鼻涕的。我只认识999感冒药，上面有数字3个9，所以很好认，别的汉药都不认识。平时都是托别的阿尼去合作的时候给我买药。她们也不认识汉字，就去药店说自己感冒了，然后让汉医给开药。带回来后，如果我觉得吃着有效果，就把药盒保存下来，下次把药盒给她们，让她们帮我代买。

那吾镇卫生院这几年都在为Q寺出家女性进行免费体检，但是她们的积极性并不高。由于文化水平的限制，她们的预防保健和医疗意识普遍淡薄，不太理解体检的目的、意义以及对自身健康的益处，此项活动得不到她们的认可。对此，益西卓玛说道："体检光是检查，又不给治疗也不给药，自己有什么病自己不清楚吗？去检查也就那样，有病的还是有病，没有什么作用。"于是，她们放弃了免费可及的医疗资源，减少了就医的可能性。

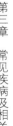

---

① 时间：2017年8月7日；地点：Q寺；口述者：傲色卓玛（22岁，甘肃省合作市人）。

进一步说，在当今社会，很多人尤其是那些受过良好教育、社会经济条件优越的人，可以通过尽量多的方式了解自己的身体状况，来控制疾病的不确定性及其存在的苦恼。他们可以在进入医疗境遇之前掌握详细的技术知识，而不是坐等医生将知识灌输给他们。患者可以基于这些知识挑战医生的判断，或者与医生共同做出决策。但是，对于受教育程度低的她们来说，她们所能获得的医疗照顾较差，选择较少。

二、身体认知的影响

"身体不是被生出来的，她们是被制造出来的。"① 在男尊女卑的社会传统之下，女性被反复告诫暴露身体是可耻的。这种根深蒂固的羞体观念，使得她们不愿意向外人，甚至是医生展示身体部位，从而影响疾病的诊疗，尤其限制了对于现代生物医学资源与技术的利用，因为西医学的某些常规检查，会暴露身体的一些隐私部位。图丹卓玛讲述了自己因为妇科病住院的经历。②

> 我第一次住院是因为月经不正常，在藏医院住的院，那是第一次做 B 超。当时是个女的藏医，我已经尽量往下脱了，藏医说还得往下脱。上面的衣服我也尽量往上拉了，藏医也说还得往上拉。我做 B 超时就祈祷这辈子就做这一次检查，当时特别害羞。后来做得多了，慢慢地习惯了。下辈子如果是个女人的话，还得做这样的检查。女人的命太苦了，觉得心里特别委屈。

对于医生而言，身体是医学化的身体，是被穿刺、试验和检查的

---

① ［美］黛博拉·乐普顿：《医学的文化研究：疾病与身体》，苏静静主译，36 页，北京，北京大学医学出版社，2016。

② 时间：2017 年 4 月 2 日；地点：Q 寺；口述者：图丹卓玛（29 岁，甘肃省合作市人）。

对象，它仅是医学话语下有器官的物质或解剖学的身体；对于出家女性而言，身体是道德约束和文化规范下规训的身体，女性要时刻小心以免暴露身体。这是由社会文化建构出来的具有认知、潜意识和情感的无器官的身体。对于身体的不同认知，影响了出家女性疾病治疗的有效性。图丹卓玛继续说[1]：

> 做完 B 超，藏医说要检查下面（阴道），说下面的外面没有问题，要检查里面。她说我们阿尼没有碰过男人，所以会有这种病，但是我没有同意检查里面。藏医说你要是不同意检查就自己放药，这个我同意了。放的是黑色的药，药放进去要用棉球挡住，等药在里面化了，再把棉球取出来。我以前听一个阿尼说检查下面时，医生会把手伸进去，所以当藏医说要检查里面时，我没有同意，毕竟我是当姑娘就出家的，没被人看过。如果是俗人还好一些，可我是阿尼，怎么能在俗人面前脱衣服，太害羞了。

这时的身体又被贴上宗教的标签，加上了文化赋予的含义，即宗教的身体象征着纯洁的美德，是神圣不可侵犯的。在她们看来，出家为尼不仅在身份上与世俗女性有了本质区别，而且就连身体也会发生变化，由世俗中的肮脏变为神圣中的洁净。因此，问题的根源还是医生与患者对于身体的不同认知。在医学境遇中，当身体仅是医学化的身体，身体的主人会把自己对身体的管辖权让渡给医生，出家女性对于身体的认知显然已经超出了医学化的身体，它是一个在社会文化、道德、宗教建构之下的有着多重含义的身体。因此，她们对于身体的复合观念有碍于疾病治疗，甚至导致她们之中有很多人明明有病却羞于就医的现实。

---

[1] 时间：2017 年 4 月 2 日；地点：Q 寺；口述者：图丹卓玛（29 岁，甘肃省合作市人）。

三、生死观念的影响

佛教认为，在人的肉体生命死亡之后，灵魂能够根据自己生前的业力，分别投生到天、非天、人、畜生、饿鬼和地狱六道之中。虽然今世受苦受难，但是只要努力修习善业，就能超越生死轮回而彻底解脱。这种认知影响着她们的生活方式，甚至就医态度。堪珠卓玛谈道①：

> 没当阿尼时，没想过生死的问题。出家以后经文里讲不能作孽，只能行善，这些都会跟死有关系，会和六道轮回有关系。无神论不用管生死，但对我们来说，修得越深越相信有来世。这一生做的好事多，对自己来世是有好处的。如果自己修得不好，死后还是会下地狱的。死是很正常的事情，生死无常，所有的都看淡了。

这种思想一方面会对患病出家女性的治疗心态产生积极影响，使她们在治疗过程中，当面临疾病导致死亡的问题时，能以安定、平静的心态正视疾病与死亡。但是，另一方面又会对她们的就医态度产生消极影响。因为她们的生活重心是通过今生的修行获得来世的解脱，艰辛的环境、贫穷的生活以及不幸的人生都会被视为暂时的，从而一心求得来世的福报。所以当身体出现健康问题时，不会给予充分的关注，并认为通过这种由疾病带来的苦痛可以消减今生的罪恶，加之不断的佛法修行以求得来世的解脱。在她们的认知中，苦难已经得到解释，且被赋予了"正面"的价值与意义。于是，疾病给个体带来的肉体痛苦便与佛教为个人提供的心灵寄托之间产生了紧密联系。

在她们看来，疾病的病因是前世造的孽。因为对于不幸或疾病的原因常常处于一种因果论的认识，所以在疾病治疗方面存在着潜在的

---

① 时间：2017年4月1日；地点：Q寺；口述者：堪珠卓玛（65岁，甘肃省合作市人）。

消极性。她们有时会以忍耐及压抑疼痛的行为作为暂时的处理，因为坚信业报的法则是不可避免、真实不虚的。同时，佛教认为，"业是创造性的，我们的一切行动和思想都会改变未来。任何罪恶或坏事，都可以用真诚的忏悔和真实的修行来净化"[1]。所以在面对疾病时，她们会倾向于通过修行来净化，而不仅依靠药物治疗。总之，佛教的生死观以及因果论在一定程度上影响着她们对待疾病的态度，这种消极态度是导致其病情延治的原因之一。

第四节　疾病的社会因素

一、生活条件的制约

Q 寺出家女性的生活十分清贫，其收入来源主要有三：一是政府补助，二是家人接济，三是信众布施。虽然大部分人都有低保，但是金额极其有限，每月为 54 元。除此之外，如有宗教教职人员证，一年还会多 1800 元的收入，但是必须年满 18 周岁才能办理。图丹香曲坚赞说[2]：

> 阿尼们大部分都有低保，只有极少数人没有，但是一个月只有 54 块，甚至比 54 块钱还低。如果有证，还会有一部分收入，但必须年满 18 岁才能办，理论上一年有 1800 块钱，落实下来有时达不到。

我国自 20 世纪 90 年代建立的最低生活保障制度是社会保障体系

---

① 索甲仁波切：《西藏生死书》，郑振煌译，117 页，杭州，浙江大学出版社，2011。
② 时间：2015 年 7 月 18 日；地点：Q 寺；口述者：图丹香曲坚赞（73 岁，青海省化隆县人）。

中专门针对贫困群体的一项重要制度，是整个社会救助体系的核心。凡是中国公民，只要其家庭人均收入低于当地城乡居民最低生活保障的标准，就有从政府获得基本生活物资帮助，以维持正常生活的权利。因此，政府有责任为贫困的出家女性提供物质帮助，使她们能够抵御生存危机，维持基本生活。益西卓玛讲述①：

> 低保有，想起来的时候去看一下，折子上有钱就取了，是农村信用社的存折。我的是低档，有多少钱我也不知道，好像半年300块钱，夏天发一次，冬天发一次。去年年底发了500块钱，除了低保，还发了被褥、枕头、床单、被套什么的。去年8月还分了一次煤，每个人10袋子，我不知道具体有多少斤。这些东西是寺院所有阿尼都有的。有时候发的东西不一样，人家是免费给的，我觉得挺好。

因为出家女性不从事直接的社会生产劳动，其生活来源更多还是依靠家人的接济。但是大多数人的家庭不是牧民或农民，生活贫困，无法给予更多的金钱帮助，提供的多是酥油、青稞等日常食物。旦却卓玛谈道②：

> 政府一年发1800块钱。我是一年取两次低保，一次是300块钱，除了低保，去年民政局还发了500块钱。刚到这边的时候从家里拿过500块钱，我没有什么严重的病，自己可以养活自己。之后再没从家里拿过钱，家里给的就是牛粪、糌粑、酥油之类的。

对于出家女性而言，在佛教教义的影响下，物质享受并不是其追

---

① 时间：2017年5月26日；地点：Q寺；口述者：益西卓玛（52岁，甘肃省碌曲县人）。
② 时间：2017年7月26日；地点：Q寺；口述者：旦却卓玛（36岁，甘肃省卓尼县人）。

性别、健康与文化

求目标。为了让灵魂超脱轮回，她们往往把生活的重点放在今生的修行上，以此获得来世的福报。科周措姆说①：

> 平时不会拿家里的钱，家里人给的话，一般也不会去拿。如果自己的钱不够，从家里拿钱的话，也不好，自己心里过意不去，毕竟家里人也辛苦。平时就拿些糌粑、酥油什么的，一般就是新年和香浪节的时候拿，有时候拿，有时候也就不拿了。

Q 寺大部分出家女性来自贫穷的农牧区，家里以放牧或种地为生，无法给予她们更多的金钱资助。同时，作为出家人要守得住清贫，耐得住寂寞，一般不会主动问家里要钱，除非是修建房子、生病住院这样的大事。琪增卓玛说②：

> 当时盖房子的钱是家里面凑的，爸妈的家也是妹妹的家，因为妹妹当家，就是妹妹出的钱。回家的时候，家里给就要，但是不会主动要钱。以前的话会给 50 块钱，现在至少都是 100 块钱。每次去的时候，家里面其他兄弟姐妹给的钱也拿。不是说阿尼不能问家里人要钱，而是家里人也是辛辛苦苦挣来的，干部也要干活挣钱啊！都靠干活挣钱，所以不会主动拿。一年回一次家，新年的时候回山上的爸妈家，平时去合作的次数比较多。妹妹在合作有房子，爸妈经常住在合作，合作那边还有哥哥、姐姐。因为我不吃肉，新年回山上家里的时候，就是拿些糌粑和酥油。一次会多拿一些，这样不用每次去的时候都拿。我自己的钱不够买药，都是家里人给的。

① 时间：2017 年 8 月 1 日；地点：Q 寺；口述者：科周措姆（33 岁，甘肃省碌曲县人）。
② 时间：2017 年 8 月 17 日；地点：Q 寺；口述者：琪增卓玛（34 岁，甘肃省合作市人）。

第三章　常见疾病及相关因素

　　她们的第三个收入来源就是布施。这主要分为法会、超度亡灵和替信众闭斋祈福三种布施，一年下来平均有一万块钱的收入，但远低于出家男性的收入所得。对于 Q 寺而言，没有对应的村落组织就意味着没有固定的供养，而且尼姑寺少有德高望重的高僧，难以吸引大量的信徒或游客前来朝拜、布施，法会布施极其有限，主要靠去信教群众家里超度亡灵念经和替信众闭斋祈福来获得额外收入。Q 寺规定这些活动一般由格贵统一安排，人数不等，但必须是本寺修为较高的女性。仁增卓玛作为现任的格贵，负责安排俗家经忏的人数。①

> 　　去俗人家里念经，从 8 个人到十几个人都可以，没有固定的。阿尼们考虑到炕的大小，一边可以坐 4 个人，所以加起来是 8 个。如果俗人家的房子大，寺院的全部阿尼去都可以。而 4 或 6 个人又太少，需要完成的任务太重，人少的话做起来太困难。一个阿克相当于赤巴，一般人担当不了，他不仅要会念经，还要有一定的修为。一般人不够资格，平时是阿克（图丹）担任，如果阿克（图丹）不去的话，就去山上的所有阿尼一起念。一个翁则，一般都是阿克罗布藏旦增，最下面还得有一个打下手的阿尼，通常都是年轻的，她要根据经文的内容随时调整朵玛的位置。

　　尼僧经忏仪式不仅对当地信众的日常生活起着精神支持作用，而且为出家女性的基本生活提供了物质保障。

　　因为超度亡灵的法事有人数限制，Q 寺的出家女性必须轮流，所以此项布施并不是最重要的，她们的布施收入主要还是依靠替信众闭斋祈福，即"娘乃"。这是一种禁食苦行的斋戒仪规，通过禁食、禁语，用念诵经文的方式来祈福禳灾。图丹卓玛讲述②：

---

① 时间：2017 年 3 月 2 日；地点：Q 寺；口述者：仁增卓玛（50 岁，四川省若尔盖县人）。
② 时间：2017 年 4 月 2 日；地点：Q 寺；口述者：图丹卓玛（29 岁，甘肃省合作市人）。

4 月时我要做 8 个娘乃，这是必须做的。剩下那些替俗人做的娘乃，等轮到自己时，我一般会把钱给别人，让别人替我做，因为我有胃病。今年为止去俗人家里念经只有两次，一般西冲都是一个下午和一个白天，一次是 200 块钱。去年念西冲有五次，差不多 1000 块钱。娘乃大概一年下来有 2000 到 3000 块钱，4 月最多，有 1500 块钱。我是有多少钱花多少钱，自己一年的收入不清楚。去年阿尼尕藏闭关，我帮着打理，她一年下来全部的收入差不多有 10000 块钱。

除了俗家经忏的收入外，集体法会的时候也会有布施，这部分布施一般是平均分配，凡是寺院女性皆能得到，但是数额有限，根据布施者的经济情况而定。琪增卓玛说①：

这里没有固定的村子供养，只有人去世了去家里念经，这样才能得到一些布施，再就没有什么钱了，生活还是比较困难。不像阿克们那样，每次法会都有供饭，我们寺院有时候一个月四次法会都有供饭，有时候 3 次都没有供饭。有时候发 10 块钱，有时候发 20 块钱，有时候发 150 块钱，这个不一定，一年下来法会的总收入没算过。娘乃的总收入不知道，每个月有几个娘乃我也没算过，听别人说每个月都会有四五个娘乃，4 月还会比平时多一些。一年大概去别人家里念经有五次，找阿尼们念经的人不多，阿尼们还得轮流去，刚出家的时候是一天 20 块钱，现在是一天 100 块钱。

对于出家人而言，群众的供养是他们维持生计的主要来源。Q 寺少有学识渊博的学者，因此有限的布施就成为导致她们生活贫困的重要原因。反观出家男性的寺院，因为高僧大德云集，社会威望高，故

① 时间：2017 年 8 月 17 日；地点：Q 寺；口述者：琪增卓玛（34 岁，甘肃省合作市人）。

信众的供养也多；而供养越多，寺院的经济实力也就越雄厚；经济实力越雄厚，越有条件举行大型的法事仪轨，吸引更多的供养者，由此进入良性循环之中。益西卓玛的弟弟嘉木样说[1]：

> 大经堂念法会有一定的经济收入，可能是我们寺院的阿克多，一般都是每人发5到20块钱，一年之中发50块钱、100块钱的情况少之又少。阿尼们每个月只有4次法会，因为她们人少，所以单次的收入会比我们多一些，但是一年下来，总体上我们阿克肯定要比她们多一些，因为我们的法会多。我去年一年光经堂的布施收入就有11600块钱。国家发的那些钱一年差不多2200块钱。去俗人家念经的收入主要看去的次数多不多，我算是寺院阿克中去俗人家念经少的，一年下来有3000块钱。

虽然随着社会的进步，出家女性的地位得到提高，生活境遇较之从前有了很大改善，但是清贫依然是不争的事实。她们每月的平均收入基本在1000元以下。一般只包括吃饭的钱，不包括看病的钱。嘉央吉谈道[2]：

> 因为生活困难，得了一些小病就会扛着，病情比较严重了就找阿克（图丹），阿克（图丹）托朋友找医生，我再去合作看病、打针、取药。因为治疗要连续几天，只好住在小旅馆，这些都是自己出钱，没钱了就找亲朋好友借钱。要是家里条件好还可以，条件不好的就有点困难。

Q寺地处偏远，又是尼姑寺，前来朝拜的信众少，周围信众的供

---

① 时间：2017年7月16日；地点：西仓寺；口述者：嘉木样（34岁，甘肃省碌曲县人）。
② 时间：2015年7月18日；地点：Q寺；口述者：嘉央吉（49岁，甘肃省合作市人）。

养和布施也少，寺院既无草场，又无畜群，也不适宜开发旅游资源，更无力开办宾馆、商店等经济实体，因此，寺院本身不具备以寺养寺的能力，无法解决她们的生计问题，更别说看病治疗的问题。有限的收入水平成为影响她们健康的重要因素。对此，琪增卓玛说道①：

> 我们经济紧张，这寺院里吃的、住的、收入方面都不如阿克。因为没有专门的村子供我们，而阿克们有专门供他们的村子，所以这个寺院普遍存在经济上的困难。现在生活比以前好多了，不光是我们，所有地方的生活都比以前好，但阿尼还是比不上阿克的好。
>
> 阿克大多是本地人，架火的牛粪可以直接从家里拿，家里还会送吃的。阿尼来自各个地方，可以从家里拿吃的，但是拿不了牛粪，就得买牛粪。阿克有活可以让家里人过来干，但是阿尼的家比较远，还得雇别人干。我的牛粪也是买的，每年都得买一兰驼车的牛粪。牛粪是一年比一年贵，现在一兰驼车的牛粪差不多得两三百块钱。冬天这边比较冷，还得买煤，一年得买 11 袋子的煤，差不多五六百块钱。煤还得省着用，因为钱少，没有那么多钱买煤。阿克的房子也比阿尼好，但是房子上我不羡慕。法会收入上阿尼也比不上阿克，阿克的钱多。而且这周围找阿克到家里念经的更多，大家都认为阿克比阿尼的经念得好，可能是那样吧，我也不知道。
>
> 这些钱不够日常生活，如果生病吃药的话就更不够了。现在药费挺贵，打吊针贵，买药贵，可能因为自己长时间喝药，收入又没那么多，经济方面挺困难的。痛经特别厉害的时候就打七八天的吊针，花上八九十块钱。有时候挺有效果，有时候也没有那么好的效果。第一瓶打完，第二瓶就慢慢不疼了，想着会不会对以后好一些就多打两天，但也不敢多打，

---

① 时间：2017 年 8 月 17 日；地点：Q 寺；口述者：琪增卓玛（34 岁，甘肃省合作市人）。

贵得很。自己的钱不够买药，都是家里人给的。上次去兰州检查的钱是妹妹掏的，去了三天，我不知道花了多少钱。家里人说我天天吃药，钱肯定不够，都会主动给的。

强巴卓玛因为年龄小，目前身体还很健康，但是谈起买药的问题，她也是连连摇头，感慨药费之贵。①

药费特别贵，前几天陪一个 27 岁的阿尼去合作买治胃病的草药，药量特别少，要 150 块钱，当时我觉得特别贵。现在我没有什么病，要是以后生病，钱不够了，会问和自己关系好的阿尼借钱。家里挣钱很辛苦，不想再给家里增加负担。如果借钱也不够治病，我就不看了，放弃治疗。

疾病与贫困相伴而生，她们每月的布施收入极其有限，仅有的布施也只够日常开销，没有多余的积蓄，一旦生病就面临着吃饭还是吃药的悖论性选择，进一步加重了这一低收入群体的医疗费用负担。很多患病的出家女性往往是小病拖成大病，大病拖成重病。等病情严重到非治不可的时候，重症的治疗费用又使得她们望洋兴叹，进而放弃治疗，或者因为治疗疾病陷入更大的贫困之中。

二、医保制度的局限

我国在 2002 明确提出各级政府要积极引导农民建立以大病统筹为主的新型农村合作医疗制度，并于 2009 年作出深化医药卫生体制改革的重要战略部署，确立新农合作为农村基本医疗保障制度的地位。新型农村合作医疗，简称"新农合"，是指由政府组织、引导、支持，农民自愿参加，个人、集体和政府多方筹资，以大病统筹为主的农民医疗互助共济制度。采取个人缴费、集体扶持和政府资助的方式筹集

①　时间：2017 年 4 月 7 日；地点：Q 寺；口述者：强巴卓玛（20 岁，甘肃省碌曲县人）。

资金。其在保障农民获得基本卫生服务、缓解农民因病致贫和因病返贫方面发挥了重要的作用。但是，甘南州地处西北民族地区，不仅经济基础比较薄弱，而且由于医疗体制改革速度较慢，普遍存在看病贵、看病难的问题。虽然 Q 寺出家女性在户口所在地都参加了新型农村合作医疗，参保率为 100%，但还是面临上述问题。

以门诊为例，新型农村合作医疗制度是以大病统筹为主，兼顾门诊补偿的农民医疗互助共济制度。在《甘南藏族自治州人民政府办公室关于印发甘南州 2016 年新农合州级统筹暨支付方式改革实施方案的通知（2016）》中规定，县、乡、村级单次门诊费用补偿比例统一确定为 70%、70%、80%，每人每日累计门诊处方费用分别控制在 70 元、50 元、30 元以内，当日门诊补偿封顶额分别为 50 元、35 元、25 元，参合农民每人每年度普通门诊统筹补偿封顶线为 150 元。新型农村合作医疗制度以大病统筹为主，而门诊的保障水平低，她们的实际受益没有预想的那么大。

虽然参保人员得到一定程度的资金补偿，但由于医疗费用的持续上涨，补偿后的实际支付费用并没有下降多少，这使得原本勉强维持生计的收入在遇到疾病问题时就显得有些捉襟见肘。旦增桑姆自述属于寺院女性中身体最健康的一类，除曾因妇科病打过 5 天吊针，再没有输液的经历，平日的小病只要吃药就好。我在和她聊起药费的问题时，就是这样一个身体健康、平日较少吃药的人，也有感于高昂的药费。①

> 我属于这个寺院身体健康的那一类人，平日不怎么生病，妈妈寄过来的感冒药都是放着，一般我就送给其他有病的阿尼了，有时候等到自己感冒时就没药了。现在药费挺贵的，我也不知道这个药贵重不贵重，自己也没有种过药，但是买一点儿药就要 50 多块钱，我觉得挺贵的。虽然我就买过感冒

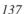

① 时间：2017 年 3 月 18 日；地点：Q 寺；口述者：旦增桑姆（33 岁，甘肃省碌曲县人）。

第三章　常见疾病及相关因素

药，是从医保上买的，但是觉得汉药的感冒药真贵，那么一点儿药就要那么多钱，吃不了几天。我是不容易感冒的，吃一点儿药就能好，生活还过得去。要是身体不健康的阿尼怎么办？那么贵的药吃不了几天，病也好不了。

再以住院为例。城镇居民基本医疗保险基金主要用于参保人员住院医疗费报销、大病医疗补助和州级调剂金，不建个人账户。在《甘南藏族自治州人民政府办公室关于印发甘南州 2016 年新农合州级统筹暨支付方式改革实施方案的通知（2016）》中规定，省、市、县、乡四级医疗机构住院补偿起付线分别为 2000 元、500 元、300 元和 100 元。普通住院补偿比例分别为 60%、70%、85%、90%。单次住院封顶报销封顶分别为 60000 元、40000 元、20000 元、3000 元。

加入新农合，虽然住院费用大部分可以报销，一定程度上缓解了看病贵的问题，对于那些家境相对殷实的出家女性而言，这是政府给她们提供了实在的优惠。但是对于大部分出身贫困家庭的人而言，因为无固定劳动收入，家里无法给予过多的经济支持，仅有的布施也只够日常开销，没有多余的积蓄，起付线与个人自费部分加起来的金额仍然是一笔很重的经济负担。图丹卓玛的父母在合作市区做生意卖酸奶，家境相对较好。我第一次去她的尼舍时，房间的陈设以及她在言谈举止中透露出的优越感，使我已经感觉到她出身于相对富足的家庭。①

有低保，3 个月七八百块钱。有证，一年 1800 块钱，这些是政府发的，但是这些钱不够生活。娘乃的收入几乎没有，因为我的胃不好，不做娘乃，会让别的阿尼替我做，我就把钱给她。法会的布施也不够平时生活，我每周去一次合作，最少得 300 块钱，多一些得 500 块钱，都是看病买药、吃火

---

① 时间：2017 年 4 月 2 日；地点：Q 寺；口述者：图丹卓玛（29 岁，甘肃省合作市人）。

锅、逛街买东西什么的。钱不够就问家里人要，没钱看病、去外地、新年买东西的时候，都会问家里要钱。去年大概拿了家里5000块钱，今年到目前为止拿了2000块钱。新年一般会拿1000块钱置办年货。

医疗保险是后来才有的，大概四五年前吧，在这之前住院都是家里人掏钱，大概住一次院花费2500块钱到3000块钱，对家里会造成一定的负担。医疗保险什么的一年交230块钱，是驻寺干部上来收的。去医院住院用医疗保险可以报销，我知道自己交5000块钱会返4000块钱。合作的汉医院（甘南州人民医院）和藏医院是这样，其他的医院我不知道。医疗保险在诊所是不能用的，我不知道在兰州能不能用。其他小诊所拿几天药，打几天吊针就要1000块钱，而住院十几天，报销的话自己也就花个1000块钱，所以我都是去医院住院。这几年秋天都是因为妇科病在藏医院住院，每次都要花5000块钱，报销4000块钱，自己觉得特别满意。

在寺院，像图丹卓玛这样家庭情况的女性毕竟是个案，大部分人还是出身于普通的农牧民家庭，家中的经济支持微乎其微，一旦得了大病，即使去医院就诊可以报销一部分，但她们却无力偿付剩余部分，所以这些生活贫困的出家女性依然看不起病、住不起院。不仅门诊药品价格的虚高超过她们的承受能力，而且住院起付线的医疗费用也会超过她们微薄的收入。此外，还有不列入基本医疗保险范围的其他项目费用需要个人承担，再加上医药卫生体制因素的不利影响以及药品生产流通环节可能存在的虚高定价、吃回扣等问题，进一步加重了她们的医疗费用负担。堪珠卓玛因为眼睛不好，年轻时没有学过多少经文，无法去信众家念经；老了之后身体不好，也做不了"娘乃"；又是家中的独生女，没有可以依靠的兄弟姐妹，因此，她只能依靠政府发的补助和法会的布施生活。①

> 我的肝、胆和心脏都不好。现在手上、身上长的疙瘩都是肝的原因，医生说是因为肝上长了些痘痘，我去藏医院、汉医院（甘南州人民医院）都看过，医生说让住院。先别说我住院没钱，自己负担不起，住院还得人照顾，家里也没有人照顾我。以前33岁的时候病得很厉害，藏药也吃过、汉药也吃过，但是都没有好。这都病了30多年，一直吃的藏药，所以胃也不好，胃不舒服的时候就吃些洁白丸。身上起的这些疙瘩会特别痒，但病的时间长了，也就没有什么感觉了。我现在年纪慢慢变老，没钱看病也习惯了，就这么稀里糊涂地过着，也不在意了。

Q寺地处偏远乡下，农村卫生基础设施落后，医务人员短缺，很难满足她们日益增长的、多层次的医疗需求。但是如果不去这些乡镇医疗机构，而去省级或者市级的医院看病，面临的又是高昂的医疗费用，使得她们在一定程度上望而却步。

三、政策实施的纰漏

虽然Q寺出家女性都参加了新农合，但是由于繁琐的登记手续，复杂的报销程序，降低了她们使用新农合的动力。她们普遍反映因为自己对政策不了解，政府工作人员也没有告知使用方式，加上办理报销的流程复杂，使得她们无法自己完成报销流程。在这个问题上，尕藏措姆说②：

> 医疗保险有，一年交200多块钱，好像是看病会返钱的

---

① 时间：2017年4月1日；地点：Q寺；口述者：堪珠卓玛（65岁，甘肃省合作市人）。
② 时间：2017年8月5日；地点：Q寺；口述者：尕藏措姆（35岁，甘肃省迭部县人）。

那种。我一次也没有用过，自己没有住过院，就是拿点儿药什么的也没必要，而且我也不知道怎么用，怎么返钱什么的。

Q 寺的很多出家女性都不知道如何使用新农合，如果遇上住院，就会委托使用过新农合、有经验的人来帮助自己完成报流程。尼周卓玛回忆[①]：

> 医疗保险是个什么东西？是不是去医院用的？我只知道是在住院时返钱的，是不是这样？好像不在自己手里吧。我每次去看病，都是阿尼仁增卓玛从那吾卫生服务站拿出来，完了之后再还回去。我也不知道是怎么报销的。我做胆结石手术那次，户口正从四川往这边转呢，医疗保险没有办下来，就没有用过。在藏医院住院用过一次，我也不知道返了多少钱，都是阿尼仁增卓玛给我弄的，自己什么都不知道。

因为她们文化水平有限，不清楚门诊和住院报销项目，加之报销流程比较复杂，而当地政府相关部门在进行社会保障政策宣传工作时往往不够全面、细致，仅仅告知应缴纳多少参保费，并没有告知哪些费用可以报销，哪些费用不可以报销，报销的流程等细节问题，导致她们对国家的社会保障政策还缺乏足够的认识与了解，忽视了社会保障的重要性。基本公共服务均等化是世界大多数国家社会政策的最终目标和发展趋势所在，促进基本公共卫生服务均等化是实现人人享有基本医疗卫生服务的重大举措和基本内容。随着我国社会医疗保障体系的逐步完善和受益人群的不断扩大，出家女性的日常生活条件及健康医疗问题还有待于进一步完善。让广大出家女性病有所医，解决其后顾之忧，已经成为一个迫切需要解决的现实问题。

---

① 时间：2017 年 3 月 12 日；地点：Q 寺；口述者：尼周卓玛（29 岁，四川省若尔盖县人）。

第四章

健康保健与疾病预防

第一节　养生之道

一、传统医学的养生思想渊源

本土传统医学早在公元 8 世纪形成了自己的养生学。问世于当时的奠基医学著作《四部医典》中专书《无病长寿》章，阐述了无病健康的观念。"各种疾病是由外缘诱发内因而发病，没有外缘的诱发，光是有内因也不会导致疾病的产生。因此，要随时注意防止诱发各种疾病的外缘发生。"[1] 这形成了以"天人相应"和整体观为出发点，以传统理论五元学说和三因学说为指导，遵循自然界变化规律，对人体进行调养，保持生命健康活力，达到延年益寿目的的养生学。

藏传佛教的哲学观认为土、水、火、风、空五种元素是器世界和有情世界产生的本源。《四部医典》中谈道，众生身体由五元而生，疾病由五元而引发，药物性味也由五元所决定，人的身体、疾病、治疗疾病的药物都与五元有关联。本土传统医学的三因学说是从五元学说衍生出来，专门阐述人体生理和病理的理论，认为健康状态下，隆、赤巴、培根三因素保持一定恒量，安居其位，动态平衡，功能正常，共同维护人的生命活动，故人体健康无病。但是，在饮食、起居、时令反常及鬼祟等各种外部因素影响下，三因素发生太过、不足、扰乱，原先平衡被打破，其功能发生异变，则成为潜在的致病因素。本土传统医学将变成潜在致病因素的三因素称为"三邪"，并认为三邪是引发未病甚至疾病的罪魁祸首。因此，它对于未病的调治原则是纠正三因素的偏颇和扰乱，使其趋于平衡，恢复原有功能，从而达到健康长寿。依据其医学理论，养生保健就是治疗未病，这是疾病预防的首要

---

[1] 宇妥·元丹衮波：《医学四续》，毛继祖、马世林、罗尚达等译注，46 页，上海，上海科学技术出版社，2012。

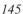

措施，可分为养身和养心两大部分，也就是身体保健和精神修养两大方面，其目的是远离疾病，提高身体健康水平。

二、起居有度

养生是对生命的保养，并非对疾病的治疗，贯穿生命的全过程。它的出发点和落脚点都是让人们强壮身体，预防疾病，提高生命质量。在养生中，通过采取相应的饮食、起居等实践行为，逐步积累功效，促进体内和谐，进而维持健康。

睡眠是机体进行修补、调理、复原、整合健康的重要环节，关系到人体健康，是不可忽视的生存要素。如果长期睡眠不足，会导致人体免疫功能降低，抗病能力低下。本土传统医学也认为熬夜会促使隆邪偏盛，容易引起一些身心疾病，严重失眠还会有生命危险。同时，认为不宜白昼多睡，白昼睡觉会引起培根增盛，造成虚肿、神志不清、头痛等，甚至导致感冒等疾病发生。Q 寺出家女性每日的作息时间较为固定，早上 5 点到 6 点起床，晚上 10 点到 11 点入睡，中间无午睡。益西卓玛说①：

> 我每天早上 5 点起来，然后 8 点去经堂开门，9 点回来吃饭，再念经到中午 1 点。下午 2 点吃饭，3 点吃完，吃完饭去经堂换供水。5 点回来，回来后喝茶，休息一会儿，就去白塔转果拉。差不多 8 点回来，晚上不吃，先看会儿电视，再念一会儿经，11 点睡觉。经堂的活要干一年，干满一年以后就不用早上 8 点去经堂开门，下午 3 点去经堂换供水了。我从受戒开始一直是这样，早上 5 点起床，晚上 11 点睡觉，连大年初一都是如此。如果第二天有法会，会睡得更早一些。我现在 50 多岁了，不想去合作，别人屋里也不去。隔壁的阿尼次正卓玛和阿尼拉松卓玛，她们两个年龄大的更是如此。

---

① 时间：2017 年 5 月 26 日；地点：Q 寺；口述者：益西卓玛（52 岁，甘肃省碌曲县人）。

早上起得早，晚上睡得早。早上天没亮，阿尼次正卓玛就起床了，也不开灯，经常是天亮了一看，才发现衣服是反着穿的呢。早上早起的话，念个经，背个什么特别容易，读个什么也灵一些，干什么都特别轻松，都有精神干。晚上早睡的话，第二天起来的时候会感觉休息够了，也容易起床。晚上睡迟了，早上起来都没有精神。

作为 Q 寺的中青年女性，旦增桑姆的生活有别于年纪大的人，虽然日常生活会丰富许多，但是依然遵循着规律的起居生活。[①]

> 如果头一天寺院干活干得特别累，第二天又不用干活的话，我会睡到 8 点。平时都是 6 点起床，6 点到 9 点念经，9 点到 10 点做饭、吃饭，有时也会在 6 点到 10 点念经，10 点以后做饭、吃饭，吃完饭看看手机，本子上写写藏文，天气好的时候再洗洗衣服。下午大概 2 点吃午饭，如果吃早饭的时间比较晚，就不吃午饭了。下午就是念经，念完就忙屋子里的活，到晚上 9 点吃晚饭，有时候不饿的话就 10 点吃晚饭。吃完有时候看电视，有时候磕长头。以前特别喜欢看电视，现在已经没有以前那么喜欢看了，到了 11 点就睡觉。

从出家女性的日常生活可看出，早上是学习的最好时间，一般都在念经中度过。下午是干活与学习兼而有之，而晚上除了学习之外，可以适当放松，劳逸结合，时间分配较为合理。她们以身体力行的实践方式很好地诠释了本土传统医学起居养生的理念，早睡早起的固定作息可以在一定程度上预防疾病，保持三因素平衡。

---

① 时间：2017 年 3 月 17 日；地点：Q 寺；口述者：旦增桑姆（33 岁，甘肃省碌曲县人）。

第四章　健康保健与疾病预防

三、饮食合理

饮食是人类赖以生存的根本，养生之道，莫先于食，饮食与身体健康及疾病的关系极为密切。本土传统医学认为身体的隆、赤巴、培根三种功能物质全靠后天饮食给养，许多谷类、肉类、油脂类、蔬菜类饮食，各自都含有对人体有益的丰富营养，合理食用则能滋补养生、健康长寿。青稞面、肉、乳、茶等是她们的日常食物，我特意记录了仁增卓玛一星期的食谱，从中可以看到饮食养生的痕迹。

表4-1　仁增卓玛一星期的食谱

日期	早餐 9：00—10：00	午餐 14：00—15：00	晚餐 20：00—21：00	零食
8月8日	糌粑，奶茶，大茶	炒菜（土豆、青椒、西红柿混炒），米饭	饺子（羊肉大葱馅）	酸奶，苹果
8月9日	馍馍，糌粑，奶茶	头天剩菜（土豆、青椒、西红柿混炒），米饭	汤面片（土豆、青椒、野蘑菇、西红柿混炒加水成汤）	酸奶，苹果
8月10日	糌粑，馍馍，大茶，野蘑菇汤	头天剩的汤面片（土豆、青椒、野蘑菇、西红柿混炒加水成汤）	炒菜（土豆、青椒、腊猪肉混炒），米饭	苹果
8月11日	糌粑，大茶，野蘑菇汤	炒菜（土豆、青椒、大白菜混炒），米饭	汤面片（土豆、青椒、野蘑菇、西红柿混炒加水成汤）	苹果
8月12日	馍馍，大茶，土臊子汤	头天剩的汤面片（土豆、青椒、野蘑菇、西红柿混炒加水成汤）	包子（土豆丝馅）	苹果
8月13日	头天剩的包子（土豆丝馅），大茶，土臊子汤	炒菜（小白菜、青椒、西红柿混炒），米饭	汤面片（土豆、青椒、野蘑菇、西红柿混炒加水成汤）	苹果，野沙棘
8月14日	糌粑，馍馍，大茶	炒菜（番瓜、土豆、腊猪肉混炒），米饭	包子（野蘑菇、小白菜馅）	苹果，野沙棘

从以上食谱可以看到，大茶是每餐必不可少的。她们每日所食的糌粑主要是早餐，午餐和晚餐的主食为米饭、面片。如果主食是米饭，配以一个炒菜，做成盖浇饭；如果主食是面片，不再炒菜，用三种左右的蔬菜混炒后加水，在此汤中下面，做成汤面片。剩饭、剩菜会在第二天吃完，不会浪费倒掉。饮食荤素搭配，以素食为主，这一方面是因为佛教力戒杀生，另一方面是由于她们生活普遍清贫，除了偶尔吃牛羊肉外，食用的肉多是猪肉，因为猪肉的价格比牛羊肉相对便宜。炒菜的花样虽会翻新，但土豆、青椒和大白菜似乎在她们的饮食中占据着"主要地位"。这里远离城市，交通不便，土豆和大白菜不易腐烂，又因为地处高寒，多食青椒可以驱寒保暖。每年春季，仁增卓玛会在自己的小院里种上少许小白菜、油麦菜，以丰富日常饮食。到了夏季，她的小徒弟们还会去山上采摘野蘑菇、野沙棘等，仁增卓玛便把一部分用来做蘑菇汤和藏包，另外一部分晒干备用。

　　糌粑是她们每日必不可少的食物。"青稞富含蛋白质、脂肪、碳水化合物、淀粉、钙、磷、铁等微量元素，并含有多种氨基酸和膳食纤维，每百克热量高达 357 千卡，富含具有清肠、调节血糖、降低胆固醇、提高免疫力的 ß-葡聚糖和黄酮类。青稞在降低血脂、血糖、增强胃动力、防止高原病和糖尿病等方面具有良好功效。"[①] ——在 Q 寺的日子，无论是在仁增卓玛的尼舍，或是其他人的尼舍，早餐见得最多、吃得最多的就是糌粑，依然记得刚来寺院时吃的第一顿饭就是糌粑。虽然来这之前，我已经做好充分的思想准备——学会吃糌粑，但是对于"汉女"的我来说，刚开始的确很难接受。我不知道这是不是进入田野的一种考验，但我明白一个"汉女"如果不吃糌粑，就无法真正融入她们的生活圈子。后来的日子里，吃的次数多了，我开始慢慢接受这种传统食品。当自己不知不觉喜欢上它的时候，我已经融入了她们的生活圈子。乃至每次当我离开寺院回家时，她们给我准备的礼物也多是糌粑和酥油。在她们看来，糌粑和酥油既是自己的最爱，

---

① 　星全章：《藏医药学精要述评》，498 页，北京，民族出版社，2015。

也是送人最珍贵的礼物，更是"我群"和"他群"的分界标志。

虽然她们的生活普遍清贫，加之佛教戒律的影响，肉类尤其是牛羊肉在饮食中并不多见，但是这对于从小生活在青藏高原的她们而言，最普遍也最喜好的肉食种类就是牦牛肉和羊肉。"牦牛肉性温、多油脂，能医治寒性病，补养气血；绵羊肉性甘温，可以开胃健力、补形衰、祛寒冷、温补气血、助元阳、益精血等，对治疗隆病和培根病有疗效。"① 这两种肉类特别适合居住在气候寒冷的高原地区的人们食用。而且，牛羊肉中含有丰富的脂肪，而脂肪是供机体内氧化代谢的物质，与糖类、蛋白质密切相关。机体内主要靠糖类供应热量，糖类消耗过多，就会由脂肪供给能量，如果一个人体内缺乏必需的脂肪，则会增加患疾病的概率。冬季每次回 Q 寺时，仁增卓玛给我做的第一顿饭肯定是纯牦牛肉馅的饺子。究其原因，第一，受汉文化"迎客饺子送客面"的影响，饺子可以表达主人的热情好客；第二，牦牛肉既美味又祛寒，是迎接客人的上等食物，尤其适合我这样不适宜高寒气候的"汉女"。

饮茶是当地群众在长期生活中总结出的饮食习惯，Q 寺出家女性亦是如此。茶分为大茶和细茶，她们一般不喝细茶，而喜欢喝大茶。大茶指松潘茶、茯茶，细茶指红茶、绿茶、花茶等。饮用时不像通常饮茶那样用沸水冲沏，而是将大茶倒入壶中烧熬成褐红色的茶汁，既可作清茶单独饮用，也可调制成奶茶、酥油茶、都玛茶等。大茶又名方包茶，属黑茶，原产于四川省都江堰市，是西路边茶的一个主要品种，因将原料茶筑压在方形篾包中而得名。方包茶的鲜叶原料比南路边茶更为粗老，是采割一到两年生的成熟枝梢直接晾干制成的，含梗量达 60%。黑茶属后发酵茶，其独特的加工过程，尤其是微生物的参与，使其富含维生素、矿物质、氨基酸等多种营养成分，不仅成为非常重要的营养成分的补充来源，而且有着助消化、解油腻的功效，更

---

① 宇妥·元丹贡布：《四部医典》，王斌主编，55 页，南京，江苏凤凰科学技术出版社，2016。

有着一些特殊的药理功效。因此，在当地一直有"腥肉之食非茶不消，青稞之热非茶不解"的说法。益西卓玛说①：

> 我每天都喝奶茶，早上、中午、晚上吃饭的时候都喝，茶是买的大茶，奶是从家里牧场拿来的。大茶可以使身体更耐寒。寺院冷，多喝大茶可以保暖。我认识的一个阿尼说特别浓的大茶可以喝饱，就不用吃饭了。但是我光喝大茶不行，喝奶茶可以喝饱。

"黑茶正因为原料较为粗老，所以其中含有许多嫩叶中不具备或含量很低的营养成分，如茶多糖、茶多酚、茶丹宁、咖啡因等，其养生保健功效因而更明显更独特，有补充营养素、解油腻、助消化、杀菌消炎、清除体内垃圾和毒素、降脂减肥、降压降糖、软化血管、抗氧化、抗衰老、抗癌等多种作用。"② 除了上述功效，黑茶还有很多其他的作用。"黑茶中的多种生理活性成分，有杀菌消毒的作用，且能形成抗菌斑，有很好的去除口腔异味、保护牙齿的作用。而且，黑茶经发酵后，可将新鲜茶叶中对肠胃刺激性作用的物质转化为具有温胃、养胃作用的良性因子，中和胃中过多的胃酸，因此有温胃养胃的功效。"③ 由此可见，常喝黑茶，对于受各种健康问题困扰的她们而言，是一种非常好的调养身体的健康饮品。

如果说糌粑和大茶是她们的主食和饮品，那么酸奶无疑就是饭后甜点。甘南广袤的大草原上牛羊成群，繁殖较快，以鲜牛奶为原料的乳制品是牧区人民日常生活中的主要食物之一，身处牧区的她们也不例外。"乳类食物性平味甘，饮用前后都是甘甜可口，质重滋润；能

---

① 时间：2017年5月26日；地点：Q寺；口述者：益西卓玛（52岁，甘肃省碌曲县人）。

② 陈龙主编：《黑茶品鉴》，167页，北京，电子工业出版社，2015。

③ 陈龙主编：《黑茶品鉴》，176页，北京，电子工业出版社，2015。

补虚损、益脾胃、生津润肠。"① 酸奶是以牛奶为原料，经过发酵制成的，含有丰富的蛋白质，而蛋白质是人体的重要组成成分，是所有生物细胞的基本构成物质，是生命的物质基础。如果蛋白质摄入不足或缺乏时，会引起成人内分泌功能紊乱、消化不良、肌肉萎缩、抵抗力低下等。酸奶是青藏高原各民族共同喜爱的一种食品，几乎每个人的尼舍中都备有酸奶。尼舍中的酸奶多是法会时信众布施的，有的则是家人来寺院看望时带过来的。以前酸奶是放在木桶中，而现在普遍是放在塑料小桶中，再置于干燥阴凉处。吃时盛到碗里，放入白糖。只要法会上布施了酸奶，仁增卓玛总会在饭后给我和她各盛一碗。益西卓玛出家前是牧民，平日都是自己制作酸奶，并保持每日喝奶茶、吃酸奶的习惯。无论我什么时候去她的尼舍，总能吃到酸奶，以至于每当我嘴馋时，总会去她那里。

每一种食物都有特定的营养成分，不同的食物会有不同的营养特点，没有哪一种食物能为人体提供全部所需营养。因此，只有把各种食物合理搭配，科学饮食，才能全面满足人体对营养的要求。除了日常的起居行为之外，临时性的起居行为也很重要。《四部医典》记载，"若饥饿时忍着不进食，会饿坏身体，使全身乏力、胃呆头晕，宜进食性轻味淡的食物"②。遇上娘乃开戒的时候，因为前一天不吃不喝，身体处于极度饥饿状态，第二天早上，有的人会把酥油融化，倒入大米、牛奶和水，煮粥食用；有的人会先饮用面疙瘩汤，之后慢慢进食一些有营养且容易消化的轻腻温性食物。这既可以暖中补虚，增强气力，又可以健脾和胃，滋养身体，不失为苦修中的一种自我保健方式。

---

① 宇妥·元丹贡布：《四部医典》，王斌主编，59 页，南京，江苏凤凰科学技术出版社，2016。

② 宇妥·元丹贡布：《四部医典》，王斌主编，52 页，南京，江苏凤凰科学技术出版社，2016。

第二节 健康保健

一、身体保健

《四部医典》言，"坚实的身体与身、语、意（此处指体力、语言和思维的能力）的效能来自锻炼"[1]，"反复强调禁止定坐不动，多做户外散步、活动或适宜劳作，尤其是体弱多病或康复不久的人更要多活动锻炼，才有益于健康"[2]。磕长头、转经、转果拉等一系列日常修行实践活动对于Q寺出家女性而言，是为了获得功德，但是它们也可视为运动养生的有效形式，在客观上起到强壮筋骨、延年益寿的养生效果。

仁增卓玛每日坚持磕长头三百个，她说[3]：

> 磕长头通常要1万遍才算圆满，这考验的是你的恒心和毅力。种种苦修，可以培养你真实的虔诚心。我平时早中晚各磕100个长头，只要有时间就磕头，磕得越多越虔诚，随之福报就会越大。我一天磕300个长头，像我这么胖，磕起来还是有些费事。每次磕头前，上身只留下背心，但磕完以后全身还是会出很多汗，背心都湿透了。虽然磕长头很累，但是磕完立马感觉身体轻松、舒服了很多。

修行者双脚并拢，双手合揖举至额头，然后双膝、双肘和头部相继着地。这种礼拜的方式可以反复性地进行全身运动，使身体从上到

---

① 宇妥·元丹衮波：《医学四续》，毛继祖、马世林、罗尚达、毛韶玲译注，28页，上海，上海科学技术出版社，2012。

② 星全章：《藏医药学精要述评》，507页，北京，民族出版社，2015。

③ 时间：2017年3月9日；地点：Q寺；口述者：仁增卓玛（50岁，四川省若尔盖县人）。

下的肌肉和关节都得到活动和锻炼，不失为一种强身健体的运动。仁增卓玛这样一日磕 300 个长头，"是在小负荷、氧气供应充足的条件下的一种耐力性练习，这样不仅使肌肉的力量和耐力增长，而且使人体中的脂肪得到消耗，对于降低体内的血脂、血糖具有重要的意义"①，从而减少疾病的发生，提高健康水平。旦增桑姆认为②：

> 磕长头虽然是每天的修行，但是自己感觉对妇科病、胃病特别好。磕长头特别累，但是磕完以后，身体非常舒服、特别轻松。自己不磕头坐着的时候，来月经特别少，来一天就没了，要是一个月坚持每天磕长头，月经就能来两三天。而且，胃不舒服的时候也会赶紧磕长头，这样就可以把食物消化了，我们阿尼都是这样做的。

转经轮也是出家女性日常的修行方式之一，对她们而言，转动经轮即获得相应功德，相比较诵经持咒、磕头礼佛、供灯供水等其他修行方式而言，是最简便易行的，还能达到事半功倍的效果。她们认为使用转经轮，除了自己可积累功德外，凡是与自己结缘的众生，也能直接间接得到救度，实现度己度人的夙愿。转经既可以在室内摇动经轮，也可以捻转摆放在炕桌上的经轮，还可以在室外转动借风力和水势旋转的经轮。东尼卓玛说③：

> 平时要么在尼舍转经念嘛呢，要么就去白塔转果拉。除了吃饭、睡觉之外，我就是转经。每转动一次经轮就等同于念诵数百倍的经咒，这样可以消除疾病恶业，积累功德呢。

---

① 杨建军、杨海航：《体育视野下的藏传佛教文化》，载《西藏民族学院学报（哲学社会科学版）》，2009（5）。

② 时间：2017年3月18日；地点：Q寺；口述者：旦增桑姆（33岁，甘肃省碌曲县人）。

③ 时间：2017年3月19日；地点：Q寺；口述者：东尼卓玛（83岁，甘肃省卓尼县人）。

转动手摇经轮，不仅是佛教积功修德的仪式，而且是一种无时间限制、小运动量的以手臂运动为主的运动形式。每位出家女性的炕桌上都放置着手摇经轮，无论是念经还是聊天，甚至看电视时都会手摇经轮。刚去 Q 寺的时候，看着仁增卓玛和我边聊天边手摇经轮，我以为很简单，但是当我接过她手中的经轮转起来时，才发现并不容易。手腕用力要均匀，还要掌握好节奏，否则要么转不起来，要么转速过快。而且像我这样的新手摇的时间一长，手臂还会有酸胀感。因此，经常做这种运动，可使上肢的肌肉得到锻炼，促进血液循环，加速新陈代谢，有助于增进健康。

转经的第二种方式是围绕一些宗教建筑或者宗教标识步行转圈，其功能与转嘛呢经轮一样，也被称为转果拉，即顺时针方向绕转佛塔、寺院、佛殿、经堂、神山等转一圈或几圈，甚至上百上千圈，这是佛教的一种崇拜方式和信仰行为。"佛教中绕转成风，凡是佛教圣物皆是绕转之对象，甚至圣山圣湖亦以步行绕转为主要的崇拜方式。"① 当地寺院普遍设有众多经轮，供人们一边转动经轮，一边绕转佛寺或佛塔慢步行走。这是一种小运动量、长时间的有氧运动，对于身体健康十分有益。在整个运动过程中，人体吸入的氧气与需要的氧气相等，体内糖分在氧供应充足时的氧气分解，能降低血糖含量，产生二氧化碳和水，释放能量，时间长还能消耗体内脂肪。Q 寺的大部分出家女性每日都会围绕白塔，在慢步行走中边念经边转动白塔四周的经轮。堪珠卓玛虽然眼睛不好，但是仍然坚持每日转果拉。②

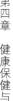

> 我每天就是念嘛呢、转经，没有其他的事情。早上 6 点起床，念个嘛呢，吃个早饭就去白塔转果拉，到快中午的时候就回屋里填炕。下午 3 点，吃点儿东西，念个嘛呢，再去白塔转果拉，转到黄昏就回去了。只要天气好就出去转经，

---

① 才让：《藏传佛教信仰与民俗》，98 页，上海，上海古籍出版社，2017。
② 时间：2017 年 4 月 1 日；地点：Q 寺；口述者：堪珠卓玛（65 岁，甘肃省合作市人）。

每天没有固定的时间去，也没有规定转多长时间，就是自己的感觉，如果觉得转不动就回来了。只要不下雨，我每天都会去的。我们年龄大的阿尼都差不多，隔壁的阿尼次正卓玛和阿尼拉松卓玛也是这样。

在围绕白塔慢步行走的时候，身体各处肌肉都需要更多的氧气，体内血液循环加剧，同时呼吸也会加剧；如果长时间运动，肌肉持续收缩，肌肉中的废物会被供应进来的氧气运走。另外，在有氧运动时，体内积存的糖分会被氧化，也就是可以被有效地消耗掉；同时体内的脂肪也会加快燃烧，对心肺功能也有促进的作用，是保持健康的重要运动方式。

一些佛教中的修炼方法可增强体质、有益健康。在调息时，修持者"主要以慢而细长的腹式呼吸为主，由于膈肌的上下运动，客观上对内脏器官起到运动和按摩的作用，使腹腔的肠胃等器官的蠕动增大"[1]。这样可以增进胃肠的活动，促进消化腺的分泌，保持身体的能量。"入定时，骨骼肌处于无工作状态，不需要大量的血液输送氧气和能量物质，血液的主要供给对象就是内脏器官，心脏的工作压力大大减轻。"[2] 这样可以缓解心脏的工作压力，增强人体抵抗疾病的免疫能力。佛教的修行方式已融入出家女性的日常生活之中，这些活动主观上是宗教信仰的一部分，但客观上对于增强体质，提高身体健康水平起到了很好的作用。

二、心理保健

健康不仅是指生理上没有疾病，还包括心理健康。养心是促进心理平衡和健康的重要措施，也是增强体质、强壮身体的重要方法。《四部医典》指出，心为脏王，是生命和心识之所依。"养心就是通过

---

① 杨建军：《藏族体育研究》，载《体育文化导刊》，2010（1）。

② 杨建军：《藏密文化与体育》，载《体育文化导刊》，2009（6）。

怡养心神，调摄情志，保持神安不乱，清心寡欲等手段，恢复被世俗污染的人性，返璞归真，达到保养身体、延年益寿目的。"①

中医学中讲情志养生法，情志指喜、怒、忧、思、悲、惊、恐 7 种情绪。在一般情况下，七情属于人的正常精神活动，并不致病。但是，强烈而持久的精神刺激，超出人体生理上所能调节的范围，使脏腑气血功能紊乱，便可导致疾病的发生。如怒伤肝、喜伤心、思伤脾、悲伤肺、恐伤肾，七情直接影响相应的内脏而发病。西医学认为良好的情绪能促使机体分泌有益的激素，是预防疾病的重要因素。由于情绪可通过去甲肾上腺素、5-羟色胺等神经递质对免疫系统起作用，而良好的情绪能增强这种支配作用，增强抵抗力。一个人心情舒畅、精神愉悦，中枢神经系统就会处于最佳状态，内脏及内分泌活动在中枢神经系统调节下处于平衡状态，精力旺盛，使整个机体协调，充满活力，身体自然健康。

菩提心是佛教的核心内容，指为拯救有情众生于轮回苦海，就要乐于牺牲自己的一切利益，发扬毫不利己、专门利人的精神。这种提倡博爱平等、济世利他的道德修养有助于培养良好心态，保持心理健康。益西卓玛以通俗易懂的话语将复杂的佛学哲理表达了出来，认为发菩提心就是慈悲、仁爱地对待众生。②

> 阿克（图丹）天天都在讲要慈悲、仁爱、平等地对待众生。虽然我做不到平等地对待世间万物，但是我没有想过害人，也没害过人，这个我做到了，再就是自己尽量去帮助别人。

作为出家女性，佛教的思想教义渗透在她们日常生活的各个方面，支配着她们的精神世界。以慈悲之心对待一切众生是她们必修的功课

---

① 星全章：《藏医药学精要述评》，485 页，北京，民族出版社，2015。
② 时间：2017 年 5 月 25 日；地点：Q 寺；口述者：益西卓玛（52 岁，甘肃省碌曲县人）。

之一。益西卓玛继续表达了自己的处世原则。①

> 有时候你对别人好，别人不一定对你好。以前寺院的生活特别困难，肉都吃不到，不像现在这样好。我家在牧区，虽然条件也不好，但是有肉有奶，那时候我经常把一个阿尼带回我们老家吃肉，现在她见了我连话都不说，我的心会凉的，也很生气，就想着算了吧，不计较了。虽然这件事情让我心里很不舒服，但是下次遇到需要帮助的人，我还是会做些力所能及的事情。比如看到有人在炎热的太阳底下转果拉，我会给他送瓶水。别的阿尼有什么需要我帮忙的地方，我还是会去帮她。

出家女性通过菩提心的修炼可以培养良好的心态，而良好的心态又是保持健康的重要秘诀，因为心态的好坏会左右人体的免疫功能，积极的情绪状态会增强免疫系统的功能，而消极的情绪状态则会减弱免疫系统的功能。虽然她们修炼菩提心的直接目的是逐渐积累功德和智慧，但是间接实践了本土传统医学的养生理论，通过怡养心神达到预防疾病，提高自身健康水平的目的。

三、习俗保健

"应对"是人们压力情境中的行为和思考方式，它能帮助人们避免或减少压力的影响和由此而产生的消极情绪，而宗教信仰给信徒提供了应对各种生活压力的策略。Q寺出家女性每日清晨进行的供养仪轨是修炼菩提心的方式之一，这一系列基于修行实践基础上的供养行为在创造信仰心理倾向的同时，使她们获得了内心的解脱与满足。而情绪状态及其所伴随的生理反应直接影响免疫系统的功能。

擦斯是烟供的一种，它是佛教中一种通过火供熏烟，吟诵经文来

---

① 时间：2017年5月25日；地点：Q寺；口述者：益西卓玛（52岁，甘肃省碌曲县人）。

与超自然进行交流的方式。每日清晨，她们会以糌粑、酥油、酸奶为原料，以烧红的牛粪为燃料进行，这是一种素的白供仪式。伴随着桑烟袅袅，她们口念经文，将其置于屋外高处。在她们看来，擦斯的作用是布施怜悯六道有情众生、诸鬼魂及饿鬼道、恶业的债主和亡者。仁增卓玛认为①：

> 我每日早饭前都会做擦斯，这个寺院的所有阿尼都一样，院子里都有专供擦斯的地方。它主要是培养我们供养和布施的心，在诸佛菩萨、护法、善神的加持下，能召请到更多的受苦众生前来受施，布施给所有的六道众生和我们的冤家债主，把更多的众生超度到上善之地。

她们在结束擦斯仪式之后，就要进行供水。供水，当地语称为乔切（mchod chu），一般早晨上供，下午撤供，撤供后将水倒掉，可浇花、洗脸或倒入水沟，供杯擦拭干净后，倒扣于供桌上。在供水时，她们会发愿为众生而修善法，将供水的功德回向一切有情众生。

供水结束之后，她们便开始供灯，当地语称为乔没（mchod me）。供灯的人可以由此增加福慧，积累福报。所以她们在供灯时都会发菩提心，祈愿这些灯火遣除一切众生的无明黑暗，助众生早日脱离苦海。

香作为重要的供养物与佛教有密不可分的关系。在宗教活动中，香象征清净，可以清洁一切污秽之物。在供灯之后就是供香的仪式，当地语称为怀乔（spos mchod）。通过每天供香时真诚的祈愿，她们认为不仅有助于达成祈求的心愿，而且可以借此来体悟香的深层意涵，以期达到解脱的境界。室内燃香可以达到积聚福智的目的。同时，适度燃香对修持者的身体、气脉及心神有所裨益。因为藏香中加入了心脏之良药肉豆蔻，肺之良药竹黄，肝之良药藏红花，肾脏良药草豆蔻，脾之良药砂仁及麝香、红白檀香、黑香、冰片、当归等几十种名贵药

---

① 时间：2017 年 8 月 10 日；地点：Q 寺；口述者：仁增卓玛（50 岁，四川省若尔盖县人）。

材及香草，具有理气、解郁、化滞、开窍、醒神等功效，故可以使人身心放松，消弭焦虑，提振精神。

在她们看来，这些供养仪轨不仅能消除自身业障，获得功修，而且可以将此功修回报六道众生，达到度己度人的最终目的。这种周期性的行为可以唤起并不断唤起她们的情感，以获得精神上的满足。而这种信仰又树立了仪式的权威，支撑着她们重复这种仪式行为，使她们在这种不断交替的信仰与行为中达到内心的解脱与满足。信念的力量越强，心理安慰剂的效应越是明显，这在一定程度上有益于增强体质，提高抗病能力。正性情绪可以保持内分泌适度平衡和身体机能的协调，而长期的负面情绪与心身疾病的生理基础密切相关，会导致各种急性或慢性内环境的不稳定，影响机体的生理、心理活动。

第三节 传统预防

一、民俗仪式

信仰为人们提供了某种希望，客观上提供了调节负面情绪的应对策略。诵经持咒是 Q 寺出家女性个人修行的基本内容和方式，在此过程中教义思想、法事仪轨会渗透到她们的观念深层，对个人的心理层面和精神领域形成重要影响。同时从更宽泛的意义上看，它也是一种心理保健方式，具有安慰剂效应。从医学角度来看，诵经持咒有助于信徒心理平衡和情绪安定，保持心理健康。现代许多实验研究表明，倾诉能将个体体内因委屈、愤怒等消极情绪产生的化合物释放出去，从而有利于身心健康。Q 寺出家女性常常在佛像前手捻佛珠，虔诚地诉说心事。经过如此的宣泄，她们的内心会处于相对安定的状态，消极的情绪体验也自然地随之消弭。旦增桑姆谈道①：

———————

① 时间：2017 年 3 月 17 日；地点：Q 寺；口述者：旦增桑姆（33 岁，甘肃省碌曲县人）。

早上 6 点起床，把该念的经全念完，要是自己慢慢念，把数念够多则三四个小时，少则两个多小时。去大经堂念经的时候跟着翁则念。在家念得越多越好，长经的话念一百多遍，短经的话念一千多遍，都是自己规定的。每天必须把规定的经念完才能睡觉。

Q 寺出家女性每人每日都要念诵一定数量的经文，而且其所诵持的经文的内容并非相同，视个人的需求而定。仁增卓玛每天早晨 6 点起床后，要做的第一件事就是叩头礼佛，进而开始念诵经文。一天之中，除了吃饭、做家务、教弟了、转果拉等之外，她一般都是在炕上打坐念诵经文。因为每日所念经文的数量较大，所以仁增卓玛有时边做家务边念经。

出家女性每日所念的经文种类繁多，不尽相同，以六字真言最为普遍。这也是日常课诵的内容。①

出家女性无论是劳动还是休息，甚至在睡觉前都念诵不已。她们认为口念六字真言，可起到防病治病的作用，除此之外还可以产生巨大的精神力量。因为她们坚信当遇到不顺利的事而心情沮丧时，念诵六字真言可以使心情愉悦；当遭受病痛和灾难折磨时，念诵六字真言可以抵御邪魔、消灾解难。心理学研究与生活实践表明，积极的情绪有利于身体健康，而消极的情绪则对健康带来不良影响。在对待生活压力、严重的负性生活事件以及创伤性应激事件时，信念系统的建立可能会帮助信徒对生活事件作出解释，并赋予这些事件以意义和连贯性，从而促进了心理调适和心理健康。她们借助易于念诵的六字真言求得心理上的安慰，保持心情愉悦，这对于预防常见疾病，保持健康具有一定功效。

① 参见尕藏加：《雪域的宗教》，786 页，北京，宗教文化出版社，2003。

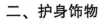
二、护身饰物

当地的"御邪术"既包括了佛教密宗的理论与技术，也有民间的和苯教的手段。信徒认为其作用是为了救渡患病之人或者免除人们即将来临的危险。虽然这些所谓"御邪术"并不能起到消灾防病的实质性作用，但是却可在心理层面发挥心理安慰功能，客观上提供了调节负性情绪的应对策略。

在这里，无论是从群体还是个人身上，都可以感受到信众对待"邪魔"的防御理念；无论是在公共空间还是私人空间之中，随处可见各种御邪工具和手段。在寺院，除了公共区域内具有所谓御邪功效的经堂、佛像、白塔、转经房、煨桑炉、嘛呢堆等外，单是尼舍中就可以看到基于这种防范性理念下的各类"御邪"工具。在 Q 寺出家女性看来，这一系列从外到内的"御邪"工具构成了一张硕大密集的"御邪之网"，把居于其中的人置于"绝对安全"的境地之中。除了外部的"御邪之网"，她们还认为个人身上佩戴的护身符可以增强抵御邪魔的效果，这堪称是具有民族文化特色的象征性"保健"措施。这些措施虽然不能治愈疾病，但可以在心理层面发挥作用，起到稳定情绪的效果。她们通过转移自我视线，可降低焦虑、抑郁、孤独无助、紧张、不安等一系列心理不适症状，达到自我心理平衡，使个体更好地应对负性或压力事件。

护身符，当地方言称为松阔（srung vkhor）。它是一种防范性的宗教用品，无论是在佛教还是民间信仰中，这类物品的使用相当普遍。"其功能大致可分为三类：第一，是消除年、月、日、时辰中，原本注定的灾厄，相关的概念、学说源自汉传占算术，戴护身符就是占算以后针对某种灾厄的防范措施；第二，是消除各类妖魔鬼怪的侵扰，这些鬼怪的名称大多具有本土特色；第三是消除传染病等疾病以及火灾等灾害。"① 护身符既具有消灾避祸的象征性与神秘性，又表达着人

---

① 才让：《藏传佛教信仰与民俗》，457 页，上海，上海古籍出版社，2017。

们祈盼吉祥、平安的美好心愿。

在当地最常见的护身符就是手写、手绘或刻印了咒语图案的纸片或布片。因为这种护身符制作较为简单，价格便宜，用途广泛，可以作为符咒的典型类型。被高僧加持过的护身符被信众视为会产生最大效果。将这种加持过的纸（布）片保留中心大小适中，折叠成四方，再用五色彩线包扎起来，就成为一种可以随时携带和佩挂的护身符。这种用法在 Q 寺比较常见，很多人的脖颈上都戴着这种护身符。

她们随身佩戴的护身符除了以上提及的手写、手绘或刻印了咒语图案的纸片或布片之外，比较常见的第二种是吉祥结，当地语称为希多（phyag rdor）。这是用红色、绿色或五色丝、线及布条进行打结，并经高僧诵咒加持，将"力量"封存其中的一种护身符。信众将它佩戴在颈上，认为可以消灾保平安。第三种是装有贵重物品的护身符，内装物品，包括高僧加持过的药草、念珠等。第四种是经高僧加持的各类佛像护身符。另外，佩戴高僧大德的像章、纪念章等亦被信众认为具有护身的功效。

她们认为佩戴护身结可以起到防病防灾的作用。从医疗文化的视角出发，作为心理安慰剂的护身符，虽然不能在医疗层面发挥治愈疾病的科学功效，但是在心理层面可以在一定程度上帮助她们摆脱压力和焦虑，增强抵抗险途、逆境的心理承受能力，对缓解病症、保持健康起到一定的辅助作用。因为情绪状态及其所伴随的生理反应直接影响免疫系统的功能，积极的情绪状态会增强免疫系统的功能，而消极的情绪状态则减弱免疫系统的功能。

三、烟熏净化

煨桑是青藏高原最普遍的古老民俗仪式之一，不管是寺院还是民间举行的各种祭祀活动都要煨桑，同时它也是当地不少家庭或个人进行的日常性民俗活动。煨桑时，焚烧的香末主要由"爬地柏、柏树枝、杜松、冬青子等混合而成，有条件的还加进一些紫檀香、白檀香、柯子果、藏红花、甘松等。当然，还有糌粑和酥油掺拌的香末。比较讲究的在焚香时还加些酪、乳、冰糖、红糖和蜂蜜等"①。煨桑一方面是供养仪式，煨桑者认为被焚烧的供品以烟嗅的形式被"神佛"所享用，在"神佛"得到供养满足的同时，人们的愿望也将在神的护佑下得到实现；另一方面是一种净化仪式，被视为可辟邪、祛除晦气、防病治病。人们在煨桑时会将祭品往桑烟上熏一熏，认为焚烧柏枝时所产生的烟雾可以消除污秽、净化祭品。

虽然现在民俗文化中的煨桑与净化仪式已经不同，但在早期，桑的主要功能就是净化。"从现有的资料中可以求证在赞普时代已经有焚香净化的仪式，是天神下凡时的一种净化与迎神的方式。依苯教史料，迎请神灵前首先要焚香净化周围环境，消除不净和秽气，而普通人生活的地方处处都有污染。焚香是净化行为，"② 也有观点认为，"最初的焚烧仪式被认为是在出征或狩猎归来时，部落里的老人、妇女在临近部落的地方烧上一堆柏枝和香草等，并不断向出征、狩猎归来者身上洒水以驱除征战或狩猎归来时带来的污秽之气"③。时至今日，煨桑慢慢演化为以祭祀、供养为主要功能的民俗仪式。

桑的净化功能主要来源于所焚烧的柏枝、松枝、杜鹃花枝等植物的神圣性。因为有些树木被视为特定"神灵"的神树，所以在迎请这些"神灵"时需要专门燃起这种植物。而且，这些植物熏出的烟味有一种特殊的香味，有些植物被认为具有药物功能，桑的净化功能也是这种烟所具有的功能。以烟熏净化的方式在这里很普遍，每逢寺院举行法事活动时，便会焚柏枝等净化环境，她们的日常生活中也经常焚香祛邪。有一天晚上我和才让卓玛做完访谈回来，我的眼睛发红、流泪，才让卓玛全身发痒。才让卓玛的母亲益西卓玛便焚燃柏香粉末制成的德瓜，围绕我们的身体和屋子熏了一遍，并认为通过熏烟可达到祛邪防病的效果。虽然适当的焚燃柏枝或者柏香粉末可以令人心情愉

---

① 恰白·次旦平措：《论藏族的焚香祭神习俗》，达瓦次仁译，载《中国藏学》，1989（4）。

② 万代吉：《桑的净化功能——〈狐狸烟祭〉中所反映桑的原初内涵》，载《西藏大学学报（社会科学版）》，2011（3）。

③ 周锡银、望潮：《〈格萨尔王传〉与藏族原始烟祭》，载《青海社会科学》，1998（2）。

悦，消除痛苦和恐惧，但是如果长期燃香，特别是在室内密闭环境中使用，则可能会对身体有一定程度的负面影响，尤其是容易对呼吸道造成伤害。

第五章

经期护理与女性生理疾病

第一节　经血的认知

一、传统医学中的经血

在本土传统医学中，隆、赤巴、培根三个基本因素是人体固有的三种功能物质，是构成人体的原始物质，也是人体各种机能活动的物质基础。人体先天固有三因素最初源于父母精血，受孕成胎后摄取母体精华发育生长，出生后靠食物营养与吸入清气而成熟。也就是说，胚胎是精血受孕而成，男性的精液和女性的经血是身体形成的内因。《医学四续》言，"父母的精血正常时，受神志意识和烦恼之故，又与五源（土、水、火、风、空）会合，这就是受孕坐胎的根源，犹如钻木取火一样。若父母的精血有病，如患有隆病时，精血粗糙、色黑、味涩；患有赤巴病时，精血味酸、色黄、有恶臭；患有培根病时，精血淡灰色、黏性大、味甘、触时有寒凉的感觉。如果以上这些情况发生时，就不会受孕坐胎"[1]。也就是说，胚胎形成的首要条件是无病的父精与母血相结合，所说的无病精血就是指没有隆病、赤巴病、培根病等病的正常健康的精血。对于健康精血，本土传统医学认为："精液色白、质重、味甜、量多；经血其颜色像茜草汁和兔子血；精液和经血沾在衣服上，但能洗涤净尽时，这种情况说明精血纯净而无病。"[2]

关于经血的来源，《医学四续》进一步说："身体包含着元气和秽物，身体元气是饮食精华、血液、肌肉、脂肪、骨骼、骨髓、精液，其中大便、小便、汗液等是秽物。糟粕进入小肠时分为浓、稀两种，

---

[1]　宇妥·元丹衮波：《医学四续》，毛继祖、马世林、罗尚达、毛韶玲译注，10 页，上海，上海科学技术出版社，2012。

[2]　宇妥·元丹衮波：《医学四续》，毛继祖、马世林、罗尚达、毛韶玲译注，11 页，上海，上海科学技术出版社，2012。

浓的是大便，稀的是小便；由于精气在各自部位里产生的热能，使食物的精华部分成熟，在胃部从输送精华的九条脉送入肝脏，当精华进入肝脏后变成血液；再由血液变为肌肉；又从肌肉变为脂肪；再由脂肪变成骨质；又从骨里生出骨髓；再从骨髓生出精液。精液是人体中最上等的精华，它位于心脏，功能遍布全身，使人容光焕发，健康长寿。"[1] 元气就是七种人体精华物质。"七精华依次相互生化，前一精华是后一精华生化的基础和源泉，而后一精华是前一精华生化的结果。其中精液又分为精华和糟粕部分，精华部分为'精光'，提供精气神，糟粕部分为精子和卵子。"[2] 本土传统医学认为"七精三秽"是人体生理物质，与三因素等负责正常的生理功能，共同维持着生命活动，保持人体健康长寿。从以上《四部医典》的记载来看，妇女经血与男子精液都是胚胎形成的重要内因，两者缺一不可，共同维系着人类的繁衍。

二、西医学中的经血

月经是由于卵巢激素周期性变化引起子宫内膜周期性的脱落而出血，古人又称为"月事""月水""月信"等。这是育龄女性所特有的生理现象。因为这种变化是周期性的，一般每个月发生一次，所以称作"月经"。

女性进入青春期后，卵巢在下丘脑—垂体所分泌的促性腺激素的刺激下逐渐发育。在垂体促卵泡激素的作用下卵泡逐渐生长，发育成熟，并分泌大量的雌激素，在雌激素的作用下子宫内膜增生变厚，呈增殖期变化。在黄体生成激素的作用下，成熟的卵泡破裂排出卵子，排卵后卵泡形成黄体，黄体细胞分泌孕激素。在雌、孕激素的共同作用下，子宫内膜进一步增殖，并由于其腺体上皮细胞分泌而呈现分泌

---

[1] 宇妥·元丹衮波：《医学四续》，毛继祖、马世林、罗尚达、毛韶玲译注，15 页，上海，上海科学技术出版社，2012。

[2] 星全章：《藏医药学精要述评》，317 页，北京，民族出版社，2015。

期变化。如果此时排出的卵子受精，则受精卵经输卵管运送到子宫内发育，称为妊娠。妊娠组织合成一种绒毛膜促性腺激素，它支持卵巢黄体继续发育。若卵子未受精，黄体即开始萎缩，一般黄体的寿命平均为14天。黄体萎缩后，卵巢雌、孕激素水平迅速下降，使子宫内膜失去支持而萎缩，且由于缺血坏死而脱落，于是出现阴道出血，这就是通常所说的"月经来潮"。

月经对于女性身体而言具有一定的好处。第一，是判断怀孕的第一信号。育龄期已婚女性，如果月经超过十天未来，首先要考虑是否怀孕。而且根据月经还可推算预产期，对孕期保健和孕期心理非常有益。第二，可使人在病程早期发现疾病。女性既往有过正常月经，现停经3个月以上，不包括因妊娠、哺乳、绝经所致，这时就要检查是否有生殖道下段闭锁、先天性无子宫或子宫发育不良、卵巢肿瘤、脑垂体肿瘤或功能低下、内分泌或消耗性疾病。可以说，月经对女性提早发现疾病起着重要的信号作用。除此以外，月经的时间、流量、伴随症状等的变化也是诊断许多疾病的重要线索。第三，避免过量铁的伤害。血色素沉着症容易引起患者铁元素代谢失调，身体内会积聚过多的铁，铁过量会缓慢地导致皮肤、心脏、肝、关节、胰岛等处的病变。治疗铁过量的方法之一是定期排放一定量的血液，月经周期性的失血正好消耗掉了过量的铁。第四，促进造血功能。月经引起机体经常性地失血与造血，使女性的循环系统和造血系统得到了一种男性所没有的"锻炼"，它使女性比男性更能经得起意外失血的打击，能够较快制造出新的血液，以补足所失的血液。因此，月经对于维系女性健康发挥着重要的作用。

三、个体认知中的经血

"在很多文化中，人们对经期妇女的行为有某些特殊的约束，有时男方也在一定程度上被牵连进来。在有些人群中，经期妇女被禁止参加宗教仪式；在不少社会中，人们甚至还对她们实行隔离。一些少数民族视经期妇女为不洁，这样就形成了许多有关月经的禁忌与习俗。"① 当地很多群众由于受经血不洁等观念的影响和误导而形成的各种禁忌习俗，以及由于生活条件的限制在这种禁忌习俗之下采取的许多不恰当的护理方式，都极大地损害了女性的身心健康。Q 寺出家女性作为当地女性中的一个特殊群体，她们对于经血的观念呈现出矛盾性。

月经在当地方言中称为"达噌"（zla mtshan），但是她们在谈及"月经"时常用相对含蓄、婉转的词汇，通常以"腰"的直译"盖巴"（sked pa）暗喻行经，"腰来了"即指"月经来了"。当然，这也是当地女性对于月经的普遍表达方式。在当地传统习俗中，少女从月经初潮开始，家中年长女性亲属就会教导她经血是污秽的，要偷偷地隐藏起来。"妇女生孩子时流的血被认为是肮脏的，所以生孩子的人家一般会在房门和院门挂上一撮白色的羊毛作为标志，以防止外人贸然进家而招致晦气。"② 因为禁忌，一切有关月经的内容成为忌讳，不仅人们对其讳莫如深，即使在关系要好的女性圈内交流也是隐秘的。此外，对于当地女性而言，由于之前几乎没有机会了解相关的生理卫生常识，家中女性长辈一般也不会传授相关的生理卫生经验，所以她们当中不少人都曾经历过"初潮恐惧"。仁增卓玛讲述③：

> 我是 12 岁的时候来的月经，到现在 50 岁了还没有停，我也不知道为什么，我就想早些停了，太麻烦了。我小时候没有妈妈，和爸爸一起睡的。到 12 岁的时候，有一次上厕所，发现大腿上都是血，都成红色了，我就想着肯定是自己爬树时弄伤了，就一直忍着，饭也不想吃，硬忍了一天。自

---

① 李金莲、朱和双：《云南少数民族对月经的认知与妇女经期护理》，载《民族研究》，2004（3）。

② 孙林：《西藏中部农区民间宗教的信仰类型与祭祀仪式》，582 页，北京，中国藏学出版社，2010。

③ 时间：2017 年 3 月 2 日；地点：Q 寺；口述者：仁增卓玛（50 岁，四川省若尔盖县人）。

己一直想着为什么，想着想着就想起来和嫂子一起放牛时说过月经的事情，我想着可能是这个。那时候我就和小徒弟曲君卓玛一样大，肯定是把被褥弄得很脏，估计到处都是血，现在想想都觉得后怕。

仁增卓玛的经历是当地许多女性在青春期因无知而恐惧的共同记忆。由于女性长辈对月经的回避和遮掩，使得女孩在提及月经时会不自觉地表现出一种羞耻感，并且这种羞耻感会伴随终生。家庭代表了一种社会经验，这种经验会影响特定个人怎样看待他或她的健康状况，父母在塑造子女的健康生活方式方面具有最重要和最持久的影响。如果出嫁，这种感知会传递给她们的女儿，使得一辈又一辈的当地女性将月经视为禁忌，这里的禁忌既来自传统习俗中的污秽观念，又夹杂着因为视为污秽而避免提及的羞耻感。如果出家，因为出家女性身份的限制，在寺院会更加羞于谈及此话题。益西卓玛的这段经历呈现出当"洁净"遇到"污秽"时的尴尬。①

有一次我和另一个阿尼去合作，从这边走的时候还好好的，到了合作来月经了，我都没发现，还是同去的那个阿尼发现的。那时候我正高兴地和她在路上边走边说，她突然说你的月经来了，弄到然上了，我一下子又羞又吓。你想想，一个阿尼被路上的人看到来月经，还弄得僧服上都是，这是多么丢人的事情。我赶紧脱下来，把然换了个位置重新披了一下，这样之前被月经弄脏的地方就藏到了腋下，那次真的是太害羞了。我认识的一个阿尼遇到的情况比我那次还丢脸。她从寺院出发的时候还好好的，正在别人家里念经的时候来月经了，站起来不是，不站起来也不是，而且阿克（图丹）也在，她就一直坐着，等到所有人走了，碗里倒些水，含在

① 时间：2017 年 5 月 28 日；地点：Q 寺；口述者：益西卓玛（52 岁，甘肃省碌曲县人）。

嘴里，喷在有血的白色羊毛毡垫上，用手指头往下抠，往下拔羊毛。

作为当地女性，自身经血本来就是不能被人看见的污秽事物，更何况是在世人眼中纯洁的出家女性。既然月经是不能避免的生理现象，那么最好的处理方法就是将其隐蔽起来，既不可谈论，也不能被看到，以保持出家女性的洁净，月经就这样在传统习俗与纯洁身份的双重作用之下，成为一种在寺院讳莫如深的禁忌。因此，每当聊及这个话题时，她们总会表现出害羞的神情，回之以遮遮掩掩的话语，表示这是一个不能讨论的话题。我相信，如果不是她们给予我的绝对信任，断然不会和我谈论有关月经的事宜。益西卓玛继续说[1]：

> 我是 19 岁来的月经，我女儿是 18 岁来的月经。刚来月经的时候不知道是什么，除了害怕就是害怕，妈妈没有告诉过我，是比我大的小姐妹一起放牧的时候告诉我的。月经让别人看见就是大忌，就算是自己的男人都不能让看见，洗的时候也不能用盆子，什么都不能用，就嘴里含一些水，把炉灰撒上去，揉一揉，炉灰可以吸收经血。男人看见月经，就会沾上不干净的东西，会生病。包括生完孩子都要用松柏枝熏一下，否则会沾上不干净的东西。

曲君卓玛和我聊及这个话题时，一方面很疑惑我的问题，她觉得我作为学者，应该了解的是有关宗教的"神圣"内容，而不是月经之类的"恶心"话题。另一方面因为熟识，又不好意思拒绝不谈，但总会时不时地加一句"说这个太害羞了"之类的话语。[2]

---

[1] 时间：2017 年 5 月 28 日；地点：Q 寺；口述者：益西卓玛（52 岁，甘肃省碌曲县人）。

[2] 时间：2017 年 6 月 3 日；地点：Q 寺；口述者：曲君卓玛（28 岁，甘肃省卓尼县人）。

月经是脏的，从身体下面流出来的东西能是干净的吗？就像大便、小便一样。说这个是很害羞的事情，妈妈一般不会和女儿讨论月经这个话题，以前都不会讲月经这个词。我第一次来月经的时候，妈妈要和我说这个，我就害羞地跑了，觉得这是一件既恶心又害羞的事情。月经来完后，我会把门反锁起来，洗完内裤，晾在别人看不到的地方。上次去兰州做胆结石手术的时候，汉医问我月经的情况，我特别害羞，那时候我弟弟还在病房里，我就更不好意思了，对弟弟说你先出去。他出去以后我一边害羞地挠着头，一边支支吾吾地说了。对于我们，尤其又是阿尼，说这个话题太不好意思、太害羞了。

旦增桑姆的看法和其他人类似，她也认为从身体下面流出的东西并不干净，而且这种污秽不能被旁人看见，还特意强调了如果被自己的上师看到就是一种罪孽。①

月经是挺脏的，但也不是说太脏。挺脏的，因为它是从身体下面流出来的。不能说太脏，毕竟是从自己身体流出来的，再说经文中也没说是脏的。但是说干净吧，我看着怎么也不是干净的呀。月经不能让人看见，是一种最不能让男人看见的东西，尤其不能被自己的上师看见。要是让阿克（图丹）看见了，自己觉得就是罪孽呀。

因为受到当地传统习俗的影响，她们的卫生巾和内裤向来是藏起来，放在正屋外面的角落里，洗的时候还不能白天去洗，不能让男性看见，必须在晚上没人看见的时候，关起门来洗。洗干净拿回来后，必须晾晒在不容易被别人发现的角落，既不能晾在正堂显眼的地方，又不能晾在别人可能经过的地方，所以经常晾在柴房之类的隐蔽场

---

① 时间：2017 年 3 月 17 日；地点：Q 寺；口述者：旦增桑姆（33 岁，甘肃省碌曲县人）。

所。与其说是晒干，不如说是阴干，干了之后还要悄悄地藏起来。因为从洗到晾的整个过程看起来就像做贼一样，故我在仁增卓玛的尼舍住了那么久，从来没有见过她什么时候洗了，又什么时候晾了，只知道她的卫生巾和内裤向来都是放在正屋外面角落的箱子里。在世俗层面中，当地女性与经期有关的衣物或用品被别人尤其是男性看到，除了害羞之外，也许更多意味着被看见的人会倒霉、生病等，即这种污秽的传染性；而在这里，她们的担心又多了另外一层含义，即出于自身身份的考虑，就是之前谈到的作为神圣的宗教神职人员，她必须保持自身的洁净，将世俗眼中视为污秽的经血隐藏起来是最好方法。

"由于经血是由生殖器流出的，如同身体的其他排泄物一般是不洁的，它们会被认为位置不适当，是对秩序的威胁，因为被看作令人讨厌并须赶紧扫除出去。"① 这使我想起了出家女性对月经的看法，总觉得月经是件麻烦的事情，是多余的部分。

益西卓玛认为②：

> 心里面想的是月经越早没有越好，来了多麻烦。医生说四十五岁左右会绝经，50 多岁绝经的话说明身体挺好，但是我还是觉得早点儿干净的好。

以上认知是寺院女性的普遍看法，只要聊到这个话题，她们无一例外地表露出"月经是麻烦"的态度。我去牧区时，和当地的普通女性聊起这个话题，她们也一致认为月经带给她们的除了身体上的不舒服之外，对于繁重的劳作毫无帮助。在寺院更是如此，经血是形成胚胎的重要条件，但是这种作用对于她们而言毫无意义，反倒带来的是

---

① ［美］玛丽·道格拉斯：《洁净与危险》，黄剑波、卢忱、柳博赟译，195 页，北京，民族出版社，2008。

② 时间：2017 年 5 月 28 日；地点：Q 寺；口述者：益西卓玛（52 岁，甘肃省碌曲县人）。

生理期疼痛，在她们看来，既影响念经又妨碍干活。因此，月经是多余的，这种所谓的"自身性质"使其成为污秽。而且，这种污秽的观念不同于我们所说的病源学或卫生学的因素，而是一种象征意义系统上的"污染"。这就需要以回避的方式来避免污染，无论是卫生巾还是内裤，只要是与经期有关的事物都要避免被看到，必须在晚上没人看见的时候关起门来洗，洗干净后，必须晾在边角处不容易被人发现的地方，晾干后还要悄悄地藏起来。

如果说身体上的孔隙排出的东西是最明显的边缘事物，是多余、污秽的，那么为什么男性精液就不是污秽的？在当地，我从来没有听说过男性精液污秽的类似说法。既然同样是身体的排泄物，或者说是七精华中最后一种精华的糟粕，那么为什么人们对待身体不同部分的方式会如此不同。如果从身体本身来看，就会发现人们对待身体不同排泄物的态度是来自对于不同性别身体的认知，经血之所以被贬作污秽，是因为它流自一个"低等性别"的身体。正如前文谈到的在当地传统文化中，对于男性的尊重、推崇与对女性的贬低、蔑视显而易见，这决定了男女社会地位的不同，使得女性在男性主导的社会中处于弱势，依附于男性而生存。女性是卑微的，与女人的身体紧密相关的事物也会被视为卑微的。

在 Q 寺，绝大多数女性都是在少女时期出家为尼，这样就保持了身体的"完整性"。"圣洁就意味着完整的，独一的；圣洁是统一的、内外一致的，无论个体还是整个类别都是完美的。"①

对于出家前有嫁人经历的女性而言，其身体因为不是完整的，是否就不能保证其圣洁性呢？在她们看来，当经历了剃度仪式，这种洗礼便意味着从世俗的污秽中已经脱离出来，在成为宗教神职人员的同时，她的身体就变成圣洁的，这种神圣会赋予经血以洁净。这就是为什么行经之际的她们可以自由进入经堂念经，而世俗妇女的经血被视

---

① ［美］玛丽·道格拉斯：《洁净与危险》，黄剑波、卢忱、柳博赟译，张海洋校，69页，北京，民族出版社，2008。

第五章　经期护理与女性生理疾病

为身体的排泄物，会亵渎"神灵"，因而行经期间不能靠近佛殿的原因。当然，她们对于经血的肯定态度除了与圣洁有关，还有另一层考虑。正如益西卓玛所言：①

> 经文里没有说月经是不干净的，没有月经就不会有新的生命。月经在经文中没有那么脏，但是让别人看见就是大忌，在经堂更是如此。康卓玛、度母之类的是女人，她们也会有月经，所以不能说月经不干净。但是经堂是神圣的地方，经堂里还有男性的佛和菩萨，不能让他们看见。

堪珠卓玛从生命的起源出发，说出了自己对于经血的类似认知。②

> 说这个是真太害羞，太不好意思说了。说它不好，是因为这是一件特别害羞的事情，不能让别人看见，也不好意思说。说它好吧，是因为所有生命包括高僧大德都是因为它才能出生的。女人如果没有月经，就生不了孩子。孩子从哪里来的这些问题，经书上都有，阿克（图丹）都讲过的。这些都是出家以后知道的，出家前谁会和你讲这些，不会的。

从以上可以看出，对佛法有了更深领悟的年长女性对于经血有了更为宽泛的认知，这里包含了两层含义。其一是来源于本土传统医学中男性的精液和女性的经血是身体形成的内因，没有女性的经血，就不会有新生命的开始，经血的到来在某种程度上明显与生育能力有关，从这个角度来理解经血并不是污秽的。对于当地的普通女性，虽然或多或少地了解经血与怀孕生子的关系，但是对她们而言，经血与新生命降生两者联系更多的是"妇女生孩子时流的血被认为是肮脏的"认

---

① 时间：2017年5月25日；地点：Q寺；口述者：益西卓玛（52岁，甘肃省碌曲县人）。
② 时间：2017年4月1日；地点：Q寺；口述者：堪珠卓玛（65岁，甘肃省合作市人）。

知或体会。而对于出家女性而言，全然不会有类似的体验，加之从经文中学到的生理知识会比当地女性多，故可以较为客观地评价经血对于孕育生命的作用。

"每一种意识知觉，每一次认知行为，每一次与客体（或事件、行为或情绪）的匹配，都是在适当的符号背景下进行的。"① 从世俗的层面来看，经血是污秽的。"妇女在经期的流血现象给先民们留下了深刻的、令人不安的、与恐惧紧密相连的印象。谁也不能对流血视而不见，它预示着令人惊恐的后果，人们必须加以预防，而最好的预防方法之一，就是把所有曾与流血有任何直接或间接联系的现象都看成是不洁的。"② 在当地传统习俗中，少女从月经初潮开始，家中年长女性亲属就会告知其经血是污秽的，要偷偷地隐藏起来。即便出家为尼，这种对于经血的观念依然会伴随着她，并影响着她在经期的处理方式，经期的麻烦记忆与出家女性的特殊身份都会使其将经血本身看作是污秽的事物。

第二节　生理期的保健与健康

一、经期处理

古时妇女承垫经血的布巾被称为"女子布""月经布""月经衣""月衣""月事布""月水帛"之类，在古代医方中屡见不鲜。而现代意义上的卫生巾是一种具吸收力的材料，主要的材质为棉状纸浆和高分子吸收材料。以前，当地女性来月经的时候，会直接让经血流在袍子上，再用炉灰或泥土处理。后来习惯穿裤子后，会使用旧布（旧衣服撕成条

---

① ［美］克利福德·格尔茨：《文化的解释》，韩莉译，256 页，南京，译林出版社，2014。

② 王东峰、林小璋编译：《性伦理学》，17 页，北京，农村读物出版社，1989。

状）缝制成月经带，或者多穿几条裤子，让经血直接流在裤子上。再后来，女性来月经的时候会使用草纸，用的时候折叠成长条状。而现在普遍使用卫生巾。Q寺出家女性与当地所有普通女性一样，其经期的护理方式也经历了从传统向现代的转变。但作为出家女性，因为平日不能穿裤子，只有经期才可以穿上内裤，因此会遭遇比当地普通女性更多的经期烦恼。

在当地，因为受到长期积淀下来的落后习俗影响，妇女月经来潮被视为个人的私事，不会得到什么特殊的照顾。农牧区的妇女在经期得不到休息，照常要放牧、种地、干家务。出家为尼的女性在经期同样得不到休息，照常参加寺院的集体劳动。由于经期护理方式不当，导致各种妇科疾病，严重影响了她们的身心健康。

傲色卓玛出家时间不长，虽然没有资格参与经堂念经，但是作为寺院的一分子，干活的时候肯定少不了她。对她来说，干活是目前融入集体，被其他人接纳的唯一机会，因此干活的时候格外卖力。

> 出家前我不知道来月经不能碰凉水，脚不能着凉，就算知道，也根本管不了，牧场里的活必须自己干，没有人给你帮忙。出家以后虽然不用干放牛打酥油的事情，但是寺院的活是必须干的。最近建嘛呢堆，天天都要背石头，一背就一天，哪有休息的时间，谁还管来没来月经。也许有的阿尼觉得寺院的活特别累，但是对我而言都是小事，干起来都是顺手的。况且我刚来寺院不久，如果因为来月经休息，是一件很丢脸的事情，我也不会那么做的。

对于寺院女性而言，背石头确实是重体力活，一个装满石头的背篓少说也有40斤，还要徒步走到半山腰。一天之中除了午饭时间，她们会从早上9点一直干到下午5点。我曾经鼓起勇气想要尝试背半筐石头，结果发现自己好不容易背上背篓，却根本走不出十步，因为对我而言太重了，我相信对于她们来说也未必轻松。但是作为农禅并重的寺院，尤其又是雇不起劳动力的尼姑寺，无论她们是否处于经期，都必须承担寺院繁重的劳作。如果说尼舍中的家务活还可以因为身体不舒服而暂且搁置，那么寺院中的劳动无论如何都是避免不了的。这在很大程度上损害着她们的身体健康，使得大多数人患有不同程度的妇科病，尤其以痛经最为常见。她们因为干活时不可避免地会碰触凉水或久处潮湿的环境之中，所以容易导致血瘀或血凝，进而出现痛经甚至闭经。

很多中年女性普遍反映，她们以前由于缺少经期护理的意识与行为，又不得不在经期从事繁重的劳动，因此现在常常腰酸、肚子疼，甚至很多人的月经都不正常，经常痛经。正如我在前文所述，长期处于高寒阴冷环境之下的高强度体力劳动，会导致她们的抵抗力降低。如果是在经期从事重体力劳动，还会因剧烈运动后盆腔进一步充血，血流加快导致月经量过多，最终造成失血性贫血。

当然，繁重的体力劳动只是造成妇科疾病的一个方面，或者说繁重的劳动是使身体易受疾病困扰的客观原因，除此之外，经期的某些不当行为应该算是造成妇科疾病的主观因素。因为受到当地传统习俗的影响，她们的卫生巾和内裤向来是藏起来放在正屋外的角落，还不能白天去洗，必须在晚上没人看见的时候关起门来洗，洗干净后经常晾在柴房之类的隐蔽场所。从西医学角度来看，紫外线具有杀菌作用，将内裤晾晒到阳光能够直射的地方可以达到杀菌消毒的效果；反之，阴暗潮湿的地方容易滋生细菌。如果将内裤晾在柴房这种阴暗潮湿的地方，细菌、病毒很容易寄居在内裤上，而女性的阴道与外界相通，女性的腹腔又通过输卵管、子宫、阴道与外界相通，因此外界的病菌很容易由阴道进入腹腔，进而引发各种妇科疾病。

除此之外，经期不注意卫生也是易患妇科疾病的重要原因。因为佛教戒律的限制，她们平日不能穿裤子，只有在生理期才可以穿内裤，以防止经血外流至僧服。但是缺少生理期卫生保健知识的她们，在经期没有勤换内裤的习惯，一个月经周期通常只穿一条内裤，然后在经期结束后洗干净并藏起来。在正常情况下，女性阴道内是酸性环境，对很多细菌有一定的抑制作用，而子宫颈管分泌的黏液呈碱性，对不耐碱的病原体有抑制作用。在这种情况下，女性的阴道可自然地保持清洁与卫生。当女性处于生理期时，尽管内裤上贴有卫生巾或放有卫生纸，但是由于潮湿的阴部环境为病原体的生长创造了良好条件，如果内裤长时间不更换，容易滋生细菌，也就容易导致生殖器发生感染，引发各种妇科炎症。而勤换内裤则有助于保持阴部卫生，避免感染。她们因为缺少基本的生理卫生知识，在经期护理方面明显经验不足，再加上客观生活、生产条件的限制，更容易导致妇科疾病的发生。

二、经期用品使用

卫生巾自 20 世纪 80 年代在中国开始流传以来，逐渐取代了草纸、布条、布带等传统的经期用品。随着社会经济的发展，人民生活水平的提高，当地女性普遍使用卫生巾。说起卫生巾的好处，益西卓玛认为[①]：

> 我觉得卫生巾特别好，放上两三天不换都可以，不会透过去，不像以前用的布条就透到衣服上了。它也不会像布一样伤到肉，要是布的话，血一干，布就是硬的，会把肉磨破。而卫生巾的材料好，经血留在上面，就像水倒在纸上一样，始终是绵绵的。

虽然卫生巾使用方便，深受出家女性青睐，但是她们普遍反映因为自身身份的限制，去商店购买卫生巾就成为一件尴尬的事情。曲君卓玛也谈道：[②]

> 我们是阿尼，又不是俗人，去商店买卫生巾太不好意思了。法会的时候有的女施主会布施卫生巾，我觉得是一件很好的事情，这样我们就不用去商店买了，要不然我们得自己

---

① 时间：2017 年 5 月 28 日；地点：Q 寺；口述者：益西卓玛（52 岁，甘肃省碌曲县人）。
② 时间：2017 年 6 月 3 日；地点：Q 寺；口述者：曲君卓玛（28 岁，甘肃省卓尼县人）。

去商店买，太害羞了。

从以上看出，经血的污秽观念似乎已经影响到卫生巾，使得这一原本普通的卫生用品却被贴上了禁忌的标签，我不由得想起益西卓玛曾经提及的故事。①

现在人们的观念开放了，布施的时候除了酥油、馍馍、酸奶之类吃的之外，有的女施主还会布施卫生巾。别的布施可以在经堂分发给阿尼们，但是卫生巾不可以。通常都是偷偷摸摸拿到经堂外面或者某个阿尼的屋里发的，发了之后还得藏在僧袍里面，带回自己房子。有一次在经堂外面发卫生巾的时候，正巧阿克（图丹）经过，我们赶快收起来。阿克（图丹）问干什么呢，我们赶紧说没什么，没干什么。估计阿克（图丹）看出来了吧，再没问就走了。这要是被阿克们看见多不好意思呀。

卫生巾本和卫生纸一样，是普通的卫生用品，但是在这里却同女性的经血与内裤一样，因为是女性生理期的专属用品，因此它变成了禁忌，被大家很好地隐藏起来。不仅在尼舍正屋看不到，而被藏在柴房之类的隐蔽场所，就连寺院唯一的小卖部也没有此种用品的售卖，甚至是寺院的旱厕中都很少看到使用过的卫生巾，这与我在当地村落中看到的明显不一样。在当地村落一般都会有小商店，商店里至少有一两种牌子的卫生巾在出售。而在这里，卫生巾这种她们每月必备的生活用品却在寺院难觅踪迹。当然，我并不是有意去窥探她们的隐私，只是好奇为什么这与我生活的世界如此不同。在我生活的城市，卫生巾虽然不是堂而皇之地摆在显眼位置，但也不必刻意隐藏。直到后来与她们聊天时，我才明白其中原委，感慨同样作为女性，在不同的文

化场域中，对同一种物品的处理竟会有着天壤之别。益西卓玛讲述①：

> 我当了阿尼以后，慢慢就有了卫生巾。每天用一个，用完的卫生巾要么把它挖个坑埋起来，一般都是晚上没人的时候出去埋起来。要么把房门关起来，倒水剪碎，用炉灰和起来后倒掉。卫生巾不能让阿克看见，看见了不好。剪卫生巾的剪刀不是专用的，房子里就那么一把剪刀，剪完之后用柏枝熏一下就干净了。虽然卫生巾很好用，但是处理起来是一件很头疼的事情。以前没有厕所，就埋起来，或者放到草原上旱獭的洞里，但是有时候会被旱獭推出来。这要是让人看见，尤其是男人看见，就丢脸丢到家了。现在的人很聪明，拿剪刀剪了，弄成糊糊，再倒些炉灰混进去，就可以倒出去了。

旦增桑姆并没有使用埋在地里或是剪碎倒掉的复杂处理方式，而是代之以另外一种更为简单、隐蔽的方法。②

> 我是把用过的卫生巾先装在黑色的袋子里，这样就看不出来里面是什么，再装到红色的袋子里，就是我们最常见的那种红色的买东西的袋子。光是黑色的袋子也不好，因为阿尼们都是装在黑色的袋子里，这样被人看见就知道是卫生巾了。把黑色的袋子装进红色的袋子里，这样就不知道袋子里是什么了。我去合作的时候带着，扔在路边的垃圾桶里。

强巴卓玛作为 Q 寺中的年轻女性，虽然年纪不大，但是思想观念依旧传统，她对于卫生巾的处理方式与很多人类似，都是将使用过的

---

① 时间：2017 年 5 月 28 日；地点：Q 寺；口述者：益西卓玛（52 岁，甘肃省碌曲县人）。

② 时间：2017 年 3 月 17 日；地点：Q 寺；口述者：旦增桑姆（33 岁，甘肃省碌曲县人）。

卫生巾装在黑色的塑料袋中，扔在远离寺院的地方。

虽然把使用过的卫生巾藏起来处理是她们的通用做法，但是随着人们思想观念的开放，还是有极少部分出家女性一改过去传统保守的做法，将使用后的卫生巾扔在厕所的废弃纸箱中，但是丢弃的时候还是会采取较为含蓄的方式。

对于卫生巾的禁忌，不仅使得她们在处理上小心翼翼，尽可能隐藏起来，防止被人看到，使原本最普通不过的生活用品因为受到经血不洁观念的影响而成为忌讳，进而导致她们普遍缺乏卫生巾使用的相关知识。Q寺位于西北民族地区，由于经济落后，生活水平低，阿尼们受教育程度有限，导致其缺乏基本的生理卫生知识。她们没有机会接触有关卫生巾的相关使用知识，并不知晓它的分类。由于基本卫生保健知识的匮乏，她们在使用时也不知道要勤换，以保持外阴环境干燥。

对于她们不注意勤换卫生巾的现象，在我看来主要有以下几方面的原因。第一，缺少必要的经期护理知识。卫生巾本是女性生理期的"贴身密友"，对于女性经期尤为重要，卫生巾的认知和使用自然成为一件重要大事。但是在经血不洁等观念的影响下而形成的各种禁忌习俗，使得卫生巾本身也成为一种禁忌。因为禁忌，她们便较少有机会去了解，即便有机会了解，也会因为出家身份的限制而不愿去了解，进而在使用时采取一些错误的做法。第二，收入水平低的限制。她们因为性别身份所限，普遍收入较低，对于连取暖的煤都要精打细算的她们而言，卫生巾这种非生计所必需的生活用品显然成为一种"奢侈品"，更是能省则省。第三，处理方式的考虑。她们普遍会将沾染了经血的卫生巾埋在地下或者包起来扔在距离寺院较远的地方，但是如果频繁更换卫生巾，就带来更大的处理工作量。为了免于麻烦，她们也会尽可能少换卫生巾，以方便处理。

除了不当的使用方式容易导致妇科炎症，错误的存放办法也会间接诱发妇科疾病。在Q寺，她们通常将卫生巾长期放在柴房或者其他阴暗的角落，虽然从传统习俗的角度来看是为了避免污秽与尴尬，但是从现代医学的角度出发却是很不卫生的做法。一般卫生巾为非织造布制作的纤维材料，受潮后材料变质，细菌易侵入繁殖。而多数柴房或角落终日不见阳光，阴暗潮湿，很易繁衍真菌，污染卫生巾。污染过的卫生巾在贴身使用时，就很容易诱发妇科炎症，因此注意月经期的生理卫生就显得尤为重要。

三、经期护理

在当地传统习俗的影响下，她们普遍不愿意诉说月经方面的不适，除非是疼痛难忍才去看医生，进行专业治疗，否则一般都是根据自己或周围人以往的治疗经验来处理。"大众部分是医学体系最大的组成部分，也是人们进行医疗选择的基础。当人们接受民间治疗者或专业医生的治疗后，会把相关知识带回大众领域，指导以后的医疗行为。"① 这使得她们在长期的实践中，在大众健康知识与以往治疗经验的共同作用下，慢慢总结出了一套行之有效的经期护理知识。仁增卓玛谈道②：

> 我每次来月经都是重要的日子，比如初八、十五什么的，都是法会的日子。来的时候下腹疼痛，全身会肿，我就用大茶泡着红糖喝，这样好一些。以前年轻的时候，月经来了冰水也碰，什么活也干，没有什么不舒服。现在年纪大了，不敢这样干了，冰水不能碰，碰了肚子会疼。像娘乃的时候月经量会少，下腹部会疼，我就喝大茶或磕长头，这样可以暖和起来，身体一旦暖和，就可以缓解疼痛。

仁增卓玛平日喜喝大茶，但一般不会往大茶中加其他佐料，因为她觉得加了其他东西会破坏大茶的原有味道。当然，只有一种情况例

① 张有春编：《医学人类学》，86页，北京，中国人民大学出版社，2011。
② 时间：2017年3月10日；地点：Q寺；口述者：仁增卓玛（50岁，四川省若尔盖县人）。

外，那就是生理期。要是哪天在她的茶杯中看到了红糖，我就知道她来月经了，痛经带给她的不适，需要依靠大茶与红糖的温热效果来缓解。当然这种饮食上的生理期保健方式并不是她独有的，而是 Q 寺女性的普遍做法。琪增卓玛在生理期也是通过食用性温的大茶红糖水来驱寒保暖，借以缓解痛经。①

> 特别疼的时候就睡，不睡不行。把炕烧热，喝上大茶红糖，趴在炕热的地方。有时候疼一天，有时候疼两天，除了疼，再没有其他的。我妈以前和我说过痛经是因为着凉了，要穿暖和一些。后来我感觉如果来月经的时候，碰了凉水或是身体受寒了，就会特别疼。这时候把炕烧热躺着，再喝些红糖水和大茶，身体暖和了，就会好一些，疼得没有那么厉害。

痛经为最常见的妇科症状之一，指行经前后或月经期出现下腹部疼痛、坠胀，伴有腰酸或其他不适，可分为原发性痛经和继发性痛经两类。西医学认为原发性痛经疼痛的发生多与子宫痉挛性收缩、缺血、内分泌失调等有关。因此对于原发性痛经主张平日注意生活规律，劳逸结合，适当营养及充足睡眠。并且加强经期卫生，避免剧烈运动、过度劳累和防止受寒。在本土传统医学中，"寒凝型原发性痛经称作'妇血症'，病因多为经期感受风寒或经期涉水，或食生冷或生活湿地，风冷寒邪客于冲任虚寒，致使经水运行迟滞，血滞不行，留聚而痛"②。在治疗上主张温经散寒，祛瘀止痛。从中医学来讲，"妇人月水来腹痛者，由劳伤血气，以致体虚，受风寒之气，客于胞络，损伤冲任之脉"③。由此可见，身体受寒是引发痛经的重要原因，这就需要

---

① 时间：2017 年 8 月 17 日；地点：Q 寺；口述者：琪增卓玛（34 岁，甘肃省合作市人）。

② 李羊毛草、赵美当：《藏药内服联合外灸治疗寒凝型原发性痛经 50 例临床观察》，载《临床合理用药杂志》，2013（11）。

③ 韩延华编著：《百灵妇科》，73 页，北京，中国医药科技出版社，2016。

在治疗时祛寒保暖。

从饮食的功效来看，红糖性温、味甘、入脾，具有益气补血、健脾暖胃、缓中止痛、活血化瘀的作用。红糖中含有的叶酸、微量物质等可加速血液循环、增加血容量的成分，刺激机体的造血功能，扩充血容量，提高局部皮肤的营养、氧气、水分供应。而黑茶属于后发酵茶，不仅成为一个重要的营养成分的补充来源，同时也有着助消化、解油腻等功效，更有着一些特殊的中医药理功效，譬如性温，有助御寒，可缓解因受寒体虚所致的痛经。尼周卓玛除了采取大茶加红糖的饮食内治外，还会借助其他可加热的工具进行外治。①

> 来月经疼得厉害的时候，我就找个砖头，把砖头放在炉子上烤热后，再放到肚子上。我觉得这样挺好，也忘了是听哪个阿尼说的。不吃药的时候，就在大茶里面倒一些红糖煮上喝，这也不知道是听谁说的，就是知道这个办法管用。再就是不能碰凉水，不能喝凉的饮料。如果在来月经前的 10 天碰了凉水，来月经以后就会特别疼。我尽量不去碰凉水，实在不行的话只能碰，知道碰了以后会疼，但是没办法。只能是自己小心一些，多注意一些。

加热砖头应该是她们祛寒保暖的原始做法，目前用得更多的是热水袋，用热水袋来替代加热砖头的治疗效果。热水袋除了作为单纯的取暖设备之外，还有很多医疗保健用途。例如热敷可以缓解关节疼痛、腰痛、坐骨神经痛、痛经，将热水袋放在局部疼痛处，可明显缓解疼痛。在西医学看来，原发性痛经的发生主要与月经时子宫内膜前列腺素含量增高有关，前列腺素含量高可引起子宫平滑肌过强收缩，血管痉挛，造成子宫出现缺血、乏氧状态而出现痛经。因此，热水袋敷腹

---

① 时间：2017 年 3 月 16 日；地点：Q 寺；口述者：尼周卓玛（29 岁，四川省若尔盖县人）。

部可以缓解子宫平滑肌收缩，提高痛阈。中医学则认为痛经是因气血不足而致气滞血淤，经期用热水袋敷肚子下部，能够促进血液循环，温经散寒，有效缓解痛经。本土传统医学对于寒性原发性痛经一般会结合热敷疗法，以起到温经散寒、祛淤止痛的效果。这是一种用药物或其他物体热熨体表某一部位和穴位，借助药物的功能及温度等物理作用，起到疏通经络、消肿化淤、止痛等治疗目的的外治法。热水袋的作用机制与本土传统医学的熨敷法类似，都是通过热敷小腹以达到化滞通经、祛寒暖宫的效果。科周措姆讲述：①

> 来月经的时候会疼，日子有时候提前，有时候错后，没有检查过。第一天会特别疼，剩下几天就会好一些。除了肚子疼，腰会疼，腿也会疼，插个电褥子，暖暖地睡一觉会好一些。在水壶里加个大茶、红糖煮了喝，这样也会感觉好一些。我知道不能喝凉水，不能碰凉水，不能吃辣椒，但是法会的时候有辣椒的饭还得吃，寺院有活干的时候也不能不干，不可以偷懒。这些都是自己慢慢感觉到的，知道怎么做了肚子会更疼，怎么做了肚子少疼些，知道什么可以干，什么不可以干，知道了就会注意些。比如一旦喝了凉的，立马会特别疼，我就注意不喝凉的。一旦光脚了，每次来月经的时候会特别疼，我也就知道不能光脚。说归说，寺院有寺院的规矩，经常还得干活，不碰凉水是不可能的。医生也说了不能提重物，尽量不干重活，但是寺院有活还得干。

她们在与经期病痛长期斗争的过程中，积累了很多有关经期护理的行之有效的地方性知识，这些基于大众层面的生理保健知识对于维护女性的健康起到了积极的作用，而这些生理卫生知识的获得与实践却很大程度上是病人的体验、社会制度和文化观念等共同参与的文化

① 时间：2017年8月1日；地点：Q寺；口述者：科周措姆（33岁，甘肃省碌曲县人）。

建构。我国大部分城市，人们在患病或需要时，很容易获取大量相关信息，并在所掌握信息的基础上做出医疗判断和选择。但是，这里地处西北民族地区的偏远乡下，医疗卫生条件落后，她们拥有的健康信息和资源较少，也不能完全控制自己的休息时间，尤其寺院集体劳动更是个体无法掌控的，同时，由于受到经血不洁的传统观念影响，她们不会公开诉说月经方面的不适，更不愿及时寻求专业层面的治疗。很多时候只能在与疾痛作斗争的实践过程中，自己去探索行之有效的缓解方法，久而久之在窘困的环境下，形成了一套大众层面上的经期护理方法。

第二节　女性生理疾病的治疗

一、传统医学的治疗

本土传统医学认为由于饮食、起居行为的不及、过甚、颠倒等多种因素，致使妇科疾病发生。妇科疾病的病因病源是"月经被黄水、隆驱动，溃散于脉道和脏腑等处，遂生成称为脉病的恶血症和恶风症的十六种脉病；月经和黄水被隆卷聚于子宫内，遂生成痞块症瘕等九种痞肿病；宫虫所致的两种虫病，即子宫奇痒的马如则虫病和阴道痒肿的阿索迦虫病"①。这些疾病皆要从饮食、起居、药物、外治四方面温凉交替施治。

在外治疗法中，对于妇科病使用最多的是浸浴疗法、罨熨疗法、艾灸疗法等。浸浴疗法是在矿泉水或药水中浸浴，凭借矿泉和药水的功效，治疗筋络僵缩等疾病的一种医疗方法。其中药浴是仿照天然矿泉的原理，依据药物的性味功效，人工制造浸浴药剂，进行浸浴的一种医疗方法。罨熨疗法是将有刺激、渗透、激变作用的药物或其他物

---

① 毛继祖主编：《藏医诊疗秘诀》，231页，兰州，甘肃民族出版社，2000。

品直接放置在病痛患处及其周围冷罨、热熨、烟熏等，以便快速解除或缓解病痛的一种医疗方法。艾灸疗法是将艾炷安置在痛点或一些穴位点燃，以治疗一些疑难病症，使隆类疾病和寒性疾病在本位消除，余病不再复发等的一种外治疗法。图丹卓玛因为月经不调，几乎年年入秋都要住院治疗。①

> 这几年都是秋天因为妇科病住院，是在藏医院治疗，但是每次只管用两三个月，后面就不行了，主要是月经不调。有时候一个月来一次，有时候两个月来一次，不仅来的时候特别疼，而且月经停了肚子也会特别疼。吃藏药可以治根本，吃汉药虽然能很快就好，但是治不了根本。要是去兰州的话，汉医院的检查都是先进的，但我的妇科病不是一年两年的事情的了，治起来麻烦，去兰州花销也大。如果病得特别严重的话，我会去兰州，目前自己感觉还没那么严重，就一直在藏医院治疗。都是吃的藏药，还有艾灸，药浴，用电器暖腰，袋子里装个东西敷肚子。一次住院大概十一天。每次治疗完后的两三个月，月经都是正常的，然后就失调了。开始是吃药，要是疼得不行，再去藏医院住院。月经不调去藏医院时，藏医都会说得特别清楚，因为发凉导致的，要注意保暖，手不能碰凉水，不能吃辣的，不能喝饮料，注意多休息。藏医说了以后，自己就会注意，以前只知道不能碰凉水，但不知道不能洗头、脚不能受凉、多休息什么的。

患者病期饮食调整，是为了满足患者身体的营养需要、药物充分发挥疗效、患者尽快病愈康复而采取的非长期性的饮食调整安排，医生的嘱咐与患者的听从是饮食疗法的关键所在。病期起居行为和病期饮食常是结合在一起，饮食起居要互相配合。病期的起居行为，关系

---

① 时间：2017年4月2日；地点：Q寺；口述者：图丹卓玛（29岁，甘肃省合作市人）。

第五章 经期护理与女性生理疾病

着疾病的治疗和病愈后患者身体的恢复，因此一个人在患病治疗期间，更要时时注意病期起居行为。本土传统医学治疗疾病时，多是综合治疗，饮食疗法、起居行为疗法、药物疗法、外治疗法四种疗法配合使用，对病魔形成围歼之势。

除了一般的妇科炎症之外，子宫肌瘤是 Q 寺出家女性的高发疾病，那些不愿意采用手术治疗的人普遍会通过服用藏药来进行保守治疗。本土传统医学认为"此病是因特塞隆功能失调引起宫血无法精化成熟而不能按时排卵及月经紊乱，经血储留而形成痞瘤"①。"藏药治疗主要以活血化瘀、软坚散结、益七素、除病根为总则，再配以理气养血药调理气血不和，从而达到消除血瘀症瘕，抑制子宫肌瘤生长的治疗目的。"② 索南卓玛讲述③：

> 我是因为妇科病和胆结石喝的藏药，一直都在喝药，喝了十几年的药了。十年前寺院的阿尼们到州医院免费检查时，当时用 B 超检查出来，除了胆结石外，还有子宫肌瘤，就说要做手术。我说我都到这个年龄，这么老了做不做手术无所谓了。除了汉医院（甘南州人民医院），还有那吾卫生服务站的也来这边，给我们做过免费检查，也说我是子宫肌瘤，很严重的那种，也让我做手术。我一直没有做手术，都是吃藏药，是若尔盖的藏药。若尔盖的藏药挺好，也比这边便宜。以前我不知道什么是子宫肌瘤，疼的时候下身会肿，医生检查的时候说是子宫肌瘤，我自己觉得是不是因为来月经的时候，大部分经血没流出来，停留在里面就变成了疙瘩，别的阿尼也都这么说。这个寺院里得子宫肌瘤的阿尼挺多的，大家都是做手术的少，吃藏药的多。以前一直会觉得肚子坠胀、

---

① 周措吉：《藏药医痞月亮卡茨散治疗子宫肌瘤 41 例》，载《中国民族医药杂志》，2017（3）。

② 德毛：《藏药 26 味破血散治疗子宫肌瘤疗效观察》，载《中国民族医药杂志》，1998（2）。

③ 时间：2017 年 8 月 3 日；地点：Q 寺；口述者：索南卓玛（62 岁，四川省若尔盖县人）。

腰背酸痛，十几年一直在吃藏药，有时候好好吃药，有时候也没有好好吃药，自己感觉疼得没以前那么明显了。这个年龄也没必要做手术，只要一直吃药，不要越来越严重就行了。

本土传统医学是居住在青藏高原的人民在长期与疾病作斗争的过程中，总结出来的医学理论和治疗方法。它在治疗妇科疾病方面不仅具有服药方便、副作用小、不开刀、痛苦风险小的优势，而且治疗费用低、见效快，尤其适用于生活贫困的出家女性。这种由社会文化所建构的地方性医学知识对于保护出家女性的健康和治疗疾病，起到了积极的作用。虽然本土传统医学的这些治疗优势是她们就医选择的考量因素，但是她们的选择主要还是受制于社会网络。家庭是一个人最重要的社会群体，而且常常是社会价值观的主要来源。"在一个人的医学定位中，关于疾病的知识和家庭权威似乎是两个相互干预的关键变量，因为知识帮助对症状的认知，而家庭权威则驱使患者进入专业的卫生服务体系。"① 因此，社会网络是影响医疗求助行为的主要因素。对于她们而言，这一社会网络是由家庭、亲戚和其他出家女性构成的，这也形成了她们的直接社会世界，而这个社会世界主要是由传统文化建构起来的，这一社会网络中的每个人接触得最早也最多的治疗方式便是本土传统医学。因此，这种基于社会网络而形成的就医选择会对眼界受限的她们产生持久影响，使其成为治疗妇科疾病的首选方式。

二、西医学的治疗

西医学认为女性生殖系统的疾病即妇科疾病，包括外阴疾病、阴道疾病、子宫疾病、输卵管疾病、卵巢疾病等。以阴道疾病为例，当天气炎热，穿着不透气，局部汗液较多时，加上局部的摩擦，易产生

---

① ［美］威廉·考克汉姆：《医疗与社会：我们时代的病与痛》，高永平、杨渤彦译，80 页，北京，中国人民大学出版社，2014。

病变。如平时不注重个人卫生，再加上生态平衡失调，则会导致菌群失调，进而发病，增加受感染的风险。再以子宫疾病为例，它是指子宫区域发生的如炎症、损伤、肿瘤等各种病变。子宫炎症主要为细菌感染，此外还有支原体等病原体感染，子宫肌瘤的发生与长期的雌激素含量过高导致内分泌失调有关。西医学把疾病视为纯粹的生物现象，治疗的重点在于要么通过手术修复或替换损毁的部分，要么借助化学药物来摧毁有害的病毒、细菌等，使人体生理机能恢复正常。西医学的 X 光、CT、核磁共振等先进检查手段是传统医学无法相比的，但西医学并不能解决人类的所有健康问题。它关注更多的是人的疾病，而较少去关注人的病患。德阳卓玛只要一提及以前接受过的西医妇科检查便摇头叹气，在她的记忆中，医生冷漠的强硬态度与自己无助的复杂心理形成了强烈对比，说如若不是万不得已，坚决不会接受这种"丢脸"的检查。①

我还是姑娘时就出家了，根本没有在别人面前暴露过自己的身体，就觉得自己很不幸，怎么会得这种病，怎么要进行这种检查。我们这里的女人，不会在别人面前暴露自己的身体，更何况我是阿尼，当时真想着自己还不如就死在这。有一次做仪器检查的时候竟然是男汉医，我真的想在那床上死了算了，回来后一晚上都没有睡着，越想这事越觉得自己没脸。但是自己病了，也没有办法，只能厚着脸皮。我死也不想看这个病，不看又不行，看了又是那种检查方式，觉得很丢脸。我要坐在那种椅子上，把腿分开，脚踩上去，有一个像夹花卷的东西伸进下面，心里觉得很疼。我是实在忍不住才去医院看的病，汉医说里面没有问题，就是外面的问题，说是不注意卫生。我们来月经的时候都是用布条，每次来月经时，从开始一直用那个，也不洗，一直到来完才洗，据说

---

① 时间：2017 年 8 月 2 日；地点：Q 寺；口述者：德阳卓玛（46 岁，甘肃省合作市人）。

是因为不注意卫生，所以会得妇科病。

益西卓玛也曾有过同样的治疗体验，只是相比于其他未婚出家的女性而言，出家前不孕的治疗经历，使得她在出家后面对此类检查时，显得淡定了许多。在这个问题上，她谈得更多的是其他人的治疗经历。因为在她看来，这种西医学的妇科检查对于她们来说确实是一件非常难为情的事情。①

第一次做妇科检查的时候觉得特别害羞，那时候我还没有出家，为了要孩子到处看病。做妇科检查的时候想着还不如死了算了，一直不脱，就被汉医骂着，最后没办法脱了。后来再做检查时慢慢就习惯了，也没太大心理障碍，出家以后再做这类的检查时就已经很习惯了。阿尼们做妇科检查时有的坚决不脱，最后被骂着才脱的。有的进去后知道要脱，直接没检查就出来了。阿尼们都说脱了看病还不如死了，自己还没严重到病得要死的地步，这辈子才不要脱了看病。脱了做检查的阿尼们说这辈子再也不要去，以为做妇科检查只是脱上衣，谁知道是脱下面，硬被脱了，心里有阴影，说宁可死了都不再去做这样的检查。大部分阿尼都是年纪轻轻的就出家了，哪在别人面前这么脱过，这实在是一件太丢脸的事。

对于病人而言，在进入医院或诊所等医疗机构时，他们就进入了一个自己不熟悉、缺少话语权的医学世界，"对于世事正常理解的瓦解导致了他们弱化的地位，他们已经成为这个机构的病友，他们的身

---

① 时间：2017年5月28日；地点：Q寺；口述者：益西卓玛（52岁，甘肃省碌曲县人）。

体受到了总体的控制，公共和私人空间的界限消失了"①。当代医学实践主要强调医学信念，强调复杂技术的应用，强调和医生的合作，对于那些具有不同文化背景的患者来说，和医生的互动可能会有困难，双方可能产生误会。对于受到西医学专业训练的医生来说，身体是医学化的身体，是被穿刺、试验和检查的对象，它仅是医学话语下有器官的物质或解剖学的身体。而对于深受传统文化与宗教文化熏陶的她们来说，身体是道德约束和宗教规范下规训的身体，作为女性要时刻小心以免暴露身体，尤其作为出家女性，更要时刻小心以免暴露身体，以此保持身体的纯洁性与神圣不可侵犯性。而此时她们被迫将身体暴露在他人面前，这种无助感、失去控制感和受害感使得她们似乎丧失了人格。医患之间在权威和知识方面存在着巨大差异，于是双方对于身体的不同认知便成为阻碍她们进行常规妇科检查的主要因素。当然，抛开现代生物医学中那些"令人羞愧"的妇科疾病检查，她们对于药物的治疗还是持肯定态度。正如尼周卓玛所言②：

> 我来月经的时候特别疼，全身会肿，一直在发烧。刚开始没去看，觉得和医生说这个挺难，挺害羞的。后来有一次实在疼得不行，就在汉医院（甘南州人民医院）打吊针。我是汉药吃不了，吃了胃里不舒服，就打吊针，效果特别好。开始还疼得厉害，头上冒汗，肚子绞着疼，液体一打立马就好了。我的想法是打吊针才是最好的，可以很快就好。

虽然西医在甘南地区进入较晚，但是随着我国医疗卫生体系的全面建立，甘南地区的医疗水平和医疗条件有了质的飞跃，随之当地群众的思想观念发生了很大转变。面对现代生物医学的冲击和融合，出

---

① ［美］黛博拉·乐普顿：《医学的文化研究：疾病与身体》，苏静静主译，136 页，北京，北京大学医学出版社，2016。

② 时间：2017 年 3 月 16 日；地点：Q 寺；口述者：尼周卓玛（29 岁，四川省若尔盖县人）。

家女性并不排斥西医的治疗，甚至因其多方面的优势而青睐之，这也正是文化交融在医学领域中的表现。作为患病的出家女性来说，她们更关注的是如何使自己恢复健康，而西医先进的检验手段是传统医学无法企及的，因此成为她们求医选择时的一个重要考虑因素。

三、综合治疗方式

在多元的文化场景中，她们的医学知识来源于自己及周围人的治疗经验，从这些经验出发，她们总结出哪种医学模式适合治疗哪种疾病。而且，她们对西医学持开放态度，自小接受的本土传统医学病因观及其治疗的濡染，并不影响她们到现代医院接受西医的治疗。因为对于患者来说注重的是实效，而不是执着于由特定病因观念所形成的某种治疗方式。德阳卓玛讲述①：

> 三年前白带多得厉害，像尿一样。就去了汉医院（甘南州人民医院），汉医院的汉医说太严重了，你给我一万块钱我都治不了。我就去寺主那里问怎么办，我说我想去兰州，你给我占卜一下。他说你去兰州会说汉语吗？如果你能找个会说汉语的陪你去就可以。我说我自己的汉语在寺院算不错的了，到哪里再去找个汉语更好的。他说那你还是在这里的藏医院看吧。他就给藏医院熟悉的藏医打了个电话，让他看了检查报告。藏医说虽然很严重，但是还没有到治不了的地步。而且这边医院说可以把报告寄到兰州，看兰州那边的医院怎么说。兰州的汉医院看完报告后说没有那么严重，但是必须治疗，既然没有那么严重，我也就没有去兰州，一直吃着藏药。藏药是一个月取一次，每天都吃，有的是一天吃三次，有的是一天吃四次。刚开始的时候，一个月的药费是两百块钱，后来一个月是七八十块钱，药是从若尔盖买的，那

---

① 时间：2017年8月2日；地点：Q寺；口述者：德阳卓玛（46岁，甘肃省合作市人）。

边便宜。那边有个高僧开了个诊所，他希望能帮助到更多需要帮助的人，所以药会便宜一些。除了吃藏药外，那三年每年都去青海的一个叫起哈起古的地方，那里有天然温泉，感觉泡温泉会好一些。

由于疾病治疗与当地的气候特点、社会文化、宗教信仰、个人习惯等诸多因素密切相关，因而人们对于疾病认知与求医行为具有多样性。为了达到治愈疾病的目的，她们既没有全盘肯定现代医学，也没有一味地坚持本土传统医学，而是认为只要它能发挥解除病痛与治疗疾病的功能就可以了。仁增卓玛谈道①：

> 子宫肌瘤已经查出来十年了，2008 年的时候去汉医院（甘南州人民医院）查出来的。我有胆囊炎，一直不舒服，但没有想过是子宫有问题。第一次不是专门去看子宫肌瘤的，主要是去检查胆的，做 B 超查出来胆结石和子宫肌瘤。查出来时不知道这个是什么病，也不知道自己为什么会得这个病，到现在也不知道。我估计是来月经的时候少部分流出来了，大部分停留在里面就形成了瘤子。汉医院说了是子宫肌瘤，自己因为不放心，听说北站附近有个治妇科病特别好的汉医张大夫，我又去做了一次 B 超检查。去张大夫那里是想确定一下之前的检查结果，没想着买药治疗，结果张大夫开了很多汉药。但是那些汉药我吃不了，吃了后胃里难受，就把药都烧了。子宫肌瘤做过四次检查，除了第一次在张大夫那里开过药，其余三次都只是检查，一直吃的还是藏药。吃药的话 20 天需要 190 块钱，是治胆囊炎和子宫肌瘤的药。吃子宫肌瘤的药对胆不好，胆里面发热、发疼的，头也会疼，全身都特别干热。

---

① 时间：2017 年 3 月 10 日；地点：Q 寺；口述者：仁增卓玛（50 岁，四川省若尔盖县人）。

当陷入病患状态时，她们会根据自己的病情、掌握的医学常识、获得的医疗资源以及了解的社会信息，在各种不同的医疗手段之间做出自由选择。此时，她们并不仅仅是一个被动的患者，而是一个积极利用周围资源寻求治疗的行动者。本土传统医学擅长的是慢性病与疑难杂症，注重病人身体长期的调养和心理的安抚。西医擅长借助现代化的医疗设备对疾病的科学诊断，善于处理急性病和严重疾病。因此，Q寺出家女性对于西医学并不排斥，她们在疾病，尤其是妇科疾病的治疗方式上有了更多的选择，不同医疗模式的综合运用对于维系其健康发挥了积极作用。

第六章

多元医疗实践

第一节　传统医学认知下的治疗

生病时究竟是选择本土传统医学还是西医学，通常是由 Q 寺出家女性自己或其家属作出决定，有时也会参考关系要好的其他出家女性的意见。择医这种看似简单的抉择，通常是文化传统、经济收入、医疗知识、过往经验等因素综合考量的一个结果，这就使得本土传统医学成为她们的首选治疗方式。

一、语言交流因素

选择哪种治疗方式，涉及疗效的工具性问题，语言相通可以促进医患之间的有效沟通，一方面患者可以清晰、如实地表达病情；另一方面医生容易采集到确切、详细的病史资料，有的放矢地提高患者治疗的效果。旦却卓玛说[①]：

> 我首选的一定是藏医院，主要是因为语言相通，都能听懂。我哪里不舒服、哪里生病都可以表达清楚，医生说的也是藏语，我能知道自己哪里不好、哪里生病了。如果没听明白，还可以继续问。藏医说得清楚，我听得也明白。虽然藏医院医生的水平就那样，但是如果不是什么太严重的病，我一般还是喜欢去藏医院。我也知道兰州的汉医院水平高，但是没有人陪我去。我的汉语不好，就一直没去过。那边没有认识的人，自己不知道哪个医院好，也不知道怎么去，更不知道怎么和汉医说，人生地不熟的，语言又不通，也就没有去。

在除本土传统医学的医疗机构之外的场所中，她们面临的最大问

---

① 时间：2017 年 7 月 27 日；地点：Q 寺；口述者：旦却卓玛（36 岁，甘肃省卓尼县人）。

题就是语言上的交流。医生与患者之间的语言障碍直接妨碍二者之间的相互理解，从而影响疾病的治疗。尼周卓玛讲述自己在合作的一家私立医院的经历①：

> 我爸、阿尼仁增卓玛还有我弟陪我去的汉医院，只有我弟听得懂汉语，他当翻译。刚开始我不知道汉医说了什么，只知道汉医在纸上写了几个单子，我弟说汉医问我以前检查过没有，即便在别的医院检查出来胆结石，这边也要再检查确诊。之后就去做了检查，做完检查，确诊是胆结石。汉医说要做手术，这也是我弟翻译的。然后汉医又拿来几个单子，我弟说是要家属签字，就是说如果我在手术中死了，家里人不找医院的麻烦，大概就是这个意思，我什么也听不懂，更看不懂。早上做的检查，下午就做了手术。推进手术室以后，我在床上躺了半天，特别冷，也没人管我，我又不会说汉语，就那么一直冻着。后来有个汉医进来，估计是看到我冷了，就给我盖上之前脱下来的氆氇合，这才感觉暖和多了。再后来有个男汉医让我把身子转到侧面，我没有听懂，他就直接把我拉过来了，用尺子量了量后背，然后有个东西塞进去了，一直往上推，特别疼。我没看见是什么，就听见咻咻的声音，那个声音越响，我越瞌睡，然后就什么都不知道了。

一方面是她们因为不会说汉语，无法清晰、如实地表达自己的诉求，更不了解治疗的步骤，完全处于被动和服从的地位；另一方面是医生因为听不懂藏语，不仅会妨碍病史资料的采集、诊断的确立、检查的进行，而且由于患者听不懂医生告知的病因及治疗方法，从而会将医生完全置于支配性的地位。这种由语言障碍所导致的"主动—被动"的医患关系模式无形中会影响正常的医疗实践。

---

① 时间：2017年3月16日；地点：Q寺；口述者：尼周卓玛（29岁，四川省若尔盖县人）。

二、医师条件因素

在医疗实践中，如果医生与患者相互配合，彼此都会从中获益。相反，如果医患之间因社会、民族、文化不同而不能合作时，便难以取得理想的疗效。医德作为医患关系中一个非常重要的因素，直接影响着医疗实践的顺利进行。旦却卓玛说①：

> 虽然藏医院的卫生条件、医疗设施都比不上汉医院（甘南州人民医院）。但是藏医院的藏医会给你讲清楚你哪里有问题，需要注意什么，比如他会说你不能看凉、不能吃凉的、不能喝饮料、不能吃辣椒等。但是汉医院的汉医不会讲这些，只说你得了这种病，直接开药，再什么都不说，不会说你不能干什么，需要注意什么。我因为子宫肌瘤，听别的阿尼的介绍，去了一个藏医诊所。医生是藏族，她都是按进价给我卖药，比如卖价 90 元，给我就是进价 50 元。很多藏医因为我是阿尼，不会要很多钱。有的藏医还会不收钱，不收钱的就算是有效果，我也不好意思再去。

与此形成对比的是，她们对甘南州人民医院医生的态度较为不满，普遍反映因为自己不会讲汉语，医生缺乏耐心，态度不好，双方沟通有障碍。尼周卓玛谈到了自己在甘南州人民医院看病的经历。②

> 有一次我和另一个阿尼去汉医院（甘南州人民医院）看病，有两个女汉医，其中一个态度特别不好，那个阿尼说自己怎么了，哪里不舒服，她就黑着脸，不让我们说话，直接不听我们说的。我感觉她能够听懂一点点，但是就是不想听

---

① 时间：2017 年 7 月 27 日；地点：Q 寺；口述者：旦却卓玛（36 岁，甘肃省卓尼县人）。
② 时间：2017 年 3 月 16 日；地点：Q 寺；口述者：尼周卓玛（29 岁，四川省若尔盖县人）。

懂，后来我们找来一个藏族男的做翻译，那个男的来了之后情况就好了。当然汉医也有态度好的，比如昨天我们去那吾卫生站做检查时，有的汉医还给我们倒水呢。不同的人，他的心不一样，做法也不一样，但是汉医院（甘南州人民医院）碰到太多态度差的。汉医听不懂我们说的，找个能听懂的帮忙翻译一下，他就会好好说，如果没有翻译，他会不耐烦，要是自己没听清楚再问，人家就会扭着头、摆着手，说去去去，下一个。藏医院的藏医就会好很多，虽然也有态度不好的，但是态度好的比较多，会给你详细地说病，对我们阿尼也会尊重很多。

益西卓玛的汉语水平较高，日常交流没有障碍。虽然她自己在州医院没有遇到类似情况，但是谈及那些不会说汉语的出家女性在甘南州人民医院的遭遇依然让她心生不悦。[①]

去年政府掏钱，有七八个生病的阿尼去汉医院（甘南州人民医院）做了检查。做 B 超时要吸气、呼气，阿尼们什么都不知道，不知道呼气、吸气，也不知道腿收起来、伸出去，更分不清是朝右侧躺，还是朝左侧躺，汉医就骂得不行，骂她们像头牛一样，什么都不知道，边骂边硬拉扯着。我听得懂，就进去当翻译。当时我还看到一个藏族老奶奶进去时，知道脱衣服，但是怎么配合医生不知道，被汉医硬扯着。阿尼们见得不多，知道得不多，汉语也不好，什么都不知道，有的连医生用汉语叫名字都听不懂。所以阿尼们不管治疗有没有效果都愿意去藏医院，因为听得懂，能交流。藏医又对阿克和阿尼比较尊重，不知道的都可以问。不像在汉医院完全沟通不了，问了几遍人家才告诉你，你也听不懂。比如说，

---

① 时间：2017 年 5 月 28 日；地点：Q 寺；口述者：益西卓玛（52 岁，甘肃省碌曲县人）。

问了去二楼，到了二楼，自己又不知道该怎么办了。

《医学四续》中的医生篇从条件、性质、定义、区别、职业、后果6个方面全面论述了医生的职业道德。"作为医生要具有一定的智慧；要有为众生造福的热情；要有为病人服务的誓言；要在身、语、意三方面做出榜样；要勤奋工作；要精通人间俗事。在态度方面，要求医生要具备像菩萨心那样的慈悲，视众生为父母，冤亲平等，热情治疗，使患者痊愈。"[1] 对于患者而言，除了希望从医生那里获得有效治疗，也希望得到情感上的支持，本土传统医学倡导的医疗关怀正是患者需要的情感支持。医生通过为患者解除疾病来实现自我价值，所以愿意尽心尽力地为患者服务。患病的出家女性为了维系身心健康，更需要医生的帮助。在这种医患愿望彼此吻合的条件下，医患二者的相互配合自然就十分默契。而在西医学面前，医生与患者较容易产生矛盾，她们希望医生能慢慢为她们诊治疾病，认为看病时间长即意味看得好。然而西医更讲究效率，一名好的医生应当立即作出判断，并且迅速地完成工作，他们也许更关心治疗效果而不是患者感受。在这种情况下，医患二者的矛盾不仅会影响彼此的合作，而且影响着患者的择医。

作为医者而言，传统医学文化会影响医生的医德，使医患关系趋于和谐。同时作为患者而言，自身的宗教地位又会影响医生的态度，使双方关系更加和谐。在这里，患者不是处于服从的地位，代之以被尊重的地位。索南卓玛讲述[2]：

> 我全都是从藏医诊所看的，很多藏医因为我是阿尼，年龄又大，不会要很多钱。有的藏医还会不收钱，不收钱的就算看得好，我也不好意思再去看。在藏医那里，可能因为我

① 宇妥·元丹衮波：《医学四续》，毛继祖、马世林、罗尚达、毛韶玲译，56页，上海，上海科学技术出版社，2012。

② 时间：2017年8月3日；地点：Q寺；口述者：索南卓玛（62岁，四川省若尔盖县人）。

是阿尼，也可能因为我年老，藏医会把关于这个病的所有讲得清清楚楚，而且很尊敬我。很多藏族也会让我优先看，态度特别好。甚至有些藏医还会陪着我去取药，或者讲清楚怎么取药、怎么走。汉医的态度一般，以前的汉医还会讲要注意这个、注意那个，现在的已经不会讲了，就是把药一开，你取药就行。

而在本土传统医学中，不仅医生给予病人更多的关注，而且在传统文化的影响下，僧尼普遍享有较高的社会地位，更受医生尊重。在这样特殊的文化背景与传统观念影响之下，她们在本土传统医疗机构获得的尊重远胜于在现代医学医疗机构，这种被尊重的心理需求促使她们生病时更愿意选择藏医。

三、医药疗效因素

本土传统医学经典《晶珠本草》将药物分为珍宝类、石类、土类、汁液精华类、树类、湿生草类、旱生草类、盐碱类、动物类、作物类、水类、火类、炮制类。"传统药剂型有汤剂、散剂、丸剂、膏剂、药油剂、灰药剂、糊剂、药酒、珍宝药剂、草药剂10种，常用的为散剂和丸剂2种。"[1] "甘南州、县藏医院利用本地藏药材资源可自制624种常用藏药制剂。"[2] 藏药以天然纯正、用药量小、疗效显著、服用方便等优势，受到Q寺出家女性的一致青睐。益西卓玛说[3]：

平时藏药吃得多，对什么病都可以，绝对没有什么副作用。身体哪儿疼都吃这些药。比较严重的时候，吃一粒仁青芒觉，一粒药丸就要60块钱，一天吃一次，效果特别好，但

---

① 星全章：《藏医药学精要述评》，633页，北京，民族出版社，2015。
② 完玛央金：《甘南地区民族医药发展现状与未来》，载《中国民族医药杂志》，2014（1）。
③ 时间：2017年5月28日；地点：Q寺；口述者：益西卓玛（52岁，甘肃省碌曲县人）。

也不能常吃，买不起。我现在一直在吃佐智达西①（btso bkru zla shel）。仁青芒觉效果特别好，晚上放在干净的碗里，盖上蓝色的布，不能让天看到，天没亮之前就要吃。吃药那一天不能吃肉和蒜。以前这种药都是用名贵的药材制成的，用黄色的丝绸包起来，再用五彩的线打结。然后要放在纯银的容器里，不能让天看到，还要用金器打碎了才能吃。因为这种药特别珍贵，以前一般人是拿不到的。

藏药以丸药居多，次为散剂，汤剂用得最少。少用汤剂，是因为高海拔地区水的沸点低，药性难以全部熬出，影响疗效。再加上青藏高原交通不便，往返求医十分不易，用丸药可一次获得较多的药量，不必经常长途跋涉去看病，这也可以解释她们较少选择草药的原因。旦却卓玛认为相比于草药，藏药不需要熬煮，不仅用药量小，而且服用方便，尤其适合平日法事活动和体力劳动繁忙的出家女性。②

　　草药的效果也挺好的，感觉疼的时候会喝一些，感觉会舒服一些。但是草药里面虫子什么的都有，感觉挺恶心的。熬起来也麻烦，一天要熬一服药，还要熬两遍。喝起来也难喝，特别苦。寺院干活的时候没时间熬药，做娘乃的时候没法喝药，总之就是很麻烦。草药要忌口，不能吃辣椒、凉的一类的，我记得最多的就是这个。汉药也吃过，但是对身体不好，尤其是对胃不好，所以平日还是藏药吃得比较多。

甘南州地域辽阔，自然环境复杂多样。"初步鉴定整理出常见中草药及藏药材850种，其中，动物药28种，矿物药32种，植物药660

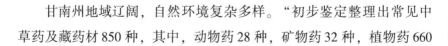

① 佐智达西：藏药，舒肝健胃、消肿散瘀、解毒止痛，用于治疗急慢性胃肠炎、消化性溃疡。

② 时间：2017年7月27日；地点：Q寺；口述者：旦却卓玛（36岁，甘肃省卓尼县人）。

种，隶属于 132 科。"① 这里丰富的藏药材资源为藏成药的炼制提供了很好的质量保障。"二十五味珊瑚丸、二十五味珍珠丸、芒觉珍宝丸、二十五味松石丸，佐达珍宝丸、七十味珍珠丸、任钦章觉等各类珍宝丸的制作，是传统藏成药生产项目中的尖端，原料珍稀，炮制工艺复杂严格，因而疗效显著。"② 再如甘南地方名优产品洁白丸，历史悠久，畅销甘肃、青海、四川一带，深受当地群众喜爱。"洁白丸是一种健脾和胃、分清泌浊、止痛止吐的常用胃药，主要用于胃脘疼痛、消化不良等症。"③ 在 Q 寺，胃病是出家女性的常见病，因此，洁白丸便成为她们的常备药之一。科周措姆讲述④：

> 小时候胃就开始疼，但不严重，不能吃肉，不能吃凉的，也不能多吃药，否则胃就会不舒服或者疼。不舒服的时候就会吃点洁白丸。如果早上不吃饭，胃也会疼，有时候吃了饭就不疼了，有时候吃饭也不行，还会疼，就得吃洁白丸。我没有因为胃病看过医生，也没有做过 B 超什么的检查，一直吃着夏河拉卜楞寺藏医院的洁白丸，吃上有效果。因为不是天天疼，疼的时候吃个洁白丸，疼得特别厉害，也就是吃个洁白丸，因为不严重就没有管。洁白丸吃上效果好，又没有副作用，身体不会不舒服。

藏药不仅疗效显著，而且副作用小。尼周卓玛自述平日生病多是吃藏药，因为吃西药不仅胃会不舒服，而且对妇科不好，容易痛经，

---

① 甘南藏族自治州卫生局藏医志编纂委员会：《甘南藏族自治州藏医志》，126 页，兰州，甘肃民族出版社，1993。

② 甘南藏族自治州卫生局藏医志编纂委员会：《甘南藏族自治州藏医志》，136 页，兰州，甘肃民族出版，1993。

③ 甘南藏族自治州卫生局藏医志编纂委员会：《甘南藏族自治州藏医志》，133 页，兰州，甘肃民族出版社，1993。

④ 时间：2017 年 8 月 1 日；地点：Q 寺；口述者：科周措姆（33 岁，甘肃省碌曲县人）。

而吃藏药不会产生类似症状。①

> 我的胃不好，一直在吃藏药，这边的藏医院去过，藏医
> 诊所去过，若尔盖的藏医院也去过，都说若尔盖的藏药效果
> 好。我从来没有看过中医或吃过草药，一直都是吃藏药。吃
> 汉药虽然能解决一时的疼痛，但是长期吃对胃不好，我自己
> 明显感觉一吃汉药，胃就不舒服。藏药虽然治得慢，但是没
> 有副作用，能根治，吃了后身体也没有不舒服。汉药的某些
> 感冒药治感冒特别好，晚上睡觉前吃了，早上就好了，但是
> 自己觉得对妇科病特别有害，因为吃了这个药，下次来月经
> 的时候会特别疼。

对于她们而言，选择藏药是基于三方面的考虑：第一，藏药的原
料纯正。在复杂的地理环境和气候条件的影响下，藏药植物生长期长，
活性成分高。第二，藏药的疗效显著。疗效显著一方面是由于藏药本
身的功效，藏药具有药力强、纯净、无污染的特点，它对高原性疾病、
神经障碍性疾病、消化系统疾病、心脑血管疾病及各类疑难杂症具有
一定疗效；另一方面是由于经过加持使其具有了"特殊功效"，无论
是藏医院还是寺院制药，在其制作过程中都需要诵经进行加持。真正
的藏药，必须具备传承秘方、特殊炮制、宗教加持三个条件。在信仰
者看来，经过加持后的藏药便具备了超自然的力量，加持的重要性不
亚于药材本身的物理特性。第三，藏药的副作用小。因为所有传统藏
药都是选用生长在青藏高原上的天然、珍贵、稀有的藏药矿植物精制
而成，部分名贵藏药不仅在临床上可以治疗疾病，而且还可以作为预
防疾病的保健品来服用。

———————————

① 时间：2017年3月16日；地点：Q寺；口述者：尼周卓玛（29岁，四川省若尔盖县人）。

第六章 多元医疗实践

四、治疗费用因素

在看病贵的社会现实下，高昂的西药费用已然超过低收入出家女性的承受能力，再加上一系列标准化的检测手段，更使得她们在现代医疗机构的门槛前望而却步，而本土传统医学的医疗机构相对较低的诊疗费用与藏药费用明显具有价格上的优势。堪珠卓玛认为[1]：

> 藏医院把个脉就行，汉医院要做检查，尤其是大的病，每做一次检查，200 块钱就没有了，钱花得多，这还不包括看病取药的钱。现在虽然藏药、汉药都不便宜，但是我觉得汉药更贵一些，一盒感冒颗粒就要 15 块钱，我觉得挺贵，别人也说汉药贵。输液体一天下来要 70 块钱，更贵。

图丹卓玛也认为相比于昂贵的西药费用而言，藏药就显得实惠了很多。虽然她出身于相对富足的家庭，但是微薄的布施收入使她不得不将药费作为一个不可忽视的考虑因素。[2]

> 每次都是因为月经没有按时来，肚子太疼了，才会去打吊针，5 天吊针下来 1000 块钱。一年中有两三次是这样，有时候吃藏药能解决，就不用打吊针了。经常打吊针也太费钱了，吃藏药会便宜一些。我现在每个月都在吃藏药，每天 4 次，一个月下来也得吃 300 块钱的药。

在她们看来，本土传统医学的主要诊疗方式是把脉和开药，西医主要的诊疗方式是检查与输液，两种诊疗方式相比较，前者相对便宜。如果本土传统医学和西医都可以治疗同样的疾病，那么对于生活清贫

---

① 时间：2017 年 4 月 1 日；地点：Q 寺；口述者：堪珠卓玛（65 岁，甘肃省合作市人）。

② 时间：2017 年 4 月 2 日；地点：Q 寺；口述者：图丹卓玛（29 岁，甘肃省合作市人）。

的她们而言，治疗费用就成为一个需要考虑的问题。受收入水平所限，她们总是在试图寻找费用更为低廉的治疗方法。

第二节　西医学认知下的治疗

虽然西医学进入甘南地区较晚，但是随着我国医疗卫生体系的全面建立，当地医疗水平和医疗条件有了质的飞跃，西医学逐渐进入当地群众的生活，人们的思想观念发生了很大转变，Q 寺出家女性并不排斥西医，甚至因其多方面的优势而备受青睐。

一、医疗设备因素

医疗设备是现代化程度的重要标志，是医疗、科研、教研、教学工作最基本要素，也是不断提高医学科学技术水平的基本条件。临床学科的发展在很大程度上取决于仪器的发展，甚至对于疾病的治疗发挥着关键性的作用。因此，医疗设备已成为西医学的一个重要领域。琪增卓玛认为现代医院的仪器先进，对疾病的诊断可信度高。①

> 胆囊炎是在汉医院（甘南州人民医院）检查出来的，我吃一点儿油的就会吐出来，就去了汉医院做检查。我觉得做检查的话，汉医院比藏医院好，汉医院做检查的机器好，藏医院的机器没有那么好。是我妹陪着去的，妹妹不陪着，我听不懂。当时也是 B 超查出来的，是胆囊炎，不是胆结石，不严重。检查完也没有取药，又去看的藏医。比较严重的病不能去藏医院，像做检查、手术什么的还是要去汉医院。现在经济发达、交通方便，要是得了严重的病，大部分人就去兰州了。以前兰州对我们来说就是最远的地方了，兰州治不

---

① 时间：2017 年 8 月 17 日；地点：Q 寺；口述者：琪增卓玛（34 岁，甘肃省合作市人）。

好，就不会再去更远的地方。

仁增卓玛以自己的住院经历来表明西医学医疗设备之先进，医院除了大型专业的医疗设施外，就连平日测量体温的仪器都是她从来没有见过的。[①]

汉医院不管是医生的水平，还是那里面检查的机器都好。我那次在兰州汉医院（兰州市第二人民医院）住院的时候，那边测体温的不是我们以前要放在胳膊下面的那种，是在头上用光点一下，就可以了。当时早上一个汉医用那个测了后就走了，后面来了一个汉医说体温测了没有，我说我不知道测了没有，然后在额头上做了个打枪的手势，当时汉医都笑了。

西医的 X 光透视、CT、核磁共振等先进的检查手段是传统医学无法企及的，而先进的医疗设备对疾病的诊断与治疗起着非常重要的辅助性作用。在医疗设施先进的现代医院确诊疾病后，再采用本土传统医学的治疗方案，这种做法在 Q 寺出家女性中比较常见。

二、手术水平因素

西医学更多的是借助先进的医疗仪器设备和实验室做出对疾病准确的诊断与治疗，其先进的医疗设施，使得在治疗紧急疾病或者运用医疗器械对病人身体进行切除、缝合等治疗方面具有明显优势，这也是出家女性求医行为的重要考量指标之一。正如仁增卓玛所言[②]：

藏医院水平一般吧，我胆结石看了 9 次，结果是越看越大，越看越严重。脉是藏医把的，药是他们开的，但是却不

---

① 时间：2017年3月5日；地点：Q寺；口述者：仁增卓玛（50岁，四川省若尔盖县人）。
② 时间：2017年3月5日；地点：Q寺；口述者：仁增卓玛（50岁，四川省若尔盖县人）。

见好起来，反倒是越来越严重。在合作的汉医院（甘南州人民医院）没取过药，但是 B 超做得挺清楚的。我的胆结石手术是在兰州的汉医院（兰州市第二人民医院）做的，兰州汉医院的水平高。

从以上看出，她们选择现代医院的一个重要原因是"汉医院"具有较高的医疗水平，尤其是当她们遇到需要做手术的大病急症时，西医的治疗方式成为最好的选择。她们的主要疾病之一便是胆囊炎，而大部分胆囊炎都合并有胆囊结石。目前，医学界对于胆囊结石基本提倡手术治疗，非手术治疗疗效较差，结石复发率高，而且保留病灶的胆囊经反复炎症后还有癌变的可能。胆结石患者经过手术治疗后，绝大多数都会取得较满意的效果，患者的症状会得到解除，能完全恢复健康，这也成为患有胆结石的出家女性所采取的普遍治疗方式。当然，除了胆结石之外，但凡是患有医生建议做手术的疾病，她们都会选择专业的现代医疗机构进行手术治疗。

三、治疗手段因素

输液是西医学的常用治疗手段，将药物通过静脉输液的方式输入体内，直接进入血液循环，易使药物达致疗效浓度，起到治疗疾病的目的。这种治疗方式因见效快、疗程短而深受她们青睐。益西卓玛说[1]：

> 我除了感冒药就再没有吃过别的西药。感冒吃西药效果挺好，但是吃多了对胃不好，所以不能常吃。以前吃过的感冒药有白加黑、快克。那次贫血在藏医院打过吊针，以前因为子宫肌瘤也打过吊针，刚打的时候不适应，感觉病更重了，慢慢适应一些。打完吊针回到家休息几天，觉得打吊针的效果不错。治感冒的藏药只有一种，还要倒在水里一直沸腾，特别麻烦，而

---

[1]　时间：2017 年 5 月 28 日；地点：Q 寺；口述者：益西卓玛（52 岁，甘肃省碌曲县人）。

第六章　多元医疗实践

215

且那种感冒药的疗效不是很好。阿尼们感冒要么吃汉药，要么打吊针。那些年轻的阿尼要是感冒，就下山打吊针了。

在她们看来，西药的治疗效果显著，一生病就输液可以很快治愈疾病。笔者在寺院居住的日子里发现，她们中的很多人哪怕是患上牙痛、痛经、伤风感冒等常见性轻症疾病也要输液。而且在当地的医院或诊所，"凡病皆输液"的现象非常严重，而这种现象进一步固化了"见效快"的观念，对此我深有感触。夏秋换季之时，我还在寺院做调查，因为慢性咽炎犯了，咳嗽得很厉害，不得不下山回市区。格日草婶婶便带我去合作一个有名的诊所看病。因为那几日正逢换季，感冒、发烧的患者大幅增加，来输液的人更是络绎不绝、人满为患，下至四五岁的小孩，上至六七十岁的老人。诊所的医生在问诊后，二话没说就开了输液单。当我继续询问所用何种药物时，竟被一句"这个你不用知道，病看好了就行"的话语堵了回来。输液本是为了治病，但是不根据病情就频繁输液，既可能对病情不利，又会对身体造成更多损害。试想在这样一个从医生到患者都依赖输液的环境中，加之出家女性对现代医学常识的缺乏，自然而然就会形成一种无论感冒还是其他疾病，输液最保险又省事的观念。但她们却不知滥用输液，会给身体造成不良后果，甚至危及生命。仁增卓玛就曾经因为滥用输液产生了不良反应。[1]

> 做完胆结石手术以后，偶尔还是不舒服，吃酥油、油腻的东西会发生像胆疼那样的症状。去年5月份，有一天下午我去别人家里念"西冲"，晚上人家做的是牛奶里下面片的那种饭。面片有点儿没熟，可能是因为这个原因，晚上胆疼得特别厉害，一直在疼，我硬是坚持到天亮。白天还要念经，所以不好意思离开，一整天都在疼，因为念"西冲"，我忍

----

[1] 时间：2017年3月5日；地点：Q寺；口述者：仁增卓玛（50岁，四川省若尔盖县人）。

了一整天。下午念完，再不能忍了，就去合作的诊所看病，开诊所的汉医是上次陪我们去兰州的其中一个女医生。我感觉自己右侧的肚子那儿有个大大的疙瘩，那个汉医就给我打了吊针。她说还要打几天吊针，我说寺院有阿尼会扎针，然后就把剩下几天的吊针带回来了。

我们寺院一个阿尼懂一点点扎吊针。第二天就在屋里让那个阿尼给我扎吊针，扎的时候没什么感觉，不过扎完后特别疼，我就一直忍着，手也慢慢肿起来了。我以为是这一瓶的药太烈了，等打完这瓶到下一瓶时估计就好了。过了一会儿，阿尼尼周卓玛来了，刚好前面那瓶吊完，我让她把下一个药瓶换上。之后她有事走了，说过一会儿回来。但是到第二瓶时疼痛没有缓解，而且从手上疼到心里，感觉呼吸越来越困难，就自己把针拔掉了。等阿尼尼周卓玛来的时候，我的气都上不来，说话也特别困难。我让她用力给我捶一下背，想着叫个车去医院，捶着捶着慢慢好多了。合作诊所的汉医扎吊针好好的，没什么事。那个阿尼扎的时候就这么疼，再也不敢让她扎了。过了那天，剩下的吊针都是去合作，在那个汉医家里坐着打的吊针。

输液过多往往伴随着抗生素的大量滥用，导致人体菌群失调，抗病能力下降，免疫力降低以及细菌抗药性的增加，这些都将对患者的身体产生严重的恶果。而且如果消毒不严、操作不规范，因液体污染引起过敏反应、输液反应等，会使患者轻则头痛、低烧、药疹、心慌，重则高烧、寒战、关节酸痛、烦躁、抽搐、休克甚至死亡。她们因为文化水平低，知识结构有限，全然认识不到输液的危险性，所谓见效快的输液优势，其背后却是对自身健康造成的严重危害。专业医护人员操作不当尚且可能引起输液反应，更何况是由非专业人士操作，也许在她们看来，操作的人是谁并不重要，只要药物输进身体，就能恢复健康。

对她们而言，西医学是一个相当新的知识系统。尽管农村医疗卫生体系在 20 世纪 50 年代就开始建立，并且逐步发展，但是比起流传在本地社会数百年，甚至上千年的传统治疗观念和治疗方法，西医学未免太新，是一个离她们的文化背景和生活经验较远的知识系统，了解起来并不是那么轻而易举的事情。如果她们不具备西医学的基本常识，就很容易导致对该事物认识的极端化，要么把它看得完美无缺，要么把它看得一无是处，结果便是不切实际的期望或者批评。而在这里，这种将输液效果神话化的认知恰恰是现代医学知识匮乏的直接反映。

第三节 民俗文化中的治疗实践

一、行为上的民俗

在本土传统医学中，就有鬼魔神祇引发疾病的说法，认为"季节、魔鬼、不合适的饮食和起居行为、毒品、医生的误诊、前世的恶业报应等等，都是引起各种疾病的外缘"[①]。对于因"恶魔作祟"引发的疾病除药物治疗外，还强调用诵经、施食、献供等佛事活动来禳解，作为烟供的玛斯（dmar gsur）仪式便是 Q 寺出家女性用来治病禳灾的一种方式。当生物学因素引起个体疾病时，她们就会部分地归咎于"鬼怪"或触犯禁忌，往往对疾病采取"仪式治疗"和"药物治疗"相结合的方式。疾病治愈后，她们会认为"仪式疗法"立了大功。虽然这些仪式不能在医疗层面发挥治愈疾病的科学功效，但是在心理层面可以帮助她们降低压力和焦虑，而积极的情绪状态可以增强免疫系统的功能，从而对缓解病症、保持健康起到一定的辅助作用。

烟供通过焚烧贡品、树枝、谷物、咒符等供养"诸佛菩萨"及

---

① 宇妥·元丹衮波：《医学四续》，毛继祖、马世林、罗尚达、毛韶玲译注，261 页，上海，上海科学技术出版社，2012。

"神灵"，通常用来祈求祥和、平安，烟供的一种形式称为煨桑，在当地民俗中，煨桑既是一种对自己和家人的净化仪式，又是一种奉献仪式，即对天地诸神进行供养。通过冉冉上升的香烟，信徒提醒自己的保护神，要时时为自己的子民防守家园，驱赶侵犯的妖魔。

疾病并不仅仅是个人身体的生理过程，还是人与"鬼神"关系的体现，因此看似生理性的疾痛往往是社会与文化交织的结果。无论是本土传统医学的典籍，还是当地民间的文化传统，习惯上把身体的疾病与周围的各种"鬼神"联系起来，认为人触犯了某种"鬼神"，就会导致疾病的产生。因此，需要举行一系列的宗教仪式来抚慰"鬼神"，驱除病魔。在她们的世界观中，鬼神普遍存在于天地之间，它们会随时随地对人们产生或好或坏的作用，人们可通过祈求、献祭的方式与这些超自然力沟通，进而达到治疗的目的，这种做法就构成了人类学家格尔茨所说的"地方性知识"。同时，这些基于地方文化认知系统形成的地方性知识又会极大地影响着处于这一文化情境中的出家女性，影响着她们对于疾病的认知与治疗。于是，疾病给个体带来的身心痛苦便与宗教为个人提供的心灵寄托之间产生了紧密联系，宗教信仰给她们提供了应对各种负性事件的策略，增强了抵抗病魔的心理承受能力。她们既依靠本土传统医学治病，又相信疾病与鬼神有关，需要驱鬼治病，这种现象的产生与当地落后的医疗水平、信徒的民俗观念与有限的知识结构密切相关。

二、言语上的民俗

对于她们来说，疾病治疗的选择也就是文化的选择，其背后受宗教信仰的支配。当她们越是认同超自然能力的存在，越是信奉三宝的庇佑，就越是相信修持仪轨可以消灾解难，达到治疗的效果。这不仅适时地为她们提供了必要的情感性或工具性支持，发挥平复情绪、增强信念和慰藉病痛等多种心理功能，而且如果从社会文化层面上来透视其行为逻辑，我们就会发现健康危机增强了她们的宗教感情，从而强化了对于宗教的信仰，而宗教信仰在降低焦虑的同时有时也可能会让她们失去修正错误的机会。

在当地，信众生病时，经常会请僧侣念经作法，从而达到"驱除病魔"的作用。而她们作为出家人，无需请人念经，自己即可念经。除了每日必念的经文被她们认为具有防病治病的作用外，如若生病，她们普遍会念诵药师佛心咒来祈求药师佛的庇佑，期盼达到祛病的效果。药师佛又称"药师琉璃光如来"，即桑杰曼拉（sangs rgyas sman bla）。因为传说他以医药济度世人，在信众中颇受信奉，Q寺经堂的墙壁上就绘有药师八如来的唐卡画像。在Q寺，出家女性普遍奉持药师佛，相信他可疗治一切众生的身心之病，拔除众生的生死之病。因此，每当她们患有久治不愈、异常严重、疼痛难忍的疾病时，就会念诵药师佛真言咒语，实现消除疾苦灾难的愿望。彭措卓玛说：[①]

> 每日念经的时候一般是不念药师佛咒，都是生病的时候才想起来念。药师佛可以消除众生的疾病痛苦，所以生病的时候我会念药师佛咒，这样病也好得快一些。吃药之前也会念诵药师佛咒来加持药，或许是信仰的原因，总觉得念个经再吃药，药效更好一些，自己的病也能早点儿好了。

图丹卓玛也认为念诵药师佛咒语裨益良多，她谈道：[②]

> 生病的时候有时候会念经，有时候不会。病轻、不疼的话，自己也就忘了，想不起来念。来月经特别疼的时候会念经祈祷药师佛保佑我。痛经严重的时候头上冒汗，肚子绞着疼，我就一遍又一遍地念药师佛咒，短的那种。因为疼得太厉害，短的简单好念一些。可能是心理原因，但是自己觉得特别有帮助，疼得能好一些。在藏医院住院的时候，我每天

---

① 时间：2017年7月30日；地点：Q寺；口述者：彭措卓玛（32岁，甘肃省卓尼县人）。
② 时间：2017年4月2日；地点：Q寺；口述者：图丹卓玛（29岁，甘肃省合作市人）。

早上都会念一次药师佛心咒，祈祷在药师佛的保佑下，自己
的病能快一些好。

对于 Q 寺出家女性而言，念诵药师佛咒语主要产生在两种情境之
下，一是她们为解除病痛和早日康复而念，二是她们服药前为增强药
效而念。身体上的疼痛和折磨会让她们更加迫切寻求超自然力量的支
持，以助其从疾痛的煎熬中解脱。

念诵药师佛咒语主要是针对由自然外缘所导致的疾病，而对于自
感是由魔鬼作祟引起的疾病，她们通常会念诵马头明王咒语来祛除病
苦，免除恶咒邪法。当专业的医学保健方式无法治愈疾病，或者治愈
效果不理想时，她们会转而寻求马头明王的庇佑。

在出家女性看来，超自然力量产生的效力并不仅是观念上意识到
它的存在，更重要的是通过行动的方式使超自然能量进入身体，以帮
助自己战胜困难，这才是其发挥效力的意义所在。当她们身患重病或
饱受病痛折磨时，才会真切地感受到身体的疼痛与精神的折磨，而当
药物的力量无法减轻病痛或治愈疾病时，她们就会寻求其他途径，通
过念诵咒语获得可以救治疾病苦难、祛除病苦魔障的"神佛"的庇
佑，帮助其战胜病魔，早日恢复健康。倘若念经之后病情没有好转，
她们会认为是自己前世罪孽深重，或是自己的心思不诚，而绝不会怀
疑念经对于治疗疾病是否有用。Q 寺出家女性从小深受佛教思想与本
土传统医学文化的熏陶，加上出家以后的戒律影响，所以对于念经作
法深信不疑，其在心理层面上发挥的安慰剂效应尤为明显。大量的医
学研究也显示了积极情绪对于疾病的预防能力，坚强、乐观、自信和
冷静地对待疾病，可以通过大脑对丘脑、胸腺的调节，影响体内自主
神经和内分泌的功能，增加细胞免疫，体液免疫和体内其他功能，从
而增强体内抵抗疾病的能力。然而，"信佛治病"也有过度解释和效
果夸大的风险，并可能对她们的疾病医治产生不利的影响。

三、佩戴上的民俗

在当地传统文化中，符咒是一种防范性的民俗用品，信众认为佩戴符咒除了具有驱邪消灾、增福避害的作用外，还可以用来治疗疾病。祛病类护身符，其治疗的疾病主要包括因信仰引起的疾病和日常疾病两类。"因信仰引起的疾病主要指天龙八部、妖魔鬼怪、曜神等神灵引起的疾病，佩戴此类护身符可防止之。日常疾病主要有瘟疫、眼疾、中毒、传染病、不孕症、性病、牙病等。"① 虽然这些并不能起到消灾防病的实质性作用，但是却可以在心理层面发挥心理安慰功能，即宗教信念系统的建立可以帮助信徒对疾病、死亡等生活事件作出解释，并赋予这些事件以意义和连贯性，使个体更好地应对负性或压力事件，达到自我心理平衡，并以积极的情绪保持内分泌的适度平衡和身体机能的协调。

在 Q 寺，很多出家女性因为自小生活环境所限，既没有保护牙齿的意识，又没有治疗牙病的医疗条件，普遍牙齿不好，经常因为蛀牙之类而牙疼，所以大多佩戴着一种治疗牙疼的符咒。这是一种放在小竹筒里的刻印了密宗咒语文字的纸片，再由图丹香曲坚赞进行加持。她们相信只要患者随身佩戴，便具有治疗牙疼的作用。当然，信念的力量越强，心理安慰剂的效应越是明显，可为个体提供必要的心理安慰和支持作用。仁增卓玛因为蛀牙，拔掉了好几颗牙齿，但时不时还会牙疼，她的脖子上就佩戴着图丹香曲坚赞制作的这种符咒。

每一种文化都会衍生出一套病因学观念以及相应的治疗手段，本土传统医学作为一门富含佛教文化特色的医疗体系，认为鬼魔作祟是引起疾病的外缘病因之一，例如牙疼之类的病，"就是由于饮食与起居不当，恶魔作祟，使构成身体的四大种紊乱失调而致病"②，因此佩

---

① 看本加、林开强：《信仰、符号与疾病治疗——丝路文化视野中的藏族护身符》，载《西南民族大学学报》（人文社会科学版），2017（11）。

② 宇妥·元丹衮波：《医学四续》，毛继祖、马世林、罗尚达、毛韶玲译注，170 页，上海，上海科学技术出版社，2012。

戴护身符就被视为一种比较适宜的治疗方式。当我们在聊及这个话题时，坐在旁边的才让卓玛忙从脖子上取出图丹香曲坚赞制作的治疗牙疼的护身符让我看，并告诉我说，他制作的这种符咒特别灵验，不仅寺院的出家女性，很多信众都会慕名求取。

在 Q 寺，虽然出家女性与出家男性都会制作治疗牙痛的护身符，但是人们普遍会佩戴出家男性制作的护身符，其咒语发挥效力的大小与性别、等级密切相关。总之，护身符被信奉者认为有效，取决于它的安慰剂效应。患者经治疗后牙疼的症状减轻，是因为她们相信所接受的治疗是有效的，即便这种治疗方法对她们并没有真正的帮助也是如此。如果患者完全相信咒语的魔力，这种心理安慰作用会降低皮质醇的分泌，使免疫系统功能增强，有助于恢复健康。这种安慰剂作用与文化有关，使她们相信真言咒语的治疗作用，因此，护身符可以对她们产生安慰剂作用，有助于缓解病痛，但同时也会产生消极影响，即对宗教产生强烈的负性心理依赖。

第四节　多种治疗方式的共生互补

一、田野观察中的多元医疗体系

人们治疗疾病的方式和求医行为受其所处社会文化、生态环境的制约，在不同的文化背景下，对于疾病与健康的概念就会有不同的理解，因此会采取不同的择医行为与治疗手段。"医疗体系应包括所有促进健康的信仰、活动、科学知识和该群体成员，对这个体系所贡献的技能。"[①] 一个社会往往有几种不同的医疗模式同时存在着，不同的医疗模式从不同层次满足了患者的治病需要。甘南地区位于青藏高原

---

① ［美］乔治·福斯特、［美］安德森：《医学人类学》，陈华、黄新美译，54 页，台北，桂冠图书股份有限公司，1992。

东北边缘，为甘肃、青海、四川交界之地，是两大高原（青藏高原、黄土高原）和一大山地（陇南山地）之交界或过渡的边缘地位，也是内地进入青藏高原或西部民族地区的黄金通道。历史上，氐、羌、鲜卑、吐蕃等古代少数民族渐次进入，与汉族在发展中融合，在融合中发展，使本地区具有漫长的历史渊源和相互交织融汇的文化，由此为多元医疗体系的共存现状提供了生存的土壤。通过笔者在寺院一年的生活经历发现，自然医疗体系、拟人医疗体系以及现代医疗体系在此并存与互补，这种多元共存的医疗体系对保障 Q 寺出家女性的健康起到了重要的作用。

自然医疗体系是将自然界及人体视为一个和谐统一的整体，强调人体内的各种元素要顺应外界自然的变化。本土传统医学的隆、赤巴、培根既是维持人体正常生命活动的基本物质基础，又是导致疾病的内在因素。在正常的生理状态下，三因素保持着相互协调和平衡状态，但是在内外致病因素的影响下，三因素失去平衡，人体就会发生疾病，这是本土传统医学体系中的自然论医学模式。三因素学说与古希腊名医希波克拉底提出的四体液学说（血、黏液、黄胆、黑胆）一样，是应用于医学中的一种朴素的唯物论，都认为疾病是由于外界因素促使体内基本液体或物质配合失调而引起的。治病的原则也要从三因素平衡的角度出发，运用药物疗法、外治疗法、饮食疗法和起居疗法达到治愈疾病的目的。本土传统医学是青藏高原的人民与大自然和疾病作斗争，经过长期反复实践积累下来的地方性医疗知识，这些行之有效的治疗方法，得到当地群众的认同，成为出家女性首选的医疗方式。

在拟人论医学体系中，疾病被认为是"由超自然物（神）、非人存在物（如鬼、祖灵或恶魔）以及人（巫师、萨满与妖术师等）的干涉性活动引起的，他们要么本身是人，要么是被人格化的事物，被人们想象成具有超自然的力量，与人一样具有意志并按照某种动机行事。在这种医学体系中，病人可能是巫术或妖术的受害者，也可能因自己或家人的不当行为受到鬼神或祖灵的惩罚"①。在当地，很多信众认为有些疾病是由鬼神引起的，或者是与鬼神有关系，并通过布施的方式要求僧侣在法会时为生病的家人念经。作为出家女性的她们亦是如此，虽然相信本土传统医学、西医能够治疗疾病，但生病时还会通过念经作法的方式来祛除邪魔，其择医行为具有多元性。

生物医学把疾病视为纯粹的生物现象，认为疾病就是人体生理机能与器官出现的异常状态。治疗的重点是运用可获取的最佳技术手段来诊断和应对病人的病况，要么通过手术手段来修复或替换损毁的部分，要么运用化学药物摧毁病毒、细菌等有害病因。现代医疗体系就是建立在生物医学的基础上来解释和治疗疾病的。目前，甘南地区的每个城镇都有现代医院、妇幼保健站、西医诊所等医疗机构，每个乡都有卫生所，大部分村都有卫生室，这种县—乡—村三级医疗卫生体系对当地群众的健康和防治疾病方面起到了重要的保障作用。

二、治疗中的民俗参与

当出家女性面对多种医疗方式、多家医疗机构乃至多名专业医生时，她们源于自己及周围人治疗经验的一般大众医学知识显然不够，这时高僧便成为她们择医的主要决策者。在当地很多文盲或半文盲的群众看来，高僧大德一般都具有渊博的佛学知识和其他学问，由此激起信众对他们的崇拜心理和依赖心理。② 对出家女性来说亦是如此，其地位或影响更加深广。

作为治疗疾病的地方性知识体系，人们的择医行为和治疗方式受其所处的社会文化的制约。在大城市，患者选择医院时，往往较为注重医院的医疗水平、服务质量及医环境等因素；选择医生时，更多考虑医生的专业特长、技术水平及服务态度等因素。而在当地，不会危及生命的慢性疾病，出家女性考虑到语言交流的障碍，会首选本土传

---

① 张有春编：《医学人类学》，88页，北京，中国人民大学出版社，2011。
② 参见才让：《藏传佛教信仰与民俗》，90页，上海，上海古籍出版社，2017。

统医学，这时在各个医疗机构中，她们会衡量看病耗费的时间、交通、金钱、医生的医术等外在因素。当患有危及生命的疾病、久治不愈的疾病或者由鬼神引起的疾病，她们不知道该如何消灾解难时，僧侣的占卜念经就会发挥重要作用。

Q寺出家女性普遍来自社会经济发展相对滞后，医疗卫生事业基础薄弱的农牧区，加之自身文化程度低，知识结构有限，因此专业医疗知识匮乏。对于自己熟知的医疗场所、医护人员或者生活中常见的慢性疾病，她们常常根据家人、亲戚、其他出家女性等以往的经验，自行选择治病方案。但是去超出她们熟悉范围的地区看病，或是遭遇自己没听过、不了解的疾病时，则需要依靠占卜给出择医方案。同时，她们的成长经历又使其眼界狭窄，在应对可能存在的风险和不确定性时，对于自我决策没有充分信心，而会将决策主动权让渡给她们认为学识渊博、无所不知的高僧。

除了择医过程受到民俗文化的影响，疾病的治疗也与文化息息相关，不同的治疗方法是一套基于"地方性知识"的文化系统，治疗不仅是生理过程，也是社会文化过程，是患者基于文化背景下采取的缓解病痛的行为。在医学语境中，治疗是医生与患者共同参与的结果。对于医生而言，本土传统医学有饮食疗法、起居疗法、药物疗法和外治疗法四种，根据患者的疾病采用不同的治疗方法。对于患者而言，并非仅仅是单方面服从医院和医生的治疗，她们在治疗过程中表现出能动性，即在宗教文化中寻求治愈疾病的力量与可能性。

念经诵咒是Q寺出家女性的日常修行实践，平日在尼舍做家务都会念诵经文，在医院看病亦是如此。她们在医院的院落行走、在诊室候诊、在药房外等待取药时，都有可能嘴里念着经文咒语。在她们看来，念诵经文除了有向超自然能力寻求力量以减轻病痛的作用之外，还可以达到增强药效的功效。虽然藏药在制作过程中经过了高僧的诵经加持，这也是藏药炮制过程的独特性体现，其加持的重要性不亚于药物本身的物理性，但是对于她们而言，在服药前仍然会为了进一步增强药效而念经诵咒，并认为自身以虔诚、躬卑之心加持的药物会具有治愈疾病的神奇功效。

对于疾病的认知，在不同的文化背景下有不同的理解，因此就有不同的求医行为和治疗手段。本土传统医学的治疗不仅包括草药、矿物的使用等物理与化学过程，也涉及民俗文化等因素，通过药物治疗与念咒作法相结合的方式，共同达到消除疾病的目的。因此，念经、磕长头等信仰仪式在本土传统医学的医疗机构这样一个文化氛围浓郁的场域中并不会显得突兀，反而是一种自然而然的行为。这些修持仪轨不仅适时地为她们提供了必要的情感性或工具性支持，发挥平复情绪、增强信念和慰藉病痛的心理作用。

"生物医学是在物理学、化学、生物学、生理学等自然科学学科基础上发展起来的一门医学体系，把疾病视为纯粹的生物现象，认为疾病是人体生理机能与器官出现的异常状态。"① 现代医学相信，疾病是由于身体器官的故障或是病毒、细菌的感染，这是真实而物质性的，无关乎超自然能力的病因。因此，在现代医院中，Q 寺出家女性对于信仰的表达就显得内敛了很多，但是将僧服整齐叠放于床头的做法还是表达出了她们对于信仰的追求。

2017 年五月初，曲君卓玛因为胆结石手术在兰州市第二人民医院住院期间，我曾去医院探望。手术后伤口的疼痛使她虚弱地躺在铺着白色床单的病床上，放置在床头的绛红色僧服显得格外引人注目。

与出家女性在传统医学的医疗机构时的做法相比较，她们在现代医疗机构的做法就显得含蓄了很多。在传统医学的医疗机构，治疗涉及药物和民俗文化因素，因此在她们看来，任何信仰仪式在那里都是合适的。而在现代医疗机构，治疗完全是唯物主义的，因此仪式性的宗教行为就显得不合时宜。但是对于有着强烈宗教情感、严持戒律的她们而言，会在信仰与治疗中间找到一种变通法则，适时地表达她们对于信仰的依赖。对神佛的信仰使得她们在心理上产生较强的认同感，即便是采用现代医学的方式，信仰依然会给她们一种惯性的心理安慰

---

① 张有春编：《医学人类学》，89 页，北京，中国人民大学出版社，2011。

和依赖，起到一定的辅助治疗效果。一个人如果处于积极情绪的状态下，其大脑功能是完善的，而完善的大脑功能，有利于中枢神经系统的兴奋和抑制的调节，促进内分泌系统、免疫系统、消化系统发挥正常效能，协调平衡、延缓重要脏器的病变过程，避免或减少动脉硬化和其他恶性疾病的发生。

三、治疗选择的多元性

在多元医疗体系并存的文化场景下，Q 寺出家女性对于各种医疗的选择和态度往往出于病种、病情、习惯、经济及交通等多种因素的考虑，在她们眼中，各种医疗手段互相并不冲突，而是形成了多元共存与相互补充的格局，从不同层面满足了她们治疗疾病的需要。仁增卓玛认为[①]：

> 慢性病要选藏医，藏药虽然治疗时间长但是能根治，而汉药的副作用大，它的不好是说对身体一处好的话，对另一处就会有副作用，长期吃对身体不好。比如这个药吃了对胆好，能止疼，但是对胃就不好了。大病或者急性病选汉医，藏医的技术水平比不上汉医，而且汉医院的设备好，检查做得好。寺院的很多阿尼都是从合作的汉医院或临夏的汉医院做了检查，确定是哪种病后，才去藏医那里开药，比如胆结石、妇科病什么的就要去汉医院做检查。藏药的药效也比汉药慢，因为都是口服的，治慢性病很好，但是大病就不行了，要是大病就要去汉医院做手术，藏医院做不了手术。

与医学专业人士的系统化知识不一样，她们的医学知识源于自己及周围人的治疗经验。从这些经验出发，她们总结出哪种医学模式适合治疗哪种疾病，哪位医生医术高明，擅长治疗哪种类型的疾病等。

---

① 时间：2017 年 3 月 5 日；地点：Q 寺；口述者：仁增卓玛（50 岁，四川省若尔盖县人）。

科周措姆说①：

> 我一般都是去看藏医。胆不舒服的时候就会去藏医诊所看病，有的时候是去别的阿尼说效果好的诊所，有的时候就是自己在合作逛街的时候看到有藏医诊所，自己就进去了。如果开的药效果好，下次继续去，如果效果不好，就再不去了。去年在藏医院做过 B 超，人家说胆不好，再没说什么。开了药单，取了两三百块钱的药，吃了一两个月，但不是天天都吃，总是取了之后有事就忘了吃药，但每次都会坚持把买的药吃完，吃完以后也没有什么感觉，就再没有去藏医院，而是去了别的藏医诊所。诊所也是陪别的阿尼去看病的时候知道的，等自己病了就去看了。藏医先把脉再取药，有时候是 7 天的药，有时候是 14 天的药，还有的时候是 21 天的药，都是不定的。7 天的药大概是 40 块钱，一个月的药是 150 块钱。前一段时间浑身发热，就去了常去的那个藏医诊所，就在南站附近，去了五六次。我一般都是胆特别不舒服的时候，才会去取上 7 天或者 14 天的药，吃上舒服了就不看了，然后不舒服的时候再去，也没有彻底治好。

她们一方面会根据自己以往的治疗经验，选择适合的医疗机构。当她们接受专业医生或民间大夫的治疗后，会运用在此过程中得到的相关医疗知识来指导自己今后的医疗行为。另一方面会在其他出家女性的非专业建议下接受专业治疗，而其他人的医学知识也主要是来源于自己以往的治疗经验。在应对健康和疾病的问题时，她们有时会同时采用不同的治疗方法来解决她们对同一种疾病治疗的需要，这时各种医疗方式仿佛形成了某种合力，相互配合，共同达到治愈疾病的目的。

---

① 时间：2017 年 8 月 1 日；地点：Q 寺；口述者：科周措姆（33 岁，甘肃省碌曲县人）。

对于 Q 寺出家女性而言，生病时既看西医，又依靠本土传统医学治病，同时还会在宗教信仰中寻求消除疾病、缓解病痛的途径。除了医疗实践中的同时使用，在文化多元场景中，她们还会在不同医疗体系之间穿梭，即所谓的层级性诉求。患者先在其亲友的非专业建议下，自己进行药物治疗，效果不明显的话再去医院接受专业治疗。如果医生治疗无效，还会求助于宗教仪式，或是宗教仪式与药物治疗同时进行。

西医学虽然发达，可以借助 X 光透视、CT、显微镜等先进的治疗手段明确疾病的病因与发病原理，进而有针对性地提出诊疗方法。但是，对于一些慢性疾病、疑难杂症、癌症等并不能彻底治愈。因为无论知识与科技如何发展进步，也无法满足人类的所有需求。对于出家女性而言，寻求"神灵"的庇佑必然成为专业医学治疗之外的有益补充。虽然拟人论医学的思维和行为方式与本土传统医疗、现代医疗的思维和行为形式截然不同，但是可以提供信心和鼓励，并得到她们的认同。总之，她们在治疗某一种疾病时，可以一种、两种、三种医疗体系分开使用，也可以同时使用，还可以在不同医疗体系之间灵活穿梭，其目的都是为了一个共同的目标，即解除病痛，治愈疾病。因此，不同的模式在治疗疾病时可以互相补充，也许正是有了互补性的存在，才有了不同医疗体系并存的可能。

结论

本书对 Q 寺出家女性所赖以生存的民间医疗文化进行了民族志的调查和研究。医学人类学在更宽泛的意义上使用"医学"这一概念，它"不仅只是智力意义上的科学，而且也是人类学意义上的文化"①。因为每一种文化都会衍生出一套病因学观念以及相应的治疗手段，基于病因解释的不同而呈现出医疗理念与方式的不同。文化决定了一个群体对疾病的认知，并在此基础上形成应对机制。我们在医学人类学的框架下研究医学，就必须把疾病、治疗与健康放在社会文化背景中综合考虑。"考虑到病人自身、病人所生活的社会环境以及社会提供的抗击疾病破坏作用的补充体系，在不牺牲生物医学巨大益处的前提下，扩展看待疾病的视角。"② "只有将医学视为贯穿于人类历史的人众民俗生活中实现人的第一需要（健康生存）的生存技术"③，并在社会文化的情境之下理解疾病、健康与文化的关系，将其回归到民俗生活中，我们才能更好地发挥医学的社会效益，从而更加有效地提高人类的健康水平。

一、性别、角色与健康

性别是代表权利关系的主要方式。Q 寺僧尼作为女性，本来出家前自身文化程度不高，出家后的学习时间又被寺院劳动割裂得七零八落，再加上寺院体制的不完善，没有相应的学位晋升制度，使得 Q 寺少有精通佛法、知识渊博的女性高僧。因为没有高僧大德的支撑，寺院的影响就小，难以吸引大量的信徒前来朝拜、布施，出家女性更容易陷入贫困之中。相反，出家男性的寺院高僧大德云集，社会威望高，故信众的供养也多，而供养越多，寺院的经济实力越雄厚，经济越雄厚，越有条件举行大型的法事活动，吸引更多的供养者，由此进入良性循环之中。

---

① 邱鸿钟：《医学与人类文化》，3 页，广州，广东高等教育出版社，2004。

② ［美］罗伯特·汉：《疾病与治疗：人类学怎么看》，禾木译，117 页，北京，东方出版中心，2010。

③ 邱鸿钟：《医学与人类文化》，3 页，广州，广东高等教育出版社，2004。

正如法国社会学家皮埃尔·布迪厄所言，"只有在与一个场域的关系中，一种资本才得以存在并且发挥作用。这种资本赋予了某种支配场域的权力，赋予了某种支配那些体现在物质或身体上的生产或再生产工具的权力，并赋予了某种支配那些确定场域日常运作的常规和规则，以及从中产生的利润的权力"①。在宗教场域中，她们本来文化程度就低，寺院乃至社会又没有为她们提供可以提升自我的学习机会，这使得与历史上数不胜数的男性高僧相比，这一群体中少有获得殊胜成就的女性大师。因为占有的文化资本相对较少，这就决定了她们在这个场域中的客观位置，即在教阶中处于较低地位。

更进一步讲，出家女性在男性主导的宗教领域中处于教阶底层来自文化资本的占有量，而文化资本的背后却是社会性别在起作用。性别角色导致文化资本占有量，文化资本占有量导致权力关系，权力关系导致教阶地位，即男女两性文化资本占有量的差别归根到底源于社会性别的差异。与男性相比，因为她们是女性，出家前无法公平地接受现代教育；因为她们是女性，出家后无法平等地通过学习深造来提升自我；因为她们是女性，多数传统经院教育没有给予她们考取学位的途径；因为她们是女性，繁重的体力劳动过度占用了她们的学习时间。这一系列基于社会性别而产生的困惑使得出家女性在男性主导的社会话语权中被边缘化。

恶劣的健康状况与边缘化的社会地位是如影相随的。"穷"被定义为缺少生活中的好东西，包括健康和长寿。"一个人在社会结构中所处的地位越低，这个人在社会阶梯上的健康状况就越差。"② 疾病与贫困往往相伴而生，存在天然的联系。她们每月的布施收入极其有限，仅有的布施也只够日常开销，没有多余的积蓄，一旦生病就面临着吃饭还是吃药的悖论性选择，进一步加重了这一低收入群体的医疗费用

---

① ［法］皮埃尔·布迪厄；［美］华康德：《实践与反思——反思社会学导引》，李猛、李康译，邓正来校，139 页，北京，中央编译出版社，1998。

② ［美］威廉·考克汉姆：《医疗与社会：我们时代的病与痛》，高永平、杨渤彦译，34 页，北京，中国人民大学出版社，2014。

负担，很多人往往是小病拖成大病，大病拖成重病。再加上恶劣的高原气候、落后的居住条件以及繁重的体力劳动的不利影响，使得她们更容易遭受各种疾病困扰。而落后的居住条件与繁重的体力劳动的背后又是教阶地位在起作用。因为宗教社会中的"扬男抑女"，使得尼姑寺的影响较小，群众的供养也少。这不仅导致她们生活的清贫与居住状况的低劣，而且由于雇不起劳力，寺院所有的体力活只能由她们完成。这一系列基于性别地位基础上形成的经济条件都严重制约着她们的健康水平。

此外，与社会性别地位密切相关的教育程度也是影响健康水平的重要因素。Q寺出家女性文化程度低，汉语水平差的现实不仅有碍于她们与非本民族医生的医患沟通，限制了她们的择医方式，同时也直接影响其医学知识的获取。她们普遍首选本土传统医学的医疗体系，究其原因，除了自小受本土传统医学文化的濡染外，便是语言交流障碍。这使得她们与非本民族医生无法进行有效沟通，不仅自己获得的病情信息较少，进而不具备要求医生提供更多医疗信息的能力，从而影响疾病的治疗与康复，而且她们由于接受的教育较少，知识结构有限，掌握的保健知识与医学常识较少，故无法更多地了解自己的身体状况，进而无法控制疾病的不确定性。

如果要改善她们的健康水平，就必须提高其社会地位，而要提高社会地位，除了各级政府、社会组织以及民间力量等的帮扶之外，还必须提高这一群体的自我期待，使她们占有更多的文化资本。就目前而言，不仅要在现代教育中给予女性学习科学文化知识的同等机会，提高其文化程度，而且要在经院教育中给予女性充分的关注，改善她们的学习处境，提高其知识水平。随着她们整体知识水平的不断提高，其整体地位亦会得到相应提高。

随着出家女性整体社会地位的提高，生活学习处境的改善，其健康状况也会得到相应的提升，这也是应用医学人类学的关注焦点。正如笔者在研究中发现，Q寺出家女性的很多疾病一方面是由于环境、生活、教育、观念等因素造成，但另一方面是因为经济条件所限，以至于小病拖成大病，大病拖成重病。等病情严重到非治不可的时候，重症的治疗费用又使得她们望洋兴叹，进而放弃治疗，或者因为治疗疾病陷入更大的贫困之中。因此，只有随着生活水平的不断提高与可支配收入的持续增多，她们才能在各种医疗机构中看得起病，在现有居住条件下降低患病风险，提高自身健康水平。如果政府管理部门、妇女社会组织及相关社会群体可以尽量提高她们的生活条件，并对出家男性与出家女性群体间基于社会性别而形成的生存状况差异进行适当整顿及调整，那么她们的健康医疗问题必然会得到一定程度的改善。

二、疾病与治疗

不同的文化对于健康和疾病都有独特的定义和解释，并且基于病因解释的不同而呈现出医疗理念与治疗方式的不同。生物医学认为，"疾病是机体在一定的条件下受病因损害作用后，因机体自身调节紊乱而发生的异常生命活动过程"[①]。但是在医学人类学看来，"疾病不是一个实体，而是一个解释模式，它通过解释活动形成，而且只有通过解释活动才能得以认识"[②]。而解释模式在很大程度上受到社会经济情况，占主导地位的社会文化观念，当地政府所能提供的医疗服务以及患者自身的文化教育程度等因素的影响。任何社会对患病的定义都是在其特定的文化背景下形成，不同的文化都会衍生出一套与此相关的病因理论。

Q寺出家女性的疾病观是与佛教因果论紧密联系在一起的，故她们将所有疾病总因解释为在前世造孽的"因"的作用下，今生所承担的"果"。而在具体病因的解释上又受到本土传统医学与民间习俗的影响，归结于气候、饮食、起居之类的自然因素或者神鬼作祟的超自然因素。因此，她们对疾病怀有一定的包容、自然的态度，甚至会以忍受疼痛作为减轻罪孽的一种方式，这使得她们对于病痛的忍受异于

---

① 王建枝、钱睿哲主编：《病理生理学》，5页，北京，人民卫生出版社，2018。
② 张有春编：《医学人类学》，47页，北京，中国人民大学出版社，2011。

常人。再加上拮据的生活境遇，经常是等到疾病严重到一定程度，才会去专业的医疗机构接受治疗。而且，她们对于疾病的分类不等同于本土传统医学的区分标准，而是受制于特定的社会文化、风俗习惯、宗教信仰、个人的医疗知识与以往的治病经验等。由此可见，不同群体对于疾病的认知是由其所处的社会文化建构的。

如果对疾病的理解是由文化限定和形成的，那么对于疾病的治疗也会在一定程度上依赖于文化。治疗不仅是一个物理作用的过程，更是一个文化建构的过程。在生物医学看来，治疗的重点就是运用可获取的最佳技术手段来诊断和应对病人的病况，要么通过手术手段来修复或替换损毁的部分，要么运用化学药物摧毁病毒、细菌等有害病因。可是在医学人类学看来，"生物医学的科学信念，与病人的以及非西方社会的观念一样，都是原则和实践构成的文化体系，植根于关于世界是怎样的基本假设、知识如何获得的标准方法以及什么是有价值的目标和方法"①。医疗过程不仅是一个生物医学的物理治疗过程，而且是一个由文化建构起来的与患者认知模式密切相关的所有治疗的实践过程。

对于出家女性而言，当遭遇不会危及生命的慢性疾病时，她们由于传统文化的归属感，同时考虑到语言交流障碍的现实因素，会首选本土传统医学的治疗方式。无论这是否代表当地群众的普遍情况，但她们作为一个特殊的女性群体，对待疾病的观念与治疗方式至少反映着一个鲜活的侧面。之后在本土传统医学的各个医疗机构中，她们才会衡量看病耗费的金钱、时间、交通、医生的医术等外在因素。当患有危及生命的疾病、久治不愈的疾病，不知道该如何消灾解难时，她们会依据占卜结果来选择治疗方式与医疗机构，并且她们会比一般信众更加依从占卜的结果。

不仅人们的择医行为会受到所处社会文化的影响，而且治疗方式

---

① ［美］罗伯特·汉：《疾病与治疗：人类学怎么看》，343 页，北京，东方出版中心，2010。

也受其社会文化的制约，社会与文化在疾病与治疗中扮演着重要的角色。甘南地区历史上各民族在迁移、交流、通婚、混居过程中融合发展，使本地区具有漫长的历史渊源和相互交织融汇的文化，这为多元医疗体系的形成和发展创造了条件，同时也为多元医疗体系的共存现状提供了生存的土壤。在此场景中，Q寺出家女性对于不同的医疗体系采取兼收并蓄的姿态，在治疗疾病时可以分开使用民族医疗体系、现代生物医疗体系以及拟人医疗体系，也可以同时使用，还可以在不同医疗体系之间灵活穿梭，这时各种医疗体系仿佛形成了某种合力，相互配合，共同达到治疗疾病的目的。对于她们来说，大多数需要通过念经作法来治疗的疾病，一般都是慢性病或者久治不愈的疾病，而对于那些急性的大病，尤其是涉及人体器官的病变，她们虽然无法解释具体的病因，但是在因果论的作用下，除了积极配合医生的专业治疗之外，念经是必不可少的关键因素。无论是为解除病痛和早日康复而念，还是服药前为增强药效而念，其在心理层面上发挥的安慰剂效应尤为明显，可降低一系列心理不适症状，达到自我心理平衡。

总之，通过Q寺出家女性的治疗实践，我们可以看到她们对于疾病的概念如何受到传统民俗文化、宗教信仰、本土医学文化以及当地社会环境的影响，由此而采取不同的择医行为与治疗手段。疾痛并非简单的生理过程，而是社会与文化交织融汇，刻画于身体的结果。透过对Q寺出家女性这一群体医疗文化的检视，我们可以看到地方性文化如何在人们的疾病认知与治疗方式中发挥作用，这不仅有助于我们厘清疾病与治疗之间的关系，而且是理解该文化模式的有效途径。

三、医疗、健康与文化

传统医学及民族民间医疗作为生物医学之外与疾病相关的信仰与实践，在帮助人们抵御疾病、维系健康方面发挥着补充作用。世居青藏高原的先民在长期与疾病斗争的过程中，逐渐了解疾病产生的原因，掌握了缓解病痛的药物和治疗方法，创立了符合特殊自然环境和人文条件的本土传统医学，其"体系中的核心基础五元学说、三因素学说、寒热学说等系列基础理论应用古代朴素唯物的认识论和方法论，将构成宇宙物质的一些元素和物理现象的相互生克、演变、发展关系进行抽象、归类来解释医学内涵、指导诊病治疗，拓宽了人们的医学认知，提高了疾病的诊治效果"①。

本土传统医学的主要任务是养生保健和诊治疾病，而且从某种意义上来说前者比后者更重要。关于养生保健方面可以分为养身和养心两大类，意指身体保健和精神修养，其目的就是提高健康水平。本土传统医学中预防为主的治疗原则对于维系健康有着启示作用。疾病是人体固有的隆、赤巴、培根三因素在外因的干扰下失调而发生的，外因包括季节、时令、饮食、起居、行为等，因此，要特别注意外因对身体的影响，以保持无病健康的状态。《四部医典》专书日常起居行为、季节起居行为、临时起居行为、食物须知、食物禁忌、饮食适量这6章来阐释如何避免疾病外因发生，充分体现了预防为主的原则。除了上述饮食保健养生之外，书中还反复强调禁止定坐不动，多做户外活动或适宜劳作。

在起居方面，本土传统医学认为熬夜会促使隆邪偏盛，容易引起一些身心疾病，严重失眠还会有生命危险。Q寺出家女性早睡早起的固定作息以身体力行的实践方式很好地诠释了本土传统医学关于起居养生的理念。在饮食方面，本土传统医学认为身体的隆、赤巴、培根三种功能物质全靠后天饮食给养，许多谷类、肉类、油脂类、蔬菜类饮食，各自都有丰富的对人体有益的营养，合理食用则能滋补养身，健康长寿。她们喜食青稞面、酥油、大茶等，青稞在降低血脂、血糖、增强胃动力、防止高原病和糖尿病等方面具有良好功效；在高寒地区长期适量服用酥油，可以暖内脏、增强体质、补益气力、延年益寿；大茶因富含维生素、矿物质、氨基酸等多种营养成分，不仅成为重要的营养成分的补充来源，同时也有着助消化、解油腻的功效。我们可以从她们的日常饮食中看到本土传统医学饮食养生观的痕迹。

① 星全章：《藏医药学精要述评》，1页，北京，民族出版社，2015。

除了起居饮食之外，一系列日常修行实践活动也属于养生的有效形式，在客观上起到了强壮筋骨、延年益寿的养生效果。例如，磕长头可以使身体从上到下的肌肉和关节都得到活动和锻炼；转经活动可使上肢的肌肉得到锻炼，促进血液循环，加速新陈代谢，有助于增进健康；转果拉从现代体育的观点来看是一种小运动量，长时间的有氧运动。这些活动事实上对于增强体质，提高身体健康水平起到了一定作用。

养心是养生学中的重要方面，本土传统医学将疾病的总因归结于身体内的隆、赤巴、培根失调而产生疾病，养心就是要通过怡养心神的方法，达到保养身体、延年益寿的目的。《四部医典》强调正直诚信、公正大度、和睦友爱、知恩图报，强调从身语意严守十善业，善施济贫，这样才能使三因素平衡，达到无病健康的目的。当然，生物医学也强调身心之间的协调是健康的重要标志之一，要求正确认识自我，合理调控情绪，具有良好人际关系，适应复杂的社会环境等。作为出家女性，宗教思想会渗透在她们日常生活的各个方面，她们通过菩提心的修炼可以培养良好的心态，而良好的心态又是保持健康的重要秘诀。因为信念、心态的好坏会左右着人体的免疫功能，良好的心理素质有益于增强体质，提高抗病能力。信念系统能够在与疾病做斗争的过程中发挥重要作用，这种心理安慰作用会降低皮质醇的分泌，使免疫系统功能增强，帮助病人恢复健康。

"不同的文化对健康有不同的理解，建立在不同健康观念上的地方性医疗保健行为也会有很大差异，从而形成各具特色的医疗体系。"① "在世界范围内医学体系日趋多元的历史语境中，我们不仅应该跳出科学主义的框框，让各种民族医学在治疗实践中找到自己的生存空间，也许还应该放弃对医学疗效'本质'的探寻，使人们的躯

---

① 刘凡：《企业退休职工的医疗选择与社区补救——基于兰州大型国企的田野调查》，载《西北师大学报》（社会科学版），2016（4）。

体、心理与社会等方面得到来自不同医学知识与实践的照顾。"[1] 就像笔者在文中所示，Q 寺出家女性虽然相信本土传统医学、西医学可以治疗疾病，但是在缺乏专业医学的社会环境中，她们生病时也常常会采取民间治疗方式，各种医疗手段互相并不冲突，而是形成了多元共存与相互补充的格局，从不同层面满足了她们治疗疾病、维系健康的需要。因此，在地方性知识基础上形成的民族民间医疗理念与治疗方法，在当今重视健康的时代背景下，仍具有一定价值。

四、研究发现

"医学人类学将健康与疾病视作其研究领域中两个相对而共存的关注点，二者不仅存在于生物医学的理解及治疗领域，同时也在基于各种地方性文化的疾患观念及医疗实践中被进行着各种诠释。"[2] 通过甘南州 Q 寺出家女性的健康保健与医疗实践个案，我们可以发现：

第一，女性健康与其社会地位密切相关。社会地位高的群体拥有着高质量的生活方式与积极的健康理念，更为注重疾病的预防和身体的保健，同时易于掌握健康科学常识和养生常识，这为自身防御以及治疗疾病提供了较多的机会和方法，反之亦然。如果要提升和改善女性的健康状况，就必须在政治、经济、文化等多层面弱化社会性别带来的负面影响，提高女性群体尤其是低收入女性群体的社会地位，使她们可利用的社会资源增多。这一方面需要政府管理部门、妇女社会组织及相关社会群体能尽可能多地关注女性的生存状态和健康医疗问题，提高女性的能力，为女性发展提供政策性的支持和空间；另一方面需要女性自身增强主体意识，这将会促使她们积极争取医疗保健资源，治疗疾病，维系健康。女性健康是女性发展的一个重要方面，只有当女性在政治、经济、社会、文化等层面能够获得与男性较为平等

---

[1] 张有春编：《医学人类学》，83 页，北京，中国人民大学出版社，2011。

[2] 王建新、赵璇：《疾痛叙事中的话语策略与人格维护——基于病患主位的医学人类学研究》，载《西北师大学报（社会科学版）》，2016（4）。

的权利时，才能实现女性的全面发展，提高女性的健康水平。

第二，对于疾病的理解及治疗不仅是生物医学层面的临床诊疗，而且是环境、社会、文化、心理、精神等各种因素共同作用的结果。这就需要我们关注本土知识体系，理解人们如何建构世界，以便更好地明晰人们的行动路线和文化图式。换言之，如果要控制和治疗疾病，提高人们的健康水平，可以从患者的本土文化出发，观察和理解他们对待健康与疾病的观念及行为，结合现代医学与民间医疗的知识体系理解和应对疾病，给予多元医疗社会现实以足够重视。不同的文化对疾病有不同的理解，建立在不同疾病观念上的地方性医疗保健行为也会有很大差异，从而形成各具特色的医疗体系。每一种医疗体系的病因学理论、治疗实践和文化背景都不尽相同，但又从不同层次满足了病人的多重需求。"在中华民族医疗文化知识的整体格局中研究地方性知识对民众疾病认知及应对策略的影响，这能切实关注人民群众维护自身健康的内在动力与基本能力。"① 因此，无论何种医疗体系，我们都应该合理加以利用，以期在人类抵御疾病、维持健康方面发挥更大的效力，从而推进我国医疗事业的健康发展。

第三，国家的医疗保障政策与制度外的个人健康保健在解决低收入群体健康医疗问题中的互补作用。"十年前就有研究指出，中国城镇中有 44.8% 的人口、农村中有 79.1% 的人口得不到有效医疗保障，特别是边远地区居民在医疗保障方面普遍处于弱势群体地位。"② 虽然现有的医疗保障制度可以在一定程度上缓解医疗费用负担对贫困人口带来的冲击，增强弱势群体抵御疾病风险的能力，但是由于现行医疗保障制度在某些方面存在的不完善之处，贫困人群看病就医难的问题依然没有得到有效解决。人人享有基本医疗服务是保障和改善民生之需，因为民生幸福离不开有效的医疗保障，而医疗保障的根本目标是

---

① 刘凡、周大鸣：《疾病认知与应对的调适路径探析——甘南那吾镇妇女的多元医疗实践》，载《西北民族研究》，2020（2）。

② 王建新、王宁：《健康、医疗与文化之人类学研究的地方经验》，载《北方民族大学学报（哲学社会科学版）》，2017（2）。

民生幸福，二者相辅相成。因此对于政府而言，需要进一步完善现有的医疗保险制度，实现最大限度的公平来保障低收入群体的健康问题。除此之外，还需要考虑民间的、基于文化传承的非制度安排，这些地方性民间医疗保健实践往往在制度之外发挥着作用。研究非制度层面的渠道有助于我们深刻理解人们的就医行为以及影响人类健康的社会、文化、心理因素，从而有针对性地提出措施并加以实施，更加有效地提高人类的健康水平。

第四，人类关于健康的观念和行为是高度复合性的，多与社会、心理、文化等因素密切相关，需要从不同学科的研究视角及理论方法展开。健康并不只是可以科学测量的生理病指标，同时人们的信念和社会背景可能强有力地影响到自身如何对待健康以及最终的结果。正因为健康是个人体验、社会制度和文化观念等共同参与的文化建构，所以我们只有把医学放在其所处的文化情境中去理解，结合地方性民族民间医疗保健实践，才能获取对健康与文化关系更客观、合理的认识。"健康、医疗与文化研究是一个开放性的研究领域，相关问题的多样性和复杂性决定了我们必须跨学科、综合使用各相关学科的理论方法。"① 此次研究综合运用医学人类学的社会文化视角、社会性别研究的田野民族志视角、仪式过程的动态理论视角以及解释人类学的话语分析视角展开对民族民间医疗文化的研究，使其更具有应用性和现实意义。因此，从多角度出发探讨健康、医疗与文化的研究路径对于医学人类学的其他研究也具有借鉴和应用价值。

总之，作为民族民间医疗文化研究的个案，Q寺出家女性的健康保健与医疗实践既有自己的文化特征，同时也体现出民族民间医疗文化的一些普遍性特点，即疾病认知、治疗方式及其健康保健是一套基于"地方性知识"的文化系统。正因为疾病、健康与文化密切相关，我们对于传统民族民间医疗及相关地方性文化和知识体系的研究有待

---

① 王建新、王宁：《健康、医疗与文化之人类学研究的地方经验》，载《北方民族大学学报（哲学社会科学版）》，2017（2）。

于进一步的拓展与丰富，由此不断探索提升民族地区健康维护和健康扶贫整体效果的合理化路径，为国家全面推进健康中国建设提供有效的政策理论依据。

参考文献

一、著作（按作者姓名首字母排序）

（一）中文著作

［1］阿罗·任青杰博，马吉祥编．藏传佛教圣像解说．西宁：青海民族出版社，2013.

［2］巴莫阿依．彝人的信仰世界：凉山彝族宗教生活田野报告．南宁：广西人民出版社，2004.

［3］陈华编．医学人类学导论．广州：中山大学出版社，1998.

［4］陈华编．寻找健康——医学人类学调查与研究．北京：人民日报出版社，2006.

［5］陈龙主编．黑茶品鉴．北京：电子工业出版社，2015.

［6］程蔚蔚，黄勇主编．妇科炎症．北京：中国医药科技出版社，2013.

［7］陈雨强主编．胆囊炎与胆结石．北京：中国医药科技出版社，2013.

［8］才让．神圣与世俗．上海：上海古籍出版社，2017.

［9］丹珠昂奔．藏族神灵论．北京：中国社会科学出版社，1990.

［10］邓启耀．中国巫蛊考察．上海：上海文艺出版社，1999.

［11］德吉卓玛．藏传佛教出家女性研究．北京：社会科学文献出版社，2003.

［12］甘南藏族自治州概况编写组．甘南藏族自治州概况．兰州：甘肃民族出版社，2008.

［13］尕藏加．雪域的宗教．北京：宗教文化出版社，2003.

［14］胡国兴主编．甘肃宗教．兰州：甘肃人民出版社，1989.

［15］黄世杰．蛊毒：财富和权力的幻觉．南宁：广西民族出版社，2004.

［16］侯远高，丁娥主编．发展的代价：西部少数民族地区毒品伤害与艾滋病问题调研．北京：中央民族大学出版社，2009.

［17］何建平主编．甘肃史话丛书合作史话．兰州：甘肃文化出版社，2009.

［18］韩延华编．百灵妇科．北京：中国医药科技出版社，2016.

［19］吕大吉．宗教学通论．北京：中国社会科学出版社，1987.

［20］林耀华．民族学通论．北京：中央民族大学出版社，1997.

［21］李银河．妇女：最漫长的革命——当代西方女权主义理论精选．北京：生活·读书·新知三联书店，1997.

［22］刘小幸．彝族医疗保健——一个观察科学与巫术的窗口．昆明：云南人民出版社，2007.

［23］毛继祖主编．藏医诊疗秘诀．兰州：甘肃民族出版社，2000.

［24］马晓军．甘南宗教演变与社会变迁．兰州：甘肃人民出版社，2007.

［25］诺布旺典．息解本尊图文大百科．北京：紫禁城出版社，2009.

［26］邱鸿钟．医学与人类文化．广州：广东高等教育出版社，2004.

［27］曲杰·南喀诺布．苯教与西藏神话的起源．向红笳，才让太，译．北京：中国藏学出版社，2014.

［28］孙林．西藏中部农区民间宗教的信仰类型与祭祀仪式．北京：中国藏学出版社，2010.

［29］沈海梅主编．医学人类学视野下的毒品，艾滋病与边疆社会．昆明：云南大学出版社，2010.

［30］索甲仁波切．西藏生死书．郑振煌，译．杭州：浙江大学出版社，2011.

［31］王森．西藏佛教发展史略．北京：中国社会科学出版社，1997.

［32］王东峰，林小璋．性伦理学．北京：农村读物出版社，1989.

［33］王晓松．雪域佛光．昆明：云南人民出版社，2000.

［34］王建枝，钱睿哲主编．病理生理学．北京：人民卫生出版社，2004.

［35］王一方．医学人文十五讲．北京：北京大学出版社，2006.

［36］乌仁其其格．蒙古族萨满医疗的医学人类学阐释．呼和浩

特：内蒙古人民出版社，2009.

[37] 王尧．走近藏传佛教．北京：中华书局，2013.

[38] 席焕久主编．医学人类学．北京：人民卫生出版社，2004.

[39] 徐一峰，严非．文化与健康　医学人类学实践．上海：上海人民出版社，2005.

[40] 谢热．村落·信仰·仪式：河湟流域藏族民间信仰文化研究．北京：社会科学文化出版社，2010.

[41] 星全章．藏医药学精要述评．北京：民族出版社，2015.

[42] 徐义强．哈尼族疾病认知和治疗实践的医学人类学研究．北京：中国社会科学出版社，2016.

[43] 宇妥·元丹衮波．医学四续．毛继祖，马世林，罗尚达，毛韶玲，译注．上海：上海科学技术出版社，2012.

[44] 宇妥·元丹贡布．四部医典．王斌主编．南京：江苏凤凰科学技术出版社，2016.

[45] 余成普．生命的礼物：血液捐赠的理论与实践．北京：科学出版社，2017.

[46] 余成普．生命的延续：器官移植的全球语境与地方实践．北京：中国社会科学出版社，2017.

[47] 张实．云南藏医历史与文化．昆明：云南大学出版社，2007.

[48] 张有春编．医学人类学．北京：中国人民大学出版社，2011.

[49] 张实．医学人类学理论与实践．北京：知识产权出版社，2013.

[50] 章健．胃病——中西医治疗与调养．北京：中国人口出版社，2016.

[51] 左伋主编．医学人类学．上海：复旦大学出版社，2020.

（二）中文译著

[1] 凯博文．谈病说痛：人类的受苦经验与痊愈之道．陈新绿，等，译．广州：广州出版社，1998.

[2] 阿瑟·克莱曼．道德的重量：在无常和危机前．方筱丽，译

．上海：上海译文出版社，2008.

［3］凯博文．疾病和痛苦的社会根源：现代中国的抑郁、神经衰弱和病痛．郭金华，译．上海：上海三联书店，2008.

［4］阿瑟·克莱曼．疾痛的故事：苦难、治愈与人的境况．方筱丽，译．上海：上海译文出版社，2010.

［5］阿诺尔德·范热内普．过渡礼仪．张举文，译．北京：商务印书馆，2010.

［6］爱弥尔·涂尔干．宗教生活的基本形式．渠东，汲喆，译．北京：商务印书馆，2011.

［7］拜伦·古德．医学，理性与经验：一个人类学的视角．吕文江，于晓燕，余成普，译．北京：北京大学出版社，2010.

［8］彼得·格鲁克曼，马克·汉森，英温斯特勋爵．错位：为什么我们的身体不再适应这个世界．李静，马晶，主译．上海：上海科学技术文献出版社，2011.

［9］黛博拉·乐普顿．医学的文化研究：疾病与身体．苏静静，主译．北京：北京大学医学出版社，2016.

［10］菲奥纳·鲍伊．宗教人类学导论．金泽，何其敏，译．北京：中国人民大学出版社，2004.

［11］安东尼·吉登斯．现代性与自我认同：现代晚期的自我与社会．赵旭东，等，译．北京：生活·读书·新知三联出版社，1998.

［12］克利福德·吉尔兹．地方性知识——阐释人类学论文集．王海龙，张家瑄，译．北京：中央编译出版社，1999.

［13］克利福德·格尔茨．文化的解释．韩莉，译．北京：译林出版社，2014.

［14］勒内·德·内贝斯基·沃杰科维茨．西藏的神灵和鬼怪．谢继胜，译．拉萨：西藏人民出版社，1993.

［15］威廉·考克汉姆．医学社会学．高永平，杨渤彦，译．北京：中国人民大学出版社，2012.

［16］丽塔·卡伦．叙事医学：尊重疾病的故事．郭莉萍，主译．

北京：北京大学医学出版社，2015.

[17] 罗伯特·汉．疾病与治疗：人类学怎么看．禾木，译．北京：东方出版中心，2010.

[18] 玛丽·道格拉斯．洁净与危险．黄剑波，卢忱，柳博赟，译．张海洋，校．北京：民族出版社，2008.

[19] 皮埃尔·布迪厄，华康德．实践与反思——反思社会学导引．李猛，李康，译．邓正来，校．北京：中央编译出版社，1998.

[20] 帕特丽夏·盖斯特－马丁，艾琳·伯林·雷，芭芭拉·F.沙夫．健康传播：个人、文化与政治的综合视角．龚文庠，李利群，译．刘雁书，校译．北京：北京大学出版社，2006.

[21] 乔治·福斯特，芭芭拉·加勒廷·安德森．医学人类学．陈华，黄新美，译．台北：桂冠图书股份有限公司，1992.

[22] S.K. 图姆斯．病患的意义．邱鸿钟，陈蓉霞，李剑，译．青岛：青岛出版社，2000.

[23] 苏珊·桑塔格．疾病的隐喻．程薇，译．上海：上海译文出版社，2003.

[24] 特纳．仪式过程：结构与反结构．黄剑波，柳博赟，译．北京：中国人民大学出版社，2006.

[25] 特纳．象征之林——恩丹布人仪式散论．赵玉燕，欧阳敏，徐洪峰，译．北京：商务印书馆，2006.

[26] 特纳．戏剧、场景及隐喻：人类社会的象征性行为．刘珩，石毅译．北京：民族出版社，2007.

[27] 威廉·考克汉姆．医疗与社会：我们时代的病与痛．高永平，杨渤彦，译．北京：中国人民大学出版社，2014.

[28] 西尔瓦诺·阿瑞提．创造的秘密．钱岗南，译．沈阳：辽宁人民出版社，1987.

[29] 西蒙娜·德·波伏娃．第二性．陶铁柱，译．北京：中国书籍出版社，1998.

[30] 詹姆斯·A. 特罗斯特．流行病与文化．刘新建，刘新义，

译. 济南：山东画报出版社，2008.

（三）外文著作

［1］Arthur Kleinman, PeterKunstadter, Alexander, E. Russell Alexander, Medicine in Chinese culture：Comparative Studies of Health Care in Chinese and Other Societies, University Press of the Pacific Press, 2005.

［2］Ann Mcelroy, Patricia K Townsend, Medical Anthropology in Ecological Perspective, Westview Press, 2015.

［3］Erika Brady. Healing Logics：Culture and Medicine in Modern Health Belief System, Utah State Press of the Pacific, 2001.

［4］Hanna Havnevik, Tibetan Buddhist Nuns，History, Cultural Norms and Social Reality, Norwegian University Press, 1989.

［5］Joan D. Koss－Chioino, Thomas Leatherman, Christine Greenway, Medical Pluralism in the Andes. Routledge, 2004.

［6］James A. Trostle, Epidemiology and Culture, Cambridge University Press, 2014.

［7］Kim Gutschow, Being A Buddhist Nun：The Struggle for Enlightenment in the Himalayas, Harvard University Press, 2004.

［8］Merrill Singer, Hans Baer, Introducing Medical Anthropology, Rowman & Littlefield Pub Inc, 2007.

［9］Michael Winkelman, Culture and Health：Applying Medical Anthropology, Jossey－Bass, 2009.

［10］Paul Farmer, AIDS and Accusation：Haiti and the Geography of Blame, University of California Press, 2006.

［11］Peter J. Brown, Ron Barrett, Understanding and Applying Medical Anthropology, Mc Graw Hill Higher Education, 2010.

［12］Paul Brodwin, Everyday Ethics：Voices from the Front Line of Community Psychiatry, University of California Press, 2013.

二、论文（按作者姓名首字母排序）

（一）期刊论文

[1] 阿瑟·克莱曼，若水．医学人类学——一门新兴的社会医学学科．医学与哲学，1995（5）．

[2] 巴莫阿依．凉山彝族的疾病信仰与仪式医疗：上．宗教学研究，2003（1）．

[3] 巴莫阿依．凉山彝族的疾病信仰与仪式医疗：下．宗教学研究，2003（1）．

[4] 陈华．方兴未艾的医学人类学研究．中山大学学报：社会科学版，1988（2）．

[5] 陈瑜．乡土医学的人类学分析：以水族民族医学为例．广西民族大学学报：哲学社会科学版，2006（3）．

[6] 陈瑜，邹翔．关系就医：诊疗的本土化实践．思想战线，2015（2）．

[7] 达·海馨．苯教三界神灵信奉及其主要祭祀．西藏旅游，1996（2）．

[8] 德毛．藏药26味破血散治疗子宫肌瘤疗效观察．中国民族医药杂志，1998（2）．

[9] 东·华尔丹．藏传佛教"六道轮回"思想论析．西北第二民族学院学报：哲学社会科学版，2000（1）．

[10] 邓启耀．医学人类学．南京医科大学学报：社会科学版，2012（1）．

[11] 段忠玉，李东红．多元医疗模式共存的医学人类学分析——以西双版纳傣族村寨为例．学术探索，2014（9）．

[12] 段忠玉，郑进．傣医传统口功吹气疗法的医学人类学解读．云南民族大学学报：哲学社会科学版，2015（1）．

[13] 段忠玉，郑进．傣族口功摩雅与医患关系的医学人类学分

析．医学与哲学，2016（8）．

［14］房建昌．藏传佛教女尼考．中央民族学院学报，1988（4）．

［15］富晓星．建筑业农民工群体艾滋病预防干预策略的人类学观察——以北京市为例．中央民族大学学报：哲学社会科学版，2009（1）．

［16］罡拉卓玛．藏传佛教生死观研究．青海社会科学，2012（6）．

［17］高一飞．医学人类学视角下的艾滋病预防"知—信—行"模式探讨——以农民工为例．三峡论坛，2014（4）．

［18］黄锋．民族医疗中的"神药两解"现象解析——以粤北一个"排瑶"村庄为例．广东技术师范学院学报：社会科学，2014（10）．

［19］景军．泰坦尼克定律：中国艾滋病风险分析．社会学研究，2006（5）．

［20］景军．铁默斯预言：人血买卖与艾滋病的孪生关系．开放时代，2006（6）．

［21］靳薇．社会性别视角与艾滋病防治．科学社会主义，2007（1）．

［22］景军．中国青少年吸毒经历分析．青年研究，2009（6）．

［23］景军．穿越成年礼的中国医学人类学．广西民族大学学报：哲学社会科学版，2012（2）

［24］看本加，林开强．信仰、符号与疾病治疗——丝路文化视野中的藏族护身符．西南民族大学学报：人文社会科学版，2017（11）．

［25］刘小幸．医学人类学简介．世界民族，1997（3）．

［26］李金莲，朱和双．云南少数民族对月经的认知与妇女经期护理．民族研究，2004（3）．

［27］刘绍华．医学人类学的中国想象．广西民族学院学报：哲学社会科学版，2006（3）．

［28］刘志扬．西藏农民在就医行为选择上的文化观念．开放时代，2006（4）．

［29］李建．当代医学人类学理论：持续、变革与发展．湘南学院学报，2007（6）．

［30］刘志扬．"神药两解"：白马藏族的民俗医疗观念与实践．

西南民族大学学报：人文社科版，2008（10）．

［31］李永祥．彝族的疾病观念与传统疗法——对云南赫查莫村及其周边的个案研究．民族研究，2009（4）．

［32］李羊毛草，赵美当．藏药内服联合外灸治疗寒凝型原发性痛经 50 例临床观察．临床合理用药杂志，2013（11）．

［33］刘凡．宁玛派尼姑日常生活、健康及医疗保障调查——以合作曲宗尼姑寺为例．青藏高原论坛，2016（4）．

［34］刘凡．企业退休职工的医疗选择与社区补救——基于兰州大型国企的田野调查．西北师大学报：社会科学版，2016（4）．

［35］刘凡，周大鸣．疾病认知与应对的调适路径探析——甘南那吾镇妇女的多元医疗实践．西北民族研究，2020（2）．

［36］赖立里．生殖焦虑与实践理性：试管婴儿技术的人类学观察．西南民族大学学报：人文社会科学版，2017（9）．

［37］孟慧英．人类学视阈下的医疗——基于萨满文化医疗的思考．民族研究，2013（1）．

［38］马得汶．患者需求层次理论及其医学人类学启示——基于西宁市×医院的田野调查．西北师大学报：社会科学版，2016（4）．

［39］马得汶．西部民族地区患者择医的文化因素探析——基于青海省藏医院的医学人类学调查．西北师大学报：社会科学版，2017（1）．

［40］潘天舒，张乐天．流行病瘟疫与集体生存意识——关于海宁地区应对禽流感威胁的文化人类学考察．社会，2007（4）．

［41］恰白·次旦平措．论藏族的焚香祭神习俗．达瓦次仁，译．中国藏学，1989（4）．

［42］孙金菊．回族妇女“病患”行为研究——以甘肃临夏回族妇女“病患”行为为例．妇女研究论丛，2009（4）．

［43］沈海梅．从瘴疬、鸦片、海洛因到艾滋病：医学人类学视野下的中国西南边疆与边疆社会．西南民族大学学报：人文社会科学版，2012（3）．

［44］苏发祥，王明玮，周良熙．论当代西藏乡村社会的医疗体

系及其特点——以堆龙德庆县那嘎村为个案.中国藏学，2013（4）.

［45］王宁.医学人类学.国外社会科学，1994（2）.

［46］王筑生.社会科学与自然科学的交叉——医学人类学.思想战线，1996（4）.

［47］翁乃群，杜娟，金黎燕，侯红蕊.海洛因、性、血液及其制品的流动与艾滋病，性病的传播.民族研究，2004（6）.

［48］魏强.论藏族的灵魂观.中国藏学，2008（1）.

［49］乌仁其其格.多元医疗模式与人类健康——当代蒙古族医疗选择多样性的医学人类学考察.中央民族大学学报：哲学社会科学版，2009（1）.

［50］万代吉.桑的净化功能——《狐狸烟祭》中所反映桑的原初内涵.西藏大学学报：社会科学版，2011（3）.

［51］王璐，杨镒宇，李志斌，曾萍，王建新.医患关系的认知人类学解读——基于广州市儿童医院的调查实例.开放时代，2011（10）.

［52］汪丹.分担与参与：白马藏族民俗医疗实践的文化逻辑.民族研究，2013（6）.

［53］完玛央金.甘南地区民族医药发展现状与未来.中国民族医药杂志，2014（1）.

［54］王建新，赵璇.疾痛叙事中的话语策略与人格维护——基于病患主位的医学人类学研究.西北师大学报：社会科学版，2016（4）.

［55］王建新，王宁.健康、医疗与文化之人类学研究的地方经验.北方民族大学学报：哲学社会科学版，2017（2）.

［56］王建新，赵璇.交流空间多元化对医患互动促进作用探析.青海师范大学学报：哲学社会科学版，2017（3）.

［57］吴雨薇.论原生家庭对个体发展的影响——从家庭系统理论出发.泉州师范学院学报，2017（3）.

［58］徐一峰.医学人类学简介：1.上海精神医学，1998（4）.

［59］徐一峰.医学人类学简介：2.上海精神医学，1999（1）.

［60］徐君，李沛容.医学人类学视野下的民族地区医疗体系——

四川省凉山州木里藏族自治县的案例．西南民族大学学报：人文社科版，2008（4）．

[61] 徐义强．近30年来中国医学人类学研究回顾与反思．思想战线，2011（3）．

[62] 徐义强．医学的文化视角：基于医学人类学的理念．南京医科大学学报：社会科学版2012（1）．

[63] 徐义强．哈尼族的原始宗教信仰与仪式治疗．宗教学研究，2012（1）．

[64] 杨孝容．"五碍说"与早期佛教女性观．西南民族大学学报：人文社科版，2009（8）．

[65] 杨建军，杨海航．体育视野下的藏传佛教文化．西藏民族学院学报：哲学社会科学版，2009（5）．

[66] 杨建军．藏密文化与体育．体育文化导刊，2009（6）．

[67] 杨建军．藏族体育研究．体育文化导刊，2010（1）．

[68] 余成普．动员结构与公民的献血参与：基于C市的个案研究．广西民族大学学报：哲学社会科学版，2010（6）．

[69] 余成普．中国公民血液捐赠的风险认知及其文化根源．思想战线，2013（2）．

[70] 余成普．器官捐赠的文化敏感性与中国实践．中山大学学报(社会科学版，2014（1）．

[71] 余成普．身体、文化与自我：一项关于器官移植者自我认同的研究．思想战线，2014（4）．

[72] 赵华庭．女性在劳动中应如何保护自己．中国城乡企业卫生，1991（5）．

[73] 周锡银，望潮．《格萨尔王传》与藏族原始烟祭．青海社会科学，1998（2）．

[74] 张有春．人类学与公共卫生：理论与实践．广西民族大学学报：哲学社会科学版，2007（1）．

[75] 庄孔韶，关凯．"虎日"：一项关于戒毒模式的人类学研究．

中国民族报，2007年6月29日第6版。

［76］庄孔韶．中国性病艾滋病防治新态势和人类学理论原则之运用．广西民族大学学报：哲学社会科学版，2007（1）．

［77］庄孔韶．现代医院临终关怀实践过程的文化检视——专题导言．社会科学，2007（9）．

［78］张庆宁，卞燕．综合医院里的临终关怀——妇科肿瘤病房和ICU的人类学观察．社会科学，2007（9）．

［79］张实．云南藏医文化研究．云南师范大学学报：哲学社会科学版，2008（2）．

［80］庄孔韶，赵世玲．性服务者流动的跨国比较研究与防病干预实践．中国农业大学学报：社会科学版，2009（1）

［81］张有春．医学人类学的社会文化视角．民族研究，2009（2）．

［82］张宁，赵立生．三十年来中国医学人类学研究回顾．浙江社会科学，2011（2）．

［83］张宁．宗教资本的再生产与宗教组织角色创新——基于清真寺参与艾滋病宣传侦防行动实践的田野调查．世界宗教研究，2012（5）．

［84］张实．当代医学人类学理论体系及其流派．西南边疆民族研究，2012（2）．

［85］张庆宁，蒋睿．临终关怀：身体的医学化及其超越．思想战线，2014（5）．

［86］赵巧艳．侗族灵魂信仰与收惊疗法：一个关于B村的医学人类学考察．思想战线，2014（4）．

［87］赵春桃，王宇．甘南州医疗卫生专业人才队伍现状及建设思路探析．卫生职业教育，2014（19）．

［88］周措吉．藏药医痞月亮卡茨散治疗子宫肌瘤41例．中国民族医药杂志，2017（3）．

［89］赵璇．医患间两种叙事模式互动与调适机制研究——基于银川×医院的田野调查．北方民族大学学报：哲学社会科学版，2017（2）．

（二）学位论文

［1］骆云龙.《伤寒论》大柴胡汤加减方治疗胆囊炎胆石症的理论及临床研究.南京：南京中医药大学硕士学位论文，2001.

［2］孙金菊.乡村回族妇女疾病与健康的人类学研究——以下阴洼村为例.兰州：兰州大学博士学位论文，2011.

［3］杨孝容.佛教女性观源流辨析.成都：四川大学博士学位论文，2004.

［4］赵璇.医学人类学视域下的医患关系研究——基于乌鲁木齐市×医院的田野调查.兰州：兰州大学硕士学位论文，2016.

三、地方史志

［1］甘南藏族自治州卫生局卫生志编纂委员会.甘南藏族自治州卫生志.甘南：1990.

［2］甘南藏族自治州卫生局藏医志编纂委员会.甘南藏族自治州藏医志.兰州：甘肃民族出版社，1993.

［3］甘南藏族自治州地方史志编纂委员会.甘南州志.北京：民族出版社，1999.

后记

时光荏苒，从 2015 年 7 月初踏田野，到 2017 年 8 月完成调查；从 2018 年 6 月获得博士学位，到 2023 年年底书稿付梓。其间经历了太多故事，无论甘醇亦或哀伤，欣愉亦或苦涩，回首往昔，繁花落尽，缘分早已在字里行间生根发芽。值此书稿出版之际，我希望将自己最诚挚的谢意献给所有关心和帮助过我的人。

首先感谢我的导师——兰州大学历史文化学院、西北少数民族研究中心的王建新教授。学生的成长成业，离不开恩师潜移默化的言行影响和倾心竭力的扶持。正是王老师的谆谆教诲和悉心关怀，奠定了我日后的研究方向与学术兴趣。本书是在我的博士学位论文的基础上修改而成，从最初的选题与设计，到后来的撰写与修改，再到现在的成书，每一个环节无不凝聚着导师的汗水和心血。自从博士毕业后，我与王老师的交流并不比求学的时候少，我在学术上的每次进步，都离不开他一直以来的鼓励与指导。王老师博学精深的学术造诣，严谨认真的治学态度，以身立行的做人风格深刻影响着我今后的工作和生活。从王老师身上，我看到的是知识分子的风骨和社会担当。特别是他"做研究不能忽视草根阶层"的学术追求，不仅成为我进行出家女性医疗健康研究的初衷，而且激励着我继续从事人类学研究，将田野工作与人类学知识生产真切结合，以人类学者的社会责任去为草根阶层的福祉而努力。

我要感谢的第二位老师是西北民族大学铸牢中华民族共同体意识研究院的才让教授。他作为学者的严谨、作为长者的宽厚以及作为领导的宽容对我影响颇大。2018 年 3 月，我进行了博士学位论文的预答辩，才让老师作为答辩组专家，提出了诸多宝贵的修改意见。2020 年 1 月，我从兰州交通大学马克思主义学院调入西北民族大学铸牢中华民族共同体意识研究院工作。入职之后，时任院长的才让老师对我工作上的关心与支持，让我在科研和教学上取得了较好成绩。特别是本书的出版，得到了才让老师的指导与帮助。

我要感谢的第三位老师是兰州大学历史文化学院、西北少数民族研究中心的阿旺嘉措教授。阿旺老师性情纯真，待人宽厚，总是乐于辅导和帮助有困难、有需求的学生。在我初次去甘南调研时，他热心联络当地旧识，给予帮助；从我博士学位论文预答辩到正式答辩的这段日子，他认真审读，并不吝赐教，还对本文中的藏文词汇转写进行了细致修改。阿旺老师的善意如涓涓细流，凝聚成立德树人的榜样力量，让我受益匪浅。

在自己的学术之路上，我还有幸遇到了许多优秀的益友。李正元师兄在我写作期间不时提出中肯的修改建议，并鼓励我在学术之路上砥砺前行。仇任前师兄指导我完成本文的藏文转写，并帮助校正了我在藏文翻译方面的诸多错误。祁虹师姐、王含章师姐、苏慕瑜师姐经常与我交流彼此田野中的心得体会，赵璇、包海波、关楠楠等众多师妹一直支持和鼓励着我。忘不了与大家在学术上的争论与探讨，在生活上的倾诉与互助，感谢众多益友在学习和精神上对我的关心与支持。

我的书稿与我的田野经历分不开，而我的田野经历又与那些善良的藏族家人和朋友分不开。也许在我踏上雪域高原时，就注定了与它的因缘。在我调研与写作期间，我未曾想到昔日的藏族好友日后会成为我的良人。由此，书中的才让叔叔与格日草婶婶成为我现在的公婆。如果当初没有二老的关照，我无法顺利地进入寺院。感谢阿爸、阿妈和扎西弟弟对当时这个毫无瓜葛的我给予的无私帮助。不得不提的还有我的义妹才让卓玛，在工作上她是我的得力帮手，大多时候充当着汉藏翻译的角色；在生活上她是我的亲密知己，正因为有她的陪伴，赶走了我在这里的寂寞与孤独。难忘无数个漆黑的长夜，我们做完访谈后漫步寺院，一路欢声笑语。如果没有这些藏族家人的关心与照顾，也许我根本无法进入田野、扎根田野，也就无法完成学术研究。

当然，在这片已被我视为第二故乡的土地上，我还应该感谢的是寺院的寺主华智仓、住持图丹香曲坚赞以及寺院的全体出家女性。尕藏卓玛是我在寺院结识的第一位出家女性，也是我在寺院的家人。在她的尼舍借住的一年中，尕藏卓玛在照料我饮食起居的同时，还以自己深厚的佛学造诣为我解答各种问题，提供丰富的田野资料。感谢索南卓玛、旦却卓玛、尼周卓玛、傲色卓玛等众人的善良与友好。在她们的鼎力相助下，调研得以顺利进行，拙作得以如期完成。在我初到寺院时，驻寺干部杨晓燕、那吾镇政府工作人员看召草给予不少帮助，在此深表谢意。

本书能够顺利付梓，离不开民族出版社康厚桥编辑的辛勤付出。在本书的出版过程中，他不仅展现出了深厚的专业素养，更以高度的责任心和耐心，对书稿进行了全面而细致的审阅与修改。他凭借敏锐的洞察力，精准地捕捉到了书中的亮点与不足，通过精心的编辑与润色，使得本书内容更加严谨、逻辑更加清晰、语言更加流畅。这份恩情，我将铭记于心，并期待未来能有更多优秀的作品在他的努力下，继续照亮读者的心灵之路。

最后，感谢我的家人对我学业的理解和支持。在我求学与工作期间，父母不仅毅然肩负起照料我年幼儿子的重担，而且在生活上关心我、精神上鼓励我，无怨无悔地支持着我的求学之路。正是他们默默无私的付出才使我有信心和毅力在工作之余完成学业。感谢我的丈夫，无论是在我攻读博士学位期间以朋友的身份，还是在我博士毕业之后以丈夫的身份，他都给予我莫大的鼓励与支持。感谢幼学之年的大儿子，如果没有他的乖巧懂事，我无法想象当时作为单亲妈妈的我如何度过那段极具挑战性的学习生涯。感谢牙牙学语的小儿子，因为他的出生，我的生活变得更加美好和温暖。

伏案疾书之时，夜幕低垂，我抬头看看窗外，校园四周一片寂静。借着窗外无尽的夜色，内心的涟漪开始无限延展，于是用拙劣的文笔记录下此刻内心最真实的感受。念往昔，感恩过往，期未来，执善前行，以田野与世界相连，将学问做在广袤的西北大地上，努力遇见更好的自己。

刘　凡

2023 年 3 月 11 日于西北民族大学文溪楼

后
记

265

图书在版编目（ＣＩＰ）数据

性别、健康与文化：传统社会女性的医疗实践研究／
刘凡著 . --北京：民族出版社，2024.8. -- ISBN 978-
7-105-17329-7

Ⅰ . R199.2

中国国家版本馆 CIP 数据核字第 2024AM4608 号

性别、健康与文化：传统社会女性的医疗实践研究

XINGBIE JIANKANG YU WENHUA：CHUANTONG

SHEHUI NVXING DE YILIAO SHIJIAN YANJIU

策划编辑：康厚桥
责任编辑：康厚桥
封面设计：北京心合文化有限公司
出版发行：民族出版社
地　　址：北京市和平里北街 14 号
邮　　编：100013
网　　址：http：//www.mzpub.com
印　　刷：北京中石油彩色印刷有限责任公司
经　　销：各地新华书店
版　　次：2024 年 9 月第 1 版　2024 年 9 月北京第 1 次印刷
开　　本：787 毫米×1092 毫米　1/16
字　　数：300 千字
印　　张：17.25
定　　价：68.00 元
ISBN　978-7-105-17329-7/R·660（汉 104）

该书如有印装质量问题，请与本社发行部联系退换

汉文编辑一室电话：010-64271909　　　发行部电话：010-64224782